ビジュアルでわかる

九鍼実技解説

―九鍼の歴史から治療の実際まで―

東京九鍼研究会編

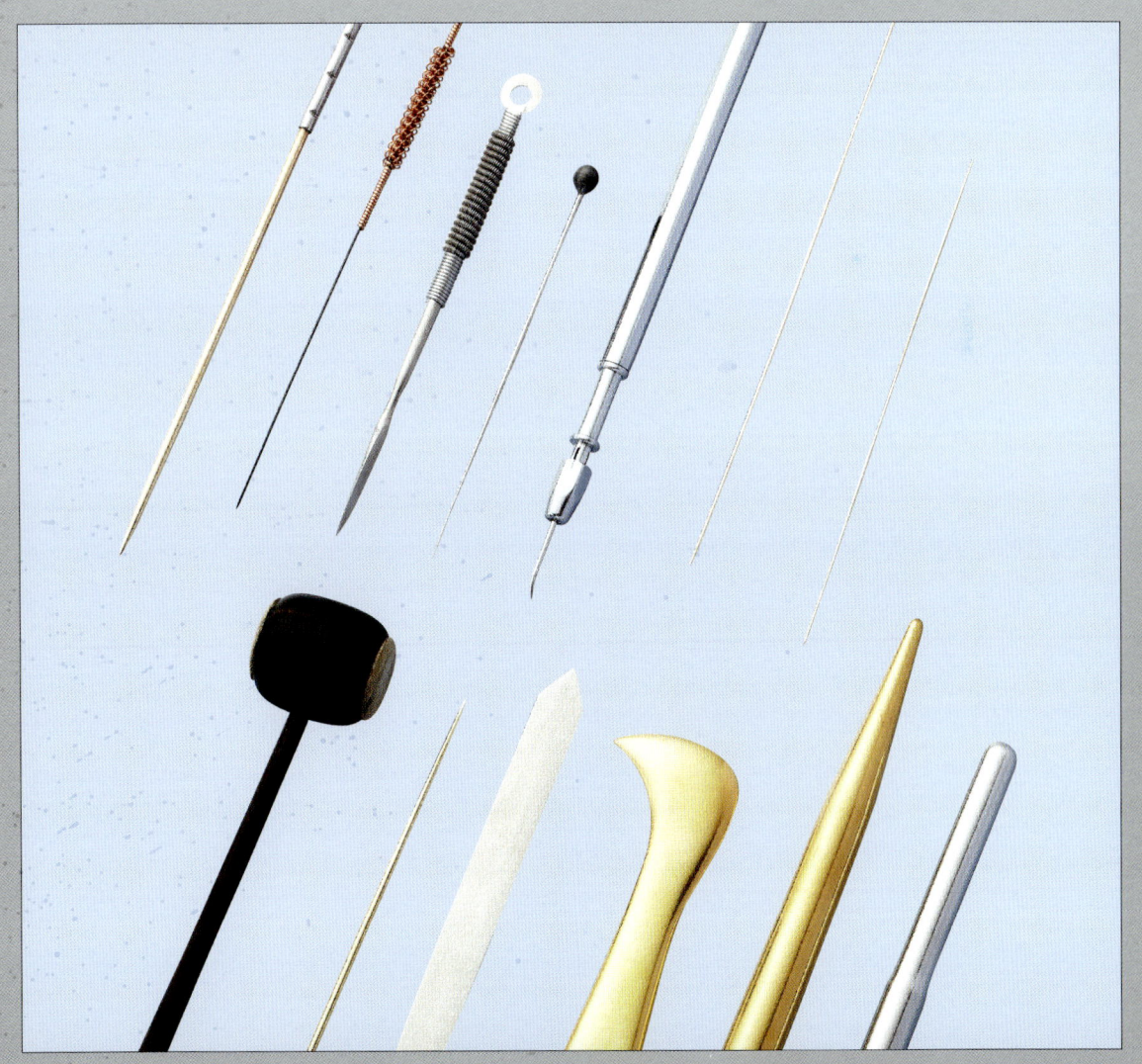

緑書房

推薦の言葉

　私は、日常の診療にあたり、現代医学の視点から、また東洋医学の視点から診断し治療をしています。そのために東洋医学の良さと現代医学の良さ、またそれぞれの弱点もしばしば垣間見ることができるのです。

　人類の病気との闘いは、長い人類の歴史でもあります。『霊枢』九鍼論にみられる九鍼の鍼形や使用法に関する短い記載から、長い臨床の積み重ねの中で改良され、鍼灸治療の技術は培われてきました。鍼灸治療には、現代医学にはない特殊な効果があります。鍼灸治療が持つ特異な効果として"気血を通じさせられる"ことによって、全身の異常を治したり、痛みを緩和する効果、免疫作用を亢進する作用があるのです。

　「鍼灸治療の効果」を下記のようにまとめてみました。
　　1．鎮痛作用：気血を通じさせることにより、身体のあらゆる部位の痛みを軽減する効果がある。
　　2．免疫機能の亢進作用：病気の治癒能力を高め、また病気の予防効果がある。
　　3．血管の拡張による血流増加作用：血液の滞り（瘀血）を予防し、また治す。
　　4．精神安定作用：不安、うつ状態を改善し、精神的に安心感を与える。

　鍼灸治療は一様ではなく、様々な手技があります。各種の手技を用いた刺鍼法は、それぞれ効果が微妙に異なり、独自の効果があり、それに適した用い方があります。鍼灸治療の達人は、それぞれの刺鍼法を巧みに使い分けているのです。本書に述べられている鍼灸手技は、古代に述べられている鍼灸治療の多くの手技を、現代的に使用できるように明快に解説された鍼灸テクニックのマニュアルです。

　この度、長い臨床経験を持つ石原克己氏を中心に鍼灸技術を研鑽してきた「東京九鍼研究会」が本書を出版され、その中で、鍼灸治療で用いられるあらゆる手法と道具をわかりやすくイラストや写真を用いて簡明に説明されているのが有り難い。ある程度の経験を持つ臨床家にとっても、また初学者にとっても、実用的で実践的な内容となっています。

　本書『ビジュアルでわかる九鍼実技解説』は、直ちに臨床に役立つ現代的鍼灸手技の解説書であり、必携の「鍼灸テクニックマニュアル」である。

2012年3月5日
西田順天堂内科
西田　皓一

序　文

　伝統医学は、人・生活の在り方から、医療・病める人の改善に、素晴らしい貢献を果たしている。

　特に中国では、弁証論治(理・法・方・穴・術)、病機学説…のもと、ある側面で鍼灸が日増しに向上し、「治未病」政策や、地球規模での拡張路線を歩み始めている。しかし、1980年代に出会った老中医数人からは「これからの中医は、もうダメです。日本の鍼灸を志している先生方に期待したい」ということを伺っている。

　一方、日本においては、中国伝統医学の影響を時代に応じて吸収、日本化しながら独自の発展をしてきた。特に、道・禅の思想を根底にした夢分流打鍼術などもあったが、管鍼法、経絡治療、接触鍼などと、枚挙に暇がない状況であった。

　このような中で、昭和の初期、九鍼を臨床に取り入れながら九鍼の理論・実技を整理・普及・教育していった柳谷素霊先生は、高く評価される必要があろう。

　私は、35年前から九鍼に関心があったが、恩師・石野信安先生の導きと時代を鑑みて、経絡治療・接触鍼から取り組んだ。セラピーとして癒しの効果、癒しからくる難病の改善にはある程度成果を出していたが、鍼灸だけでは急性病・難病への十分な取り組みができなかった。そこで九鍼の学術・臨床へ取り組み、既に30年が過ぎてしまった。一時は時代の波に押され、「もう九鍼は不要なのか?」と、何度も九鍼を捨てようかとも思ったが、当時、北京三通法研究会・会長の賀普仁先生との出会いと多くの患者さん達の求めに応じていく中で、踏み止まっていた。

　しかし、時代の新風が流れてきたのか、ここ10年、多くの鍼灸学校、大学、鍼灸関係の諸団体で、九鍼の理論と実技、臨床を紹介する機会が増えてきた。

　特に全日本鍼灸学会、日本東洋医学会、日本伝統鍼灸学会での紹介を始め、『あはきワールド』(ヒューマンワールド社)や『鍼灸ジャーナル』(緑書房)のDVDなどで、九鍼の場が飛躍的に広まっている現状である。

　また、現在教育の中では、私の母校である東洋鍼灸専門学校(3年)や、東京衛生学園専門学校(3年・専攻科)で、病の本質や心の話とともに九鍼を紹介したり、指導できる機会をいただいている。

　この間、私自身にとっては、中倉健／東京九鍼研究会事務局長を始めとする個性豊かなスタッフ、九鍼の制作にかかわって下さった業者さんや鍼灸師さん、私の鍼灸院でのスタッフ、緑書房の真名子漢氏に巡り会えたことで、ようやく『ビジュアルでわかる九鍼実技解説』の出版に漕ぎ着けたことは、この上ない喜びである。

　私の日々臨床の中では、病からのメッセージによる心・生活の在り方への理解を深めることと、急性・慢性・難病への初期・早期治療と、より的確な診察・診断・治療に九鍼を利用していくことで、短期間で病からの脱却に導くことに成功している。

　日常、九鍼の臨床で気づいたことを5つの視点から挙げてみる。

　第1の視点は、患者さんの前後・左右・上下・表裏のバランス、丹田の気力、蔵府・経絡・経

筋などの変動、生命力・自己治癒力と九鍼の中のどの鍼具で気血を動かし、調えることが良いのかを直観的に把握することである。もちろん、論理的検証も大切にしている。

　第2の視点は、私の意識と九鍼(火鍼・挫刺鍼・打鍼も含む)という鍼具が一つに融合しているということである。それは、ある時は意識で九鍼を操り、ある時は九鍼に手が操られたり引っ張られたり、また、ある時は患者さんの場・経穴に、手が、鍼が呼ばれたり…といった、患者さんを取り囲む場の中で、私と鍼具と患者さんが一つにつながっているということである。

　第3の視点は、煩悩の中でも特に貪(むさぼり)・瞋(いかり)・痴(無知)・慢(思い上がり)・見(誤った見解)・疑(真理への疑い)を日々の生活の中で大切にし、命・出会い・宇宙に感謝しつつ、九鍼を使った臨床の中で患者さんに導かれ、多くの学びをいただき、自らの成長につながっていることである。

　第4の視点は、『黄帝内経素問・霊枢』は伝統鍼灸の本質を学ぶ上でかかせない書物ではあるが、不自然な文章が多々あるので、整理し直す必要性があること、及び鍼灸の臨床につながる内容は臨床を通じて掴み、いずれ『内経』を超えていく必要を感じていることである。

　第5の視点は「守・破・離」のことである。九鍼を学ぶ場合も始めは「守」として本書『ビジュアルでわかる九鍼実技解説』に従い、基本をしっかりマスターすること。次は「破」として自らの直観・感性・思考も考慮し、基本を破り、もう少し自らに合うように変えていくこと。さらに「離」として自らの自然体と九鍼が一つに融ける、「我即九鍼」の世界へ歩んでいくことである。

　今回、東京九鍼研究会スタッフ一丸となって取り組んだ本書が、緑書房から出版されることは、私達にとっても歓喜であるが、鍼灸・漢方の臨床・研究・教育に携わっている諸先生方、及びこれから鍼灸を志そうとする医師、鍼灸大学、鍼灸学校の学生さんや患者さんに、少しでもお役に立てていただけたら誠に幸甚である。

先人・九鍼・命・出会いに感謝をこめて

2012年4月吉日
東京九鍼研究会
会長　石原　克己

目　次

推薦の言葉／西田　皓一 …………………………………………………………… 3

序　　　文／石原　克己 …………………………………………………………… 4

凡　　例 ……………………………………………………………………………… 8

第❶章　九鍼概説 ………………………………………………………………… 9
　1　鍼の起源と沿革 …………………………………………………………… 10
　2　九鍼図（解説と比較） …………………………………………………… 14

第❷章　九鍼実技（その他の鍼法・灸法） …………………………………… 25
　1　鑱鍼（ざんしん） ………………………………………………………… 26
　2　圓鍼（えんしん） ………………………………………………………… 38
　3　鍉鍼（ていしん） ………………………………………………………… 44
　4　鋒鍼（ほうしん） ………………………………………………………… 50
　5　鈹鍼（ひしん） …………………………………………………………… 64
　6　圓利鍼（えんりしん） …………………………………………………… 68
　7　毫鍼（ごうしん） ………………………………………………………… 76
　8　長鍼（ちょうしん）
　　　巨鍼（こしん）　別名：蟒（ぼう）鍼・芒鍼・大梁鍼 ……………… 80
　9　大鍼（だいしん） ………………………………………………………… 90
　10　挫刺鍼（ざししん） ……………………………………………………… 98
　11　火鍼（かしん） …………………………………………………………… 106
　12　打鍼（だしん） …………………………………………………………… 116
　13　灸法（きゅうほう） ……………………………………………………… 128

第❸章　九鍼の治療指針 ………………………………………… 147

　1　広義の経絡系統 ……………………………………………………… 148
　2　経穴の形態的特性（按圧反応も含む）………………………………… 160
　3　痛みを軽くする切皮法及び刺入時の注意点 ………………………… 164
　4　刺鍼テクニックをマスターするための修練法 ……………………… 166

第❹章　九鍼発曚　ー九鍼の変遷から得られる臨床のヒントー ………… 171

　1　鑱鍼の変遷 …………………………………………………………… 172
　2　圓鍼の変遷 …………………………………………………………… 175
　3　鍉鍼の変遷 …………………………………………………………… 178
　4　鋒鍼の変遷 …………………………………………………………… 180
　5　鈹鍼の変遷 …………………………………………………………… 183
　6　圓利鍼の変遷 ………………………………………………………… 184
　7　毫鍼の変遷 …………………………………………………………… 187
　8　長鍼の変遷 …………………………………………………………… 189
　9　大鍼の変遷 …………………………………………………………… 190

用語解説 ……………………………………………………………………… 192

あとがき／中倉　健 ………………………………………………………… 194

凡　例

一　本書は東京九鍼研究会の講習用に作成したテキストに加筆・修正を加え、さらに鍼の操作がわかりやすいように多くの写真を掲載して出版するものである。

二　引用した古典文献や著書の漢字は、原書に従い現代漢字に訳さずにそのまま使用した。そのため、本文と統一がとれない場合がある。本文に記載する場合の基本原則は次の通りに行うものとする。
臓腑→蔵府(基本的に鍼灸用語として蔵府を用い、現代医学的意味においては臓腑を使用する。打鍼の古典資料の記載において、臓腑の文字を使用しているため、混在している部分がある)。經 → 経、脈 → 脉、症 → 証、疎通 → 疏通

三　引用した文献の出典がわかりやすいように、脚注や章末の参考文献にまとめた。

四　九鍼の中で紛らわしい表記と読み方は次のように統一した。太鍼 → 大鍼(だいしん)、員利鍼 → 圓利鍼(えんりしん)、円鍼 → 圓鍼(えんしん)。挫刺針(ざししん)は、当初の名称では「針」を使用しているが、全体の統一を考え「鍼」を使い、挫刺鍼と表記する。書名は変更せず原題のまま残した。

五　第二章は「鍼の字義」・「古典の記載」・「古典に記載される臨床応用」・「操作法」・「適応病態・治効理論」・「臨床応用」・「注意事項」の項目でまとめた(一部例外あり)。九鍼の変遷は、新たに章を設け第四章にまとめた。

六　第二章の鍼の操作法は、一連の流れがわかるようにまとめて表記した。
例：(図1-10　鑱鍼の操作法)として各図にa、b、c、d…と番号をふり分けた。この中で、施術者は右利きを原則とし、押し手は左手・刺し手は右手として統一する。

七　鍼具の寸法は(太さ×長さ、材質、〇〇製)の順に表し、一部の鍼は径を［(鍼の径：小)／(鍼の径：大)］、長さを［(鍼体の長さ)／(全体の長さ)］と表記した。
また、ステンレスはSUS、金はAu、銀はAg、チタンはTi、プラチナはPtと略記した。

八　長さの単位・時間はアラビア数字、壮数・回数は漢数字を使用する。

九　中医学用語や専門用語の解説は巻末にまとめた。

第 1 章

九鍼概説

1 鍼の起源と沿革
2 九鍼図（解説と比較）

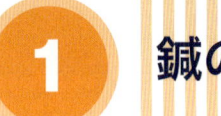

鍼の起源と沿革

　世界中のどの民族においても、病気や外傷等の際、「手を当てる」、「押す・揉む」等の対処法は自然にみられる。また、手の代わりに「木」や「石」を使うことも当然あったことであろう。それがさらに皮膚を切って少量の血を出したり、腫物から膿みを出したほうがより効果的だということも知識として獲得されていったに違いない。容易に想像されるこのような素朴な治療行為が、なぜ中国においてのみ「鍼を刺す」という方法に発展したのだろうか。

　鍼の起源は、石製の刃物「砭石(へんせき)」とされており、いくつかの古典文献にその記載をみることができる。『説文解字』には「砭以石刺病也」(砭は石を以って病を刺すなり)とある。古代の地理書『山海経、東山経』には「高氏之山、其上多玉、其下多箴石」(高氏の山、頂上には玉が多く、麓には箴石が多い)との記載があり、晋代(3世紀)郭璞は「以て砭針と為すべし、癰腫を治するものなり」と注釈を加えている。『史記』扁鵲倉公列伝には、扁鵲が鍼や石鍼で治療をした様子が描かれている。また、『春秋左伝』襄二十三年「薬石」の『服虔注』には「石は砭石なり」とあり、薬と並び、砭鍼の重要さを窺い知ることができる。

　表1-1にみられるように、砭石を利用した刺絡は一部の疾患に利用されただけでなく、膿の浅深・大小に応じて分類されている。その指摘は一考に値するであろう。我々が砭石について考えるとき、出土遺物の類や文献による研究等からその形状を推測するほかに手だてはない。

　癰瘍の切除や瀉血する以外の目的や効用で使われた砭石について、『中国医学の歴史』[1]には温罨法や按摩器として紹介されている。

■熨法に用いられた砭石

　熨法とは温罨法のことで、球形や丸型で扁平な砭石が用いられた。その使用方法には、火で熱した砭石を水に入れ、その温めた湯に患部や局所を浸ける「水温法」、砭石を火の気のある灰の中で温めて局部に当てる「火煨法」、温めた石をカイロのように身につける「蔵身法」がある。

古代中国の金属文化の変遷

時代	年	内容
旧石器時代	前15万	火の利用、打製石器の利用 狩猟と拾集の生活
新石器時代	前3000	土器文明、原始農耕生活 石の磨製技術の発達
殷(商)	前1550	青銅器文明、甲骨文字(卜辞)がつくられる
西周	前1066	精巧な青銅器の作製
東周	前222	鉄製農具の使用

表1-1　砭石による初歩的な刺絡

『馬王堆帛書』　　　頽疝病…陰嚢後部の外皮を刺す
『五十二病方』141条　逆気…膝裏、足の甲に砭石瀉血
『脈方』第44節　　　癰腫…啓脈という砭石瀉血

■4つの注意[2,3]
①膿深く、砭浅き時…不及
②膿浅く、砭深き時…泰過
③膿大きく、砭小の時…渝(膿出切らず患者は不快)
④膿小さく、砭大の時…氾(健康な組織損傷)

■按摩に用いられた砭石

按摩器として使われた砭石は、滑らかな卵形で圓鍼と同じような形状である。

代表的な諸文献には次のようなものがある。『春秋左氏伝』、『馬王堆帛書』陰陽十一脉灸経・足臂十一脉灸経、『孟子』(戦国中期、前300年前後)、『黄帝内経』(新代から後漢代の前半、後8年〜220年前後)等。

出土遺物としては、新石器時代の骨鍼、周代後期の青銅の鍼、1968年に河北省満城県の中山靖王劉勝夫妻の墓から発掘された金銀製の9本の医鍼[4]等がある。これらは実物を知るうえで非常に貴重な資料である。劉勝漢墓から出土した金鍼について、藤木俊郎が『鍼灸医学源流考』[5]の中で述べていることを以下に要約する。

> 金鍼3種4本、銀鍼5本が発見され、銀鍼は残念ながら腐食して全形は知り得ない。金鍼は鋒鍼らしい1本、毫鍼らしい2本、鍉鍼らしい1本である。鍼柄の形は全て断面が長方形で、上部から約三分の一のところに円形の穴があるのが変わっている。これは今までの文献にはない特徴である。鋒鍼は全長6.5cm、鍼柄は2.7cm、鍼体は断面が円形で、先端0.4cmは三稜で鋭くしてある。毫鍼は全長6.6cm、鍼柄は4.8cm、鍼体は1.8cmで次第に鋭くしてある。鍉鍼とされている鍼は全長6.9cm、鍼柄4.7cm、鍼体の断面は円形で長さ2.2cm、先は米粒のように円い。これらの鍼の全長は現在日本で使用している6寸の鍼の全長とほとんど変わらない。

鍼の初期段階に関する手がかりはほとんどなく、想像による説明しかできないが、ここで注目すべきは鍼の太さについてである。当時の毫鍼は大鍼のように30〜40番位の太さであることは、文献を読むうえで忘れてはならないだろう。

古典文献や出土遺物から推測しても、引っ掻いたり、皮膚を傷る瀉血中心の砭石療法が、どのような経緯で出血させず刺鍼するだけで効果を上げる鍼術に発展したのかという疑問は残る。扁鵲は煎薬・膏薬・鍼・石鍼・酒醪等を用いて治療をしたと『史記』扁鵲倉公列伝にある。ここでは鍼と石鍼を別のものとして使用していたと解釈することができる。

はたして、砭石の発展の延長線上に竹鍼・骨鍼・青銅器の鍼があるのか、また「箴」の文字から推測されるように、砭石とは少し異なる形で鍼の起源とすることができるのか、断定することは難しい。次に丸山昌朗・藤木俊郎・加納喜光氏、そしてJ・ニーダムの説を見てみよう。

■丸山昌朗の説

藤木俊郎は著書の中で、丸山昌朗の説を引用し、考察を加えている。

中国は世界のどの地域よりも絹糸による織物の発達が早かった。そこで、裁縫に使用する細い針を発展させたのではないかと推測している。

■藤木俊郎の説[6]

特に「鍼と入れ墨」の関係に注目しており、鍼(九鍼のうち出血させない種類の鍼)は南方から

発展したのではないかとする説である。その根拠として、下記のような理由を挙げている。

①扁鵲に象徴される東方部族の伝承医術が発展し、その医術を習得した医師集団が各国を巡り、広めたのではないか。
「故に砭石は亦、東方より来る」『素問』異法方宣論第十二
②『孫子』の著者孫武は、斉から呉に移って将軍になったと考えられている。この『孫子』と『霊枢』九鍼十二原の文章・思考方法との類似点が非常に多いことから、斉(東方)から呉(南方)へ医術が伝承されたのではないか。
③中国の金属文化には二つの起源が考えられている。北方(河北)では銑鉄がつくられ、南方(江南)では青銅・金・銀の鍛造技術が発達した。武器と同じような強さと細い加工を必要とするため、鍼は鍛鉄でつくられた可能性がある。
④入れ墨の習慣は南方部族にあり、その過程において医療効果を発見しやすかったのではないだろうか。
「南方は……其の治は微鍼に宣し。故に九鍼は亦、南方より来る」『素問』異法方宣論第十二

■加納喜光氏の説[7]

「テクノロジーが医術に与えた影響の最も大きなものは医療機械であろう。従来の砭石とは違った機能をもつ鍼の登場は一種の医療革命とも呼び得るものである。考古学的には先秦の金属鍼の存在をいまだ証明するに至っていないが、河北省満城の漢代の墓から発掘された金鍼・銀鍼の精巧さをみると、それ以前の鉄製の段階が予想される。その前提条件はいうまでもなく優秀な冶金術である。

農具が石製・木製から鉄製に、武器や工具が青銅製から鉄製に取って代わったのと違い、鍼は石製から鉄製に取って代わったのではないということである。砭石はかなり後まで鍼と併用されたのであり、二つは機能を異にする別の医療機械とみなすべきである。」

加納喜光氏は先にみた『史記』扁鵲倉公列伝にあるように、鍼と石鍼(砭石)の起源は別にあるとする立場をとっている。

■J・ニーダムの説

J・ニーダムは著書『中国のランセット』[8]の中で、鍼の起源について次のように述べている。

「できものを刺絡針によって切開することについての郭璞の所説は、ひとつの見方によれば、あらゆる治療用の針の起源は、それがどうあれ、膿瘍から膿を出すための切開用に使用された古代の原始的な器具に求められるということが想起される。第2に、『山海経』では、竹かんむりを文字の頭に有する針の古い字形の漢字である「箴」が使用されているということに注意を要し、その材質で削ったばかりの裂片が他の多くの用途とともに、医療用にも非常に効果的に利用できたのだということを想い起こさせてくれる。

骨の「針」(骨箴)も、鄭州付近の二里岡の例のように、新石器時代のものばかりでなく、戦国時

代の墳墓の埋葬品や出土品のなかでしばしば発見されている。それらは、細さの点では、針金にはとてもかなわないものの、両端が鋭く磨かれている場合が多いのである。そして針治療技術は、針金の細さ、即ち金属の針がなければ、それによって刺激を与えつつ、組織には最小の傷しかつけないようにするという、高度な結果に到達することは不可能であった」

　劉勝漢墓から出土した金鍼は医療用の鍼として一般的に認識されているが、柄の部分の小さな穴の目的については明らかにされていない（図1-1）。もともと霊枢には、数種の九鍼の原型を裁縫の針に求めていると推測される記載がある[9]。丸山昌朗の言うように、裁縫に使用する針が医療用の鍼の起源とすれば、この穴の理由も説明がつくであろう。つまり、これらの発掘された金鍼は医療用ではなく裁縫用の針である可能性も否定できないということである。また、藤木俊郎の「入れ墨と鍼」の関係も興味深い視点である。

　それを裏付けるように、1991年9月21日、アルプスのエッツ渓谷の氷河で5000年前のものと思われる遺体が発見された。この体にはいくつかの奇妙な入れ墨の痕があり、腰痛治療との関連性について注目された。しかし残念ながら、どれも仮説の域を出るものではなく、鍼の起源を断定するには至っていない。今後、新たな出土遺物の発見やさらなる研究が待たれる。

　いずれにしても砭石から九鍼に至る過程において、大きな質の変化があったといえるであろう。諸氏が指摘しているように、鍼具の発展においては、金属の製鍛・加工技術や生産能力と密接な関係がある。青銅器時代になり、より精巧な鍼の形状が可能となり、九鍼の黎明期を迎える。この九鍼の出現により鍼灸医学の発展は大きく飛躍したということができるであろう。

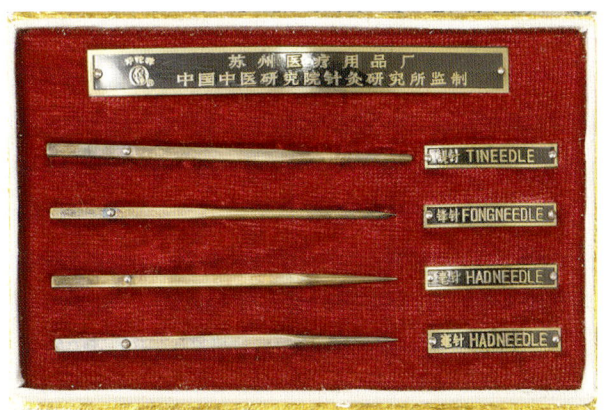

図1-1　劉勝漢墓から出土した金鍼の模型（レプリカ）

■脚注
1）傅維康主編『中国医学の歴史』pp.18-19、東洋学術出版社、1997
2）島田隆司『刺絡鍼法マニュアル』p.122、緑書房、1996
3）岩井祐泉「前漢墓出土竹帛文書における刺絡の記述」『日本刺絡学会誌』5巻1号　pp.15-19、1996
4）劉勝墓出土の金針『考古』、1972
5）藤木俊郎『鍼灸医学源流考』p.47、績文堂、1979
6）前掲文献5）
7）加納喜光『中国医学の誕生』pp.44-45、東京大学出版会、1987
8）魯桂珍、J・ニーダム『中国のランセット』pp.69-70、創元社、1989
9）「二曰員鍼．取法於絮鍼．」「八曰長鍼．取法於綦鍼．」『霊枢』九鍼論第七十八

2 九鍼図（解説と比較）

（1）九鍼図の解説
1）中国における歴代の九鍼図

　九鍼に関する最も古くまとまった記載はもちろん『黄帝内経』であるが、『黄帝内経』には図がなく、実物の九鍼がセットになって出土した例もないため、原初の九鍼がどのような形であったかは『霊枢』九鍼十二原・九鍼論の記載等から想像するしかない。鍼形に関してはかつて宮川浩也氏が考察されている[1]ので、参考にしていただきたい。九鍼図が初めて描かれるのは『黄帝内経』が編纂された時代からしばらく後のことであるため、原初の九鍼に関しては、結局原文からあれこれと類推するしかない。

　『霊枢』九鍼論の鍼形や使用法に関する短い記載が、実際に鍼を使用した場合と比べて、荒唐無稽な記述ではないということだけは、指摘することができる。それも九鍼が実際に使用されていた道具であるからで、使用感や臨床応用を含めない考証では、どこまでやっても本質に辿り着くことはないと思われる。

　最も古い九鍼図は著者未詳の『鍼経摘英集』の巻頭に描かれている。『鍼経摘英集』（図2-1）は元の杜思敬（1234～1316年？）の編集による叢書『済生抜粋』に収録される一冊で、『済生抜粋』自体は他に伝本がないため、すこぶる貴重な叢書である。最初の3巻の内容は九鍼図、同心寸法、補瀉法、用鍼の際の呼吸法、69種の病証に対する選穴、経穴部位、鍼灸法で占められる。『鍼経摘英集』以前にも鍼灸専門書や大部の叢書類はいくつか刊行されているが、なぜか図は描かれていない。その理由も『鍼経摘英集』以前の中国人は、誰でも『霊枢』九鍼論の記載を読めば形が浮かんだから、としか説明しようがない。『鍼経摘英集』より古い九鍼図が発見されない限り、この疑問に対する答えも出ないであろう。

　次に古いものは明・永楽4年（1406）に刊行された『普済方』の巻四百十一に収録されているものであるが、この図はあまりに粗末で、ここでは比較資料として紹介する価値がないため、存在のみ記しておく。

　三番目に古いものは、明の高武が1537年に刊行した『鍼灸節要』の九鍼図（図2-2）で、図像的には『鍼経摘英集』のものに類似している。

　その次の図は、明の徐春甫が1557年に刊行した『古今医統大全』（図2-3）のもので、これまでの『鍼経摘英集』や『鍼灸節要』のものとは異なるタイプの図像である。このタイプの図像は、明の楊継洲が1600年頃に刊行した『鍼灸大成』にも継承されている（図2-4）。

　明の張介賓が1620年頃に刊行した『類経』『類経図翼』は江戸時代に最も影響を与えた医学書であり、特に図版に関しては、江戸時代のブックメーカーであった岡本一抱が盛んに引用したため、一抱以後の出版物に含まれる図像は『類経図翼』が出典であることが多い。この『類経図翼』に九鍼図像が記載されている（図2-5）。

　清の李学川が1817年に刊行した『鍼灸逢源』の図像も『類経図翼』タイプであろう（図2-6）。

2）図版から考察する江戸期の鍼具

　最近、日本鍼灸のアイデンティティーについて取り沙汰されることが多くなって、江戸時代の鍼灸にそのルーツを求める発言も聞かれるようになってきた。打鍼法や管鍼法の存在が、これらの意見を後押ししていることは間違いない。それは九鍼図にも現れており、1674年に刊行された江戸時代の鍼灸マニュアル本である『鍼灸抜萃』(1676、延宝4年刊)の図像をみればよくわかる（図2-7）。

　『鍼灸抜萃』は内容の一部が『済生抜粋』から引用されることもあり、九鍼図も『鍼経摘英集』所収の図に類似するが、その後に打鍼・管鍼・砭鍼の図が追加されている。『鍼灸抜萃』のオリジナルの系統には『合類鍼灸抜萃』と題する縦型袖珍本(1696、元禄9年刊)や『広益鍼灸抜萃』と題する横型袖珍本(元禄9年刊)等がある[2]。この打鍼・管鍼・砭鍼の図を含む日本式の九鍼図は、その後の岡本一抱が『類経』で敷衍、改訂した『鍼灸抜萃大成』(1699、元禄12年刊)にも引用された。『鍼灸抜萃大成』の図も『類経』で改訂されたと思われるが、それは圓鍼の図を比較すれば確認できる(図2-11)。

　その後、本郷正豊の『鍼灸重宝記』(1718、享保3年刊)にも日本式の九鍼図を載せるが、鋒鍼と圓鍼が微妙に違う(図2-8)。この微妙に異なる圓鍼が問題になるのだが、その詳細は圓鍼の各論で述べることにする。

　また、九鍼図ではないが、江戸中期の鍼灸の状況を伝える鍼具がある。鍼灸をヨーロッパに紹介した、出島商館医ヴィレム・テン・ライネ(日本滞在は1674〜75、延宝2〜3年)やドイツ人医師エンゲルベルト・ケンペル(Engelbert Kaempfer、1651〜1716　日本滞在期間は1690〜92、元禄3〜5年)らの記録によって、資料が少ない打鍼の情報も知ることができる。特にケンペルの鍼具では、槌の内部に鍼を収納できる構造になっていたことが読み取れる。ちなみにテン・ライネの『鍼術について』は1683年にロンドンで、ケンペルの『日本誌』も1727年にロンドンで出版されている。

　また、寺島良安の編著になる『和漢三才図会』(1713、正徳4年刊)も鍼具の資料としては重要である。『和漢三才図会』は鍼灸書ではなく百科辞典であるが、当時使われていた鍼が収録されている(図2-9)。

　さらに「思うに現今では、九鍼どれをもみな用いることはない。（中略）圓利鍼とは打鍼で、小槌でこの鍼を身体に打ち入れて撚（ひね）るのである（後略）。」という記載から、圓利鍼とは打鍼に用いた鍼[3]で、ライネやケンペルの鍼具とあわせて考えると、打鍼(圓利鍼)もこの頃まではごく普通に使われていたことが判明するのである。

　この他にも江戸期の鍼灸の状況を伝える鍼具は何点か存在している。いずれも九鍼図のようにまとまっているものではなく一点物のため、ここで紹介しなかった他の鍼についての記述や図は各論で紹介することにする。

（2）九鍼図の比較

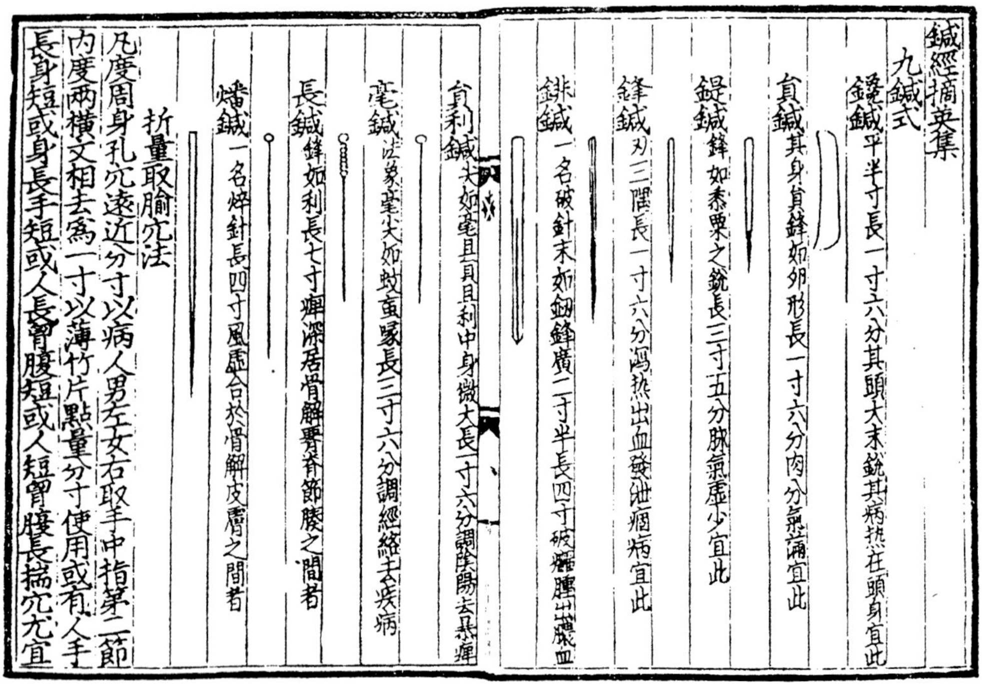

鍼經摘英集
九鍼式
鑱鍼 平半寸長一寸六分其頭大末銳其病熱在頭身宜此
員鍼 其身員鋒如卵形長一寸六分肉分氣滿宜此
鍉鍼 鋒如黍粟之銳長三寸五分脉氣虛少宜此
鋒鍼 刃三隅長一寸六分瀉熱出血發泄痼病宜此
鈹鍼 一名破針末如劍鋒廣二寸半長四寸破癰腫出膿血
員利鍼 尖如毫且員且利中身微大長一寸六分調陰陽去暴痺
毫鍼 法象毫尖如蚊虻喙長三寸六分調經絡去疾病
長鍼 鋒如利長七寸痺深居骨解腰脊節腠之間者
燔鍼 一名焠針長四寸風虛合於骨解皮膚之間者
折量取腧穴法
凡度周身孔穴遠近分寸以病人男左女右取手中指第二節内度兩横文相去為一寸以薄竹片點量分寸使用或有人手長身短或身長手短或人長胸腹短或人短胸腹長揣穴亢宜

図2-1　『鍼経摘英集』（元、作者不詳）

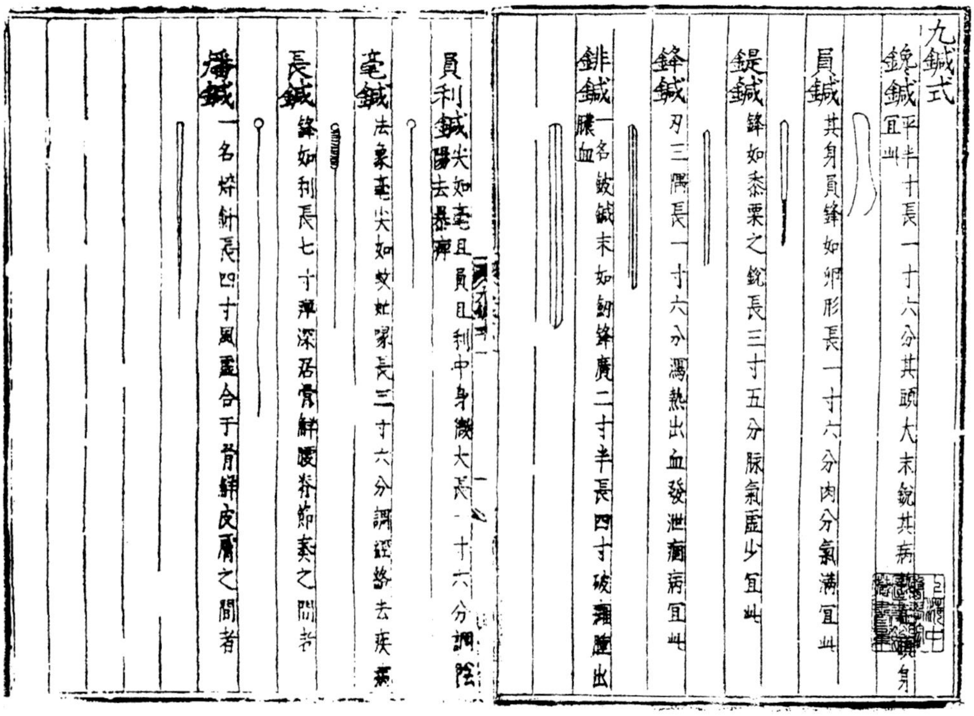

九鍼式
鑱鍼 平半寸長一寸六分其頭大末銳其病熱在頭身宜此
員鍼 其身員鋒如卵形長一寸六分肉分氣滿宜此
鍉鍼 鋒如黍粟之銳長三寸五分脉氣虛少宜此
鋒鍼 刃三隅長一寸六分瀉熱出血發泄痼病宜此
鈹鍼 一名破鍼末如劍鋒廣二寸半長四寸破癰腫出膿血
員利鍼 尖如毫且員且利中身微大長一寸六分調陰陽去暴痺
毫鍼 法象毫尖如蚊虻喙長三寸六分調經絡去疾病
長鍼 鋒如利長七寸痺深居骨解腰脊節腠之間者
燔鍼 一名焠針長四寸風虛合于骨解皮膚之間者

図2-2　『鍼灸節要』（明、高武）

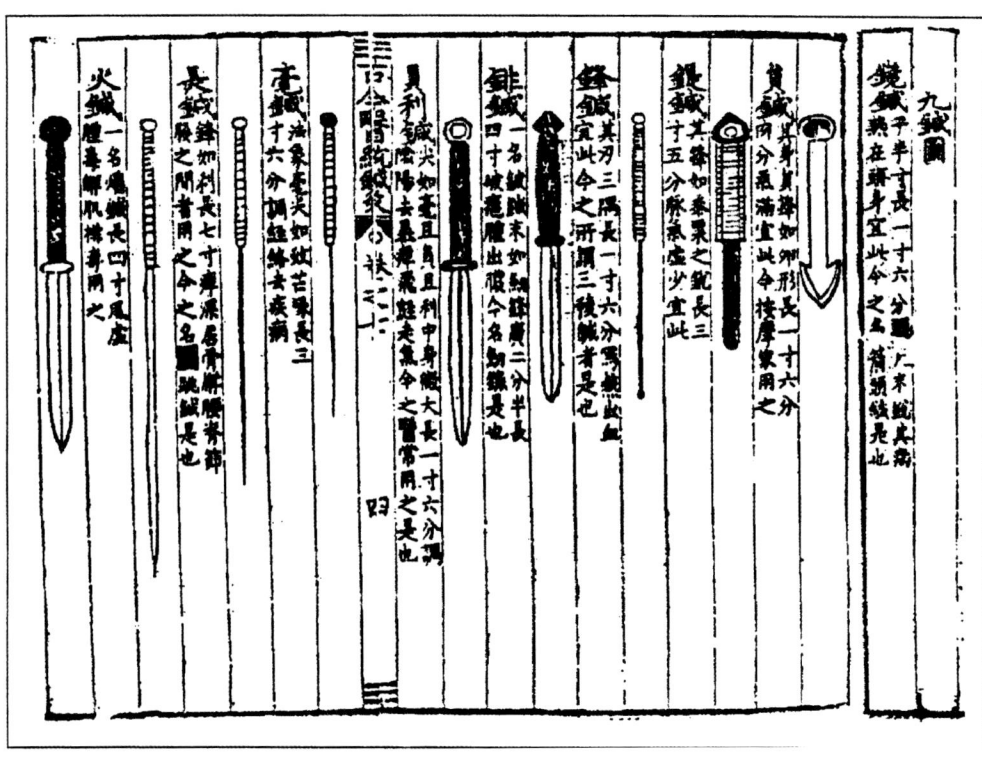

図2-3 『古今医統大全』(明、徐春甫)

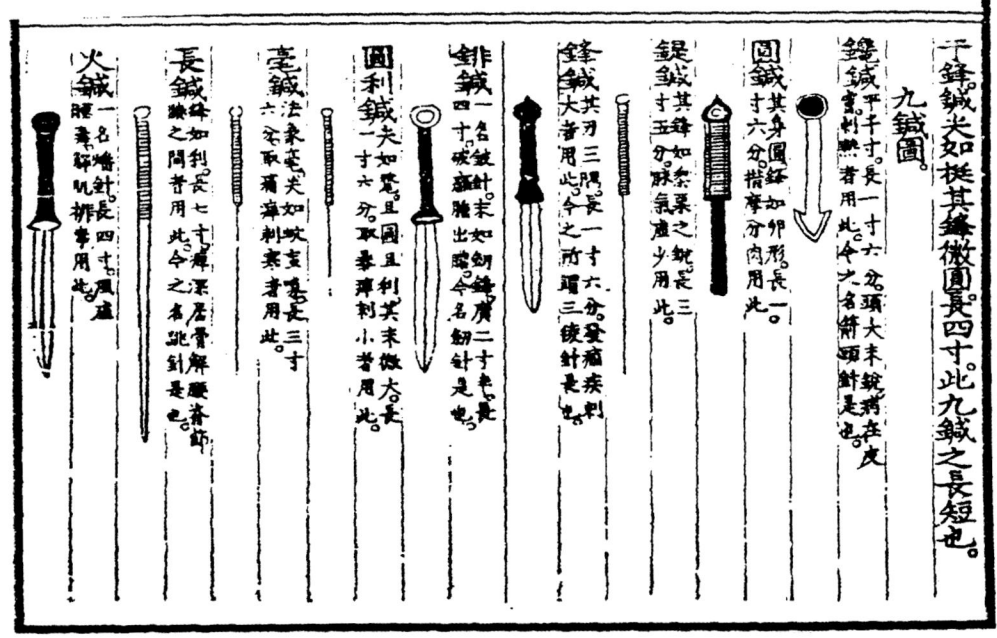

図2-4 『鍼灸大成』(明、揚継洲)

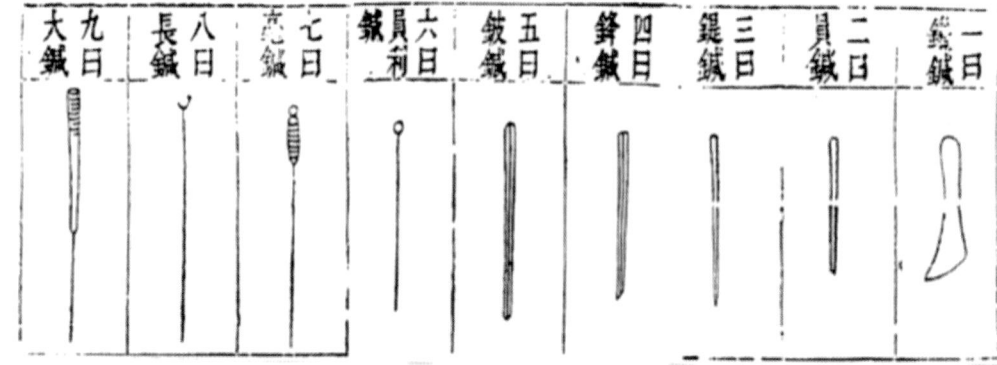

図2-5 『類経図翼』(明、張介賓)

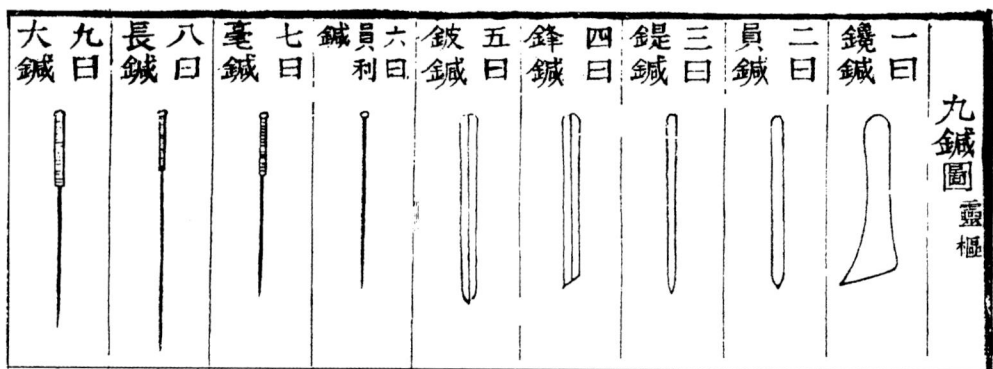

図2-6 『鍼灸逢源』(清、李学川)

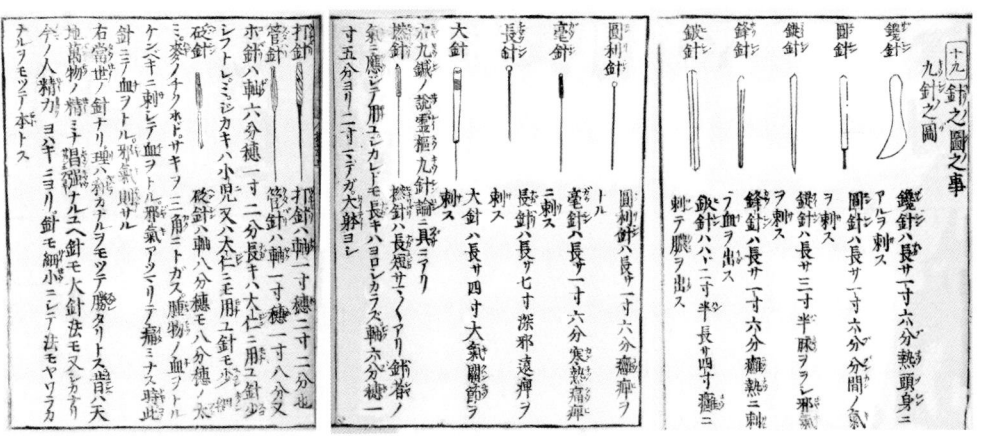

図2-7 『鍼灸抜萃』の九鍼図

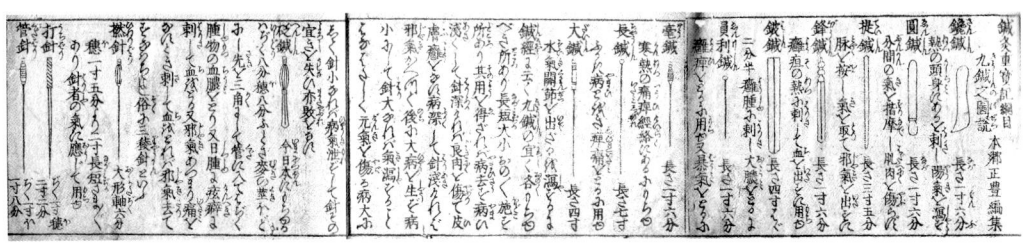

図2-8 『鍼灸重宝記』の九鍼図

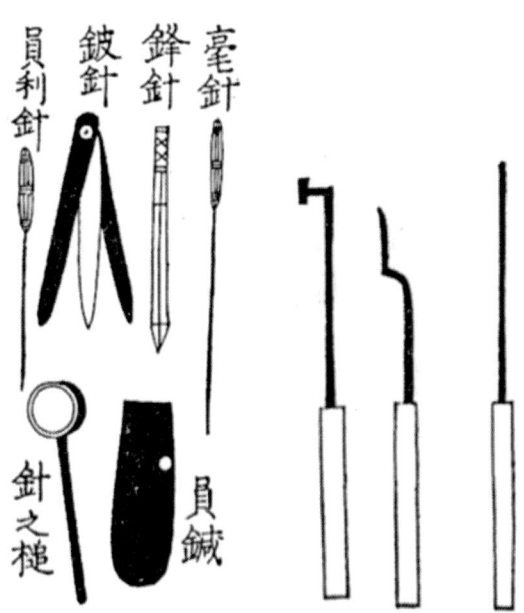

図2-9 『和漢三才図会』の鍼具図

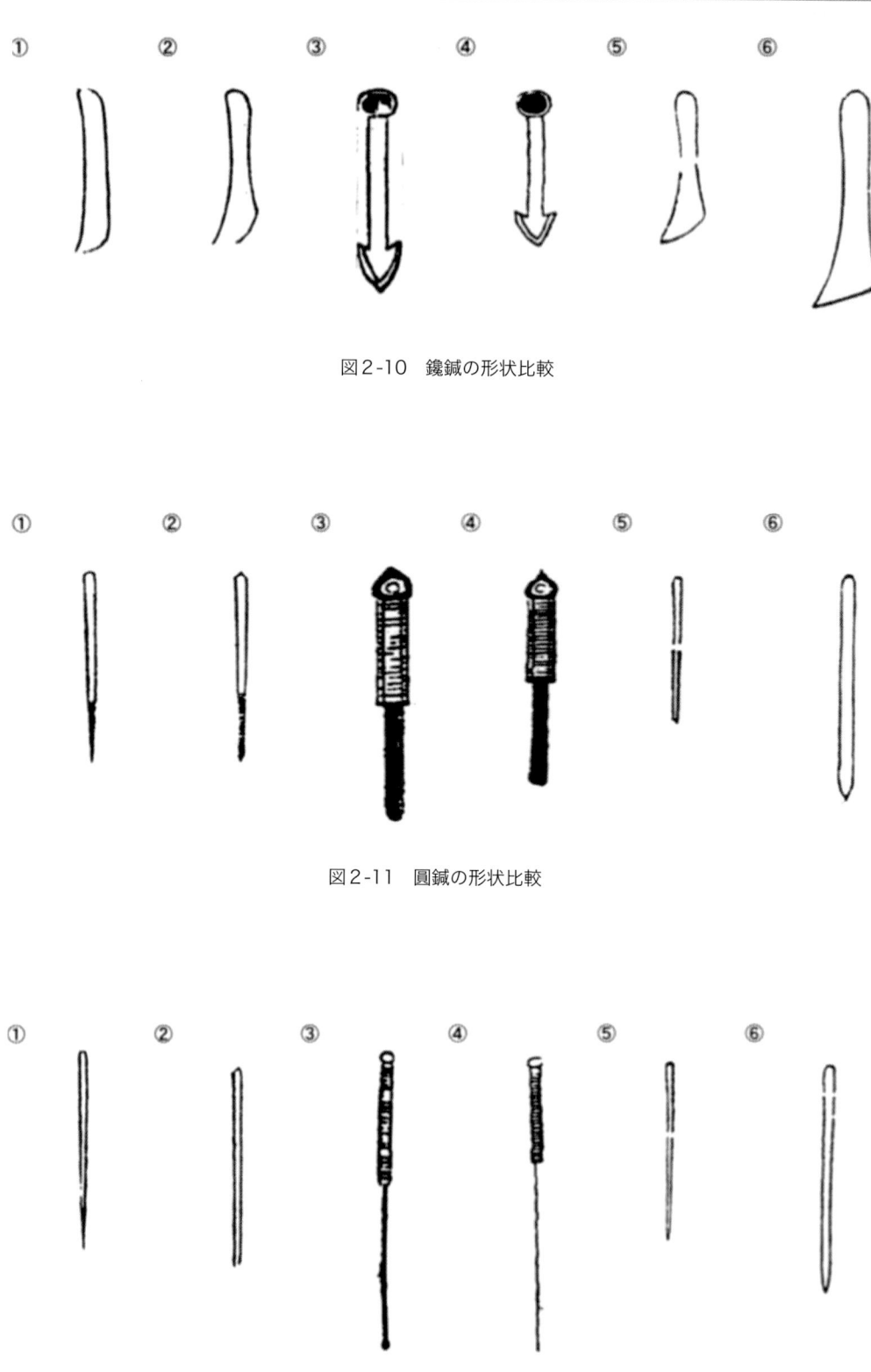

図2-10　鑱鍼の形状比較

図2-11　圓鍼の形状比較

図2-12　鍉鍼の形状比較

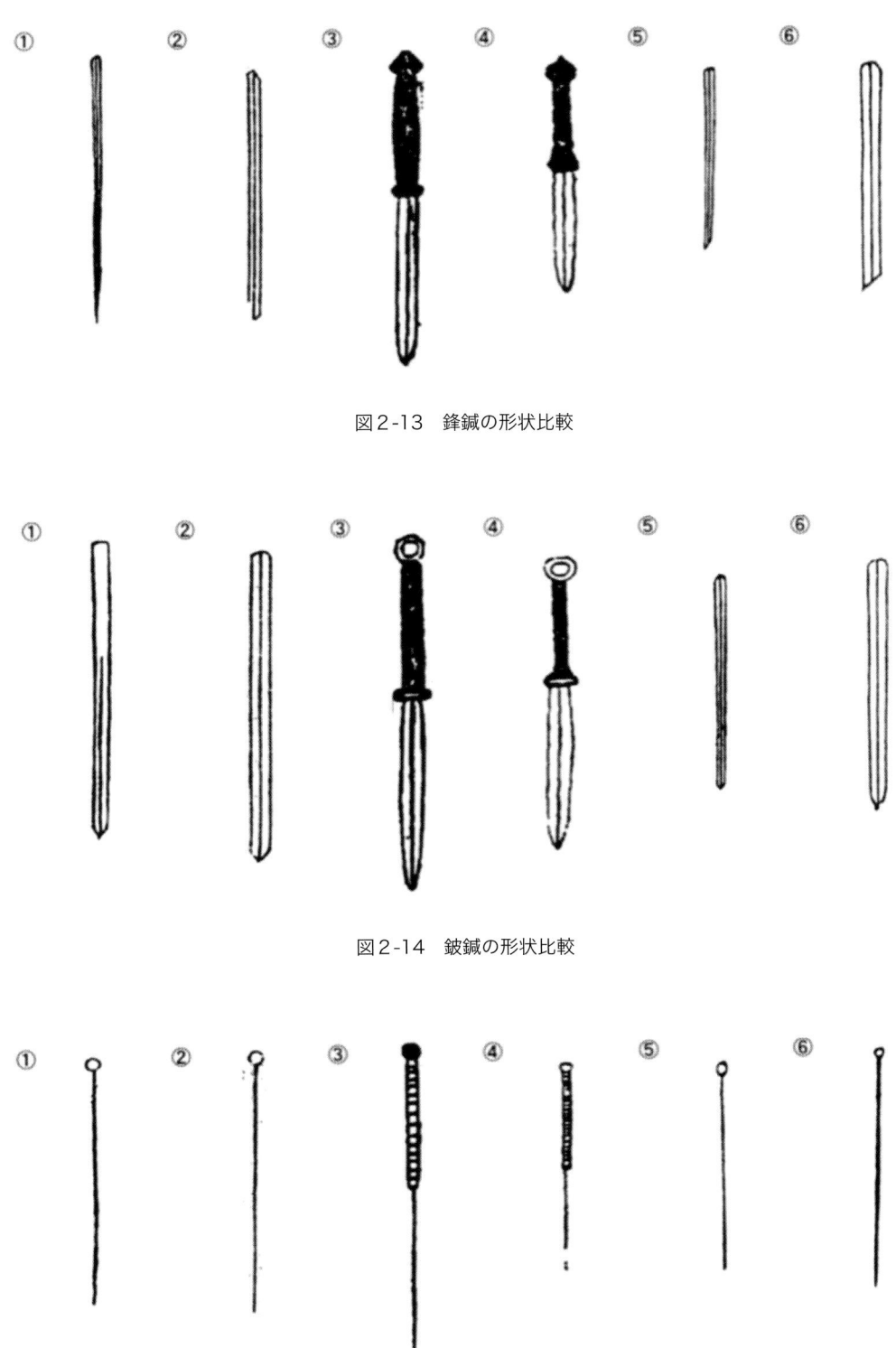

図2-13　鋒鍼の形状比較

図2-14　鈹鍼の形状比較

図2-15　圓利鍼の形状比較

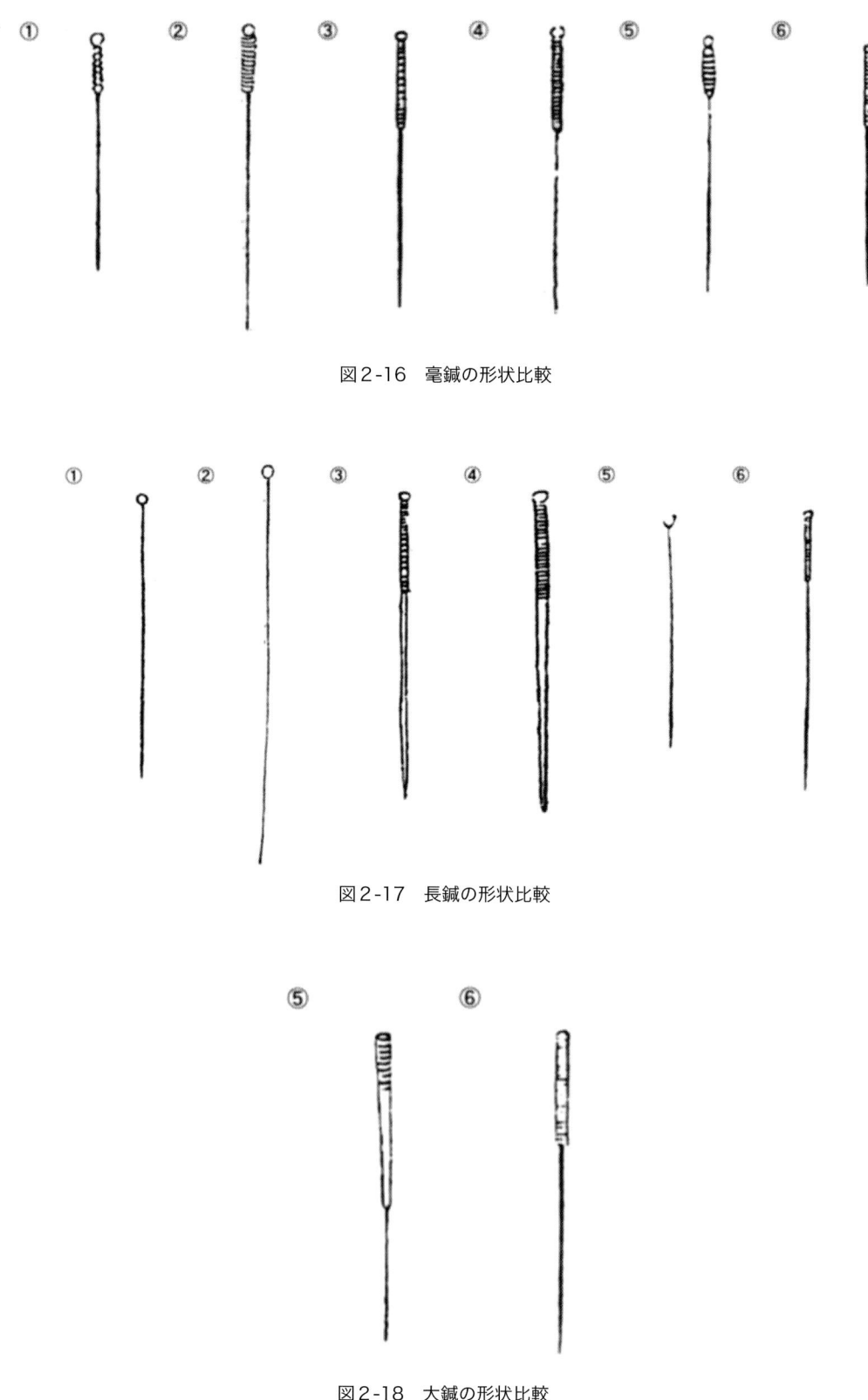

図2-16　毫鍼の形状比較

図2-17　長鍼の形状比較

図2-18　大鍼の形状比較

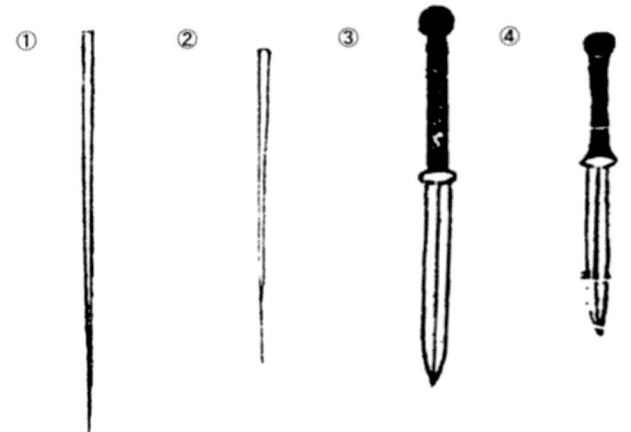

図2-19 鑱鍼の形状比較

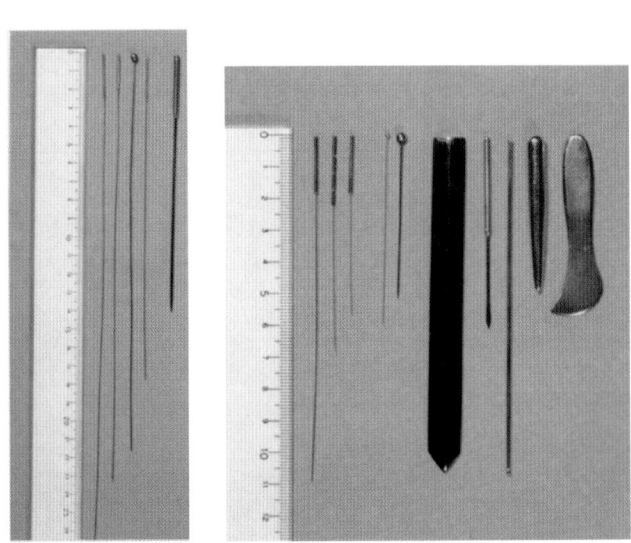

参考資料／四世神戸源蔵製九鍼（東洋鍼灸専門学校所蔵）

■参考文献

傳維康主編　川井正久編訳『中国医学の歴史』、東洋学術出版社、1997
魯桂珍、J・ニーダム『中国のランセット』、創元社、1989
藤木俊郎『鍼灸医学源流考』、績文堂、1979
加納喜光『中国医学の誕生』、東京大学出版会、1987
柳谷素霊『図説鍼灸実技』、医道の日本社、1948
山田慶兒『中国医学はいかにつくられたか』、岩波新書、1991
天津中医学院＋学校法人後藤学園『針灸学・基礎編』、東洋学術出版社、1991
石田秀実監訳『黄帝内経霊枢、上巻・下巻』、東洋学術出版社、1999～2000
島田隆司ほか『刺絡鍼法マニュアル』、緑書房、1996
賀普仁『針具針法』、科学技術文献出版社、1998
黄龍祥『中国針灸学術史大綱』、知音出版社、2001
白川静『字統』、平凡社、1984
小曽戸洋『日本漢方典籍辞典』、大修館書店、1999
宮川浩也他「四世神戸源蔵製(九鍼)」『漢方の臨床』51（２）pp.178-180、2004
宮川浩也「九鍼について　鍼形を中心に」『日本経絡学会誌』15巻16号　pp.106-111、1989
長野仁「経鍼」考『鍼灸OSAKA』15巻4号 p.86、森ノ宮医療学園専門学校、2000
岩井祐泉「前漢墓出土竹帛文書における刺絡の記述」『日本刺絡学会誌』5巻1号　pp.15-19、1996
『漢方の臨床』第51巻・第2号　p.2、2004

■脚注
1）宮川浩也「九鍼について　鍼形を中心に」『日本經絡学会誌』15巻16号　pp.106-111、1989
2）小曽戸洋『日本漢方典籍辞典』p.235、大修館書店、1999
3）長野仁「経鍼」考『鍼灸OSAKA』15巻4号　p.86、森ノ宮医療学園専門学校、2000

第 2 章

九鍼実技
(その他の鍼法・灸法)

1 鑱鍼 (ざんしん)
2 圓鍼 (えんしん)
3 鍉鍼 (ていしん)
4 鋒鍼 (ほうしん)
5 鈹鍼 (ひしん)
6 圓利鍼 (えんりしん)
7 毫鍼 (ごうしん)
8 長鍼 (ちょうしん)
  巨鍼 (こしん)　別名：蟒 (ぼう) 鍼・芒鍼・大梁鍼
9 大鍼 (だいしん)
10 挫刺鍼 (ざししん)
11 火鍼 (かしん)
12 打鍼 (だしん)
13 灸法 (きゅうほう)

1 鑱鍼（ざんしん）

1-1 鑱の字義

『広雅』[1]釈詁四の説「鑱、鋭なり。」に基づき、鍼尖が鋭いことから鑱鍼と名付けられた。

藤堂明保説では「鋭い」の他に「いし鍼」「きり、のみ」「すき」の意味がある。会意兼形声文字であるから金＋毚であり、毚の意味を考える必要がある。毚はもぐりこむの意味で、刃物がもぐり込む → するどい、きり、のみを表すという。また、毚の兔が兎に似た獣とする説もあり、白川静説では兎が重なっているとして、「はしこい」とか「足の速いうさぎ」の意味がある。

柳谷素霊が『図説鍼灸実技』の中で「関西で使用されている鑱鍼（婦人の裁縫に用いる筋立てのヘラのごとき形）も『類経図翼』の形のものである。もっともいわゆるうさぎ鍼として使用されているのである」と述べているが、うさぎ鍼のうさぎが「毚」の字に由来することは可能性のひとつとして考えられる。このうさぎ鍼の手技（後に詳説する）は皮膚に搔破・軽擦刺激を与える方法として用いられている（強めに擦した場合血がにじむこともある）が、藤堂説の「毚」の字義からは、すばやく動かす手技のニュアンスが出にくいように思われる。

1-2 古典の記載

『霊枢』九鍼十二原第一

一曰鑱鍼．長一寸六分[2]．鑱鍼者．頭大末鋭．去寫陽氣．

一に曰く鑱鍼、長さ一寸六分。鑱鍼なる者は、頭は大にして末は鋭く、陽氣を去り寫す。

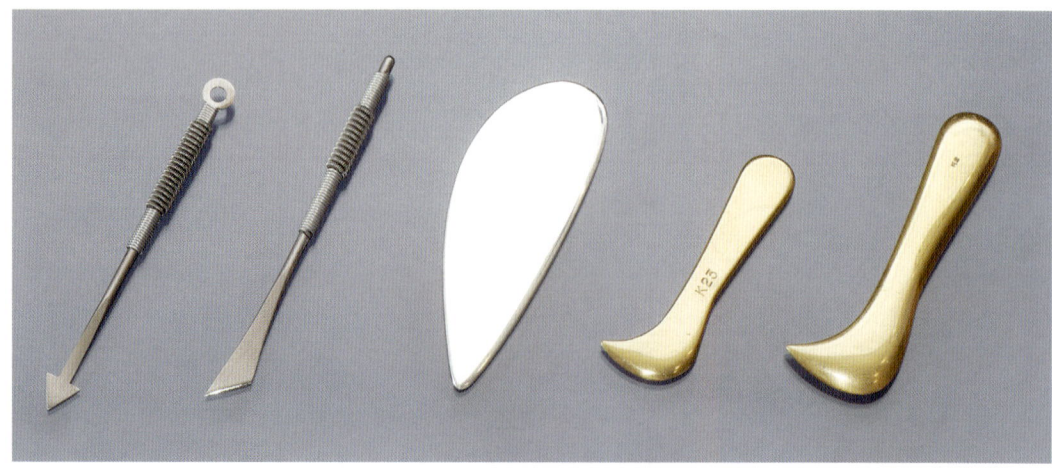

鑱鍼の形状
左から古今醫統大全式（78mm、SUS、中国製）、鑱鍼（82mm、SUS、中国製）、調気鍼（73mm、Ag）、鑱鍼（57mm、Au・小）、鑱鍼（69mm、Au・大）

『霊枢』官鍼第七
病在皮膚．無常處者．取以鑱鍼于病所．膚白勿取．
病 皮膚に在りて常の處無き者は、取るに鑱鍼を病所に以ってし、膚の白きは取る勿れ[3]。

　病が表面の皮膚にあって固定しない（移動するもの）場合は、鑱鍼を患部に用いる。ただし、患部の皮膚が白い場合は使わない。張介賓の説には「病が表面の皮膚にあって移動しているとは、火が動き回っていることであるので鑱鍼を用いて陽気を瀉すのだ。皮膚が白い場合は火がないと知るべきだ。よって刺してはいけない。」とある。

『霊枢』刺節眞邪第七十五
黄帝曰．官鍼奈何．岐伯曰．（中略）刺熱者．用鑱鍼．刺寒者．用毫鍼也．
黄帝曰く、鍼を官いること奈何。岐伯曰く、（中略）熱を刺す者は、鑱鍼を用い、寒を刺す者は、毫鍼を用いる也。

『霊枢』九鍼論第七十八
一者天也．天者陽也．五藏之應天者肺．肺者五藏六府之蓋也．皮者肺之合也．人之陽也．故爲之治鍼．必以大其頭而鋭其末．令無得深入．而陽氣出．
一曰鑱鍼者．取法於巾鍼．去末寸半．卒鋭之．長一寸六分．主熱在頭身也．
一なる者は天也[4]。天なる者は陽也。五藏の天に應ずる者は肺。肺なる者は五藏六府の蓋也。皮なる者は肺の合也。人の陽也。故に之が治鍼を爲すに、必ず以て其の頭を大にして、其の末を鋭くし、深く入るを得ること無からしめば、而ち陽氣出づ[5]。
一に鑱鍼という者は、法を巾鍼に取り、末を去ること寸半、卒かに之を鋭くし、長さ一寸六分、熱の頭身に在るを主る也。

1-3　古典に記載される臨床応用

『素問』刺瘧第三十六
風瘧．瘧發則汗出惡風．刺三陽經背兪之血者．䯏痠痛甚．按之不可．名曰胕髓病．以鑱鍼鍼絶骨．出血．立已
風瘧は瘧發すれば則ち汗出でて惡風す。三陽經の背兪の血ある者を刺す。䯏の痠痛すること甚だしく、之を按ずること不可なるものは、名づけて胕髓病[6]と曰う。鑱鍼を以て絶骨に鍼して血を出せば、立ちどころに已ゆ。

『霊枢』熱病第二十三
熱病先膚痛．窒鼻充面．取之皮．以第一鍼．五十九．
苛軫鼻．索皮于肺．不得．索之火．火者心也．
熱病先身濇倚而熱．煩悗．乾脣口嗌．取之皮．以第一鍼．五十九．
熱病 先ず膚痛み、鼻に窒り面に充つるは、之を皮に取る。第一鍼を以て、五十九[7]にす。

苛く鼻に鼽する[8]は、皮を肺に索め、之を火に索むるを得ず[9]。火なる者は心也。
熱病 先ず身濇り、倚して熱し、煩悗し、唇口と嗌とを乾かすは、之を皮に取る。第一鍼を以て、五十九にす[10]。

古代は浅刺して血とともに肌の邪熱を取ることを目的とした。

1-4　操作法

基本的に「皮膚面に鍼を当てる圧」と「鍼を擦る動作のスピード」、「鍼を当てる角度」で調節を行う。圧が強く、スピードが速く、当て方が皮膚面に対して鑱鍼の刃が立つほど、瀉的要素が強くなる。上記要素以外に、「リズミカルな接触」、「鍼とともに当たる中指の指腹、追従する押し手の軽擦による心地よい接触」が重要である。刺激量の目安としては、下記を参考にして行う。

- ●発赤または赤みが落ち着く。
- ●発汗でやや抵抗感が増す。
- ●すべすべして心地よい軽擦感。
- ●皮膚の光沢が増す。
- ●経筋が弛む。
- ●熱感が落ち着く。
- ●四肢が温まる。
- ●印堂・鼻根周辺の光沢が増す等。

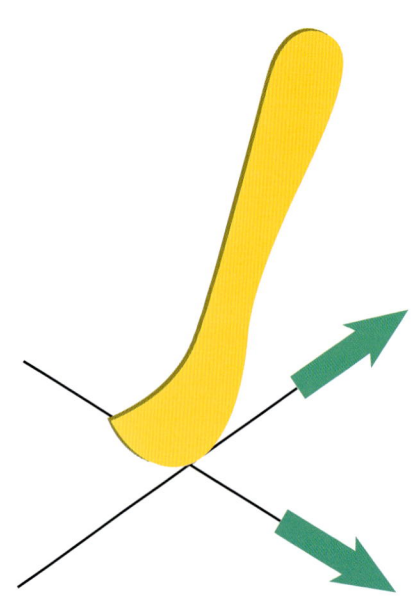

図1-1　鑱鍼の操作の方向

鍼とともに当たる皮膚面を常に観察しながら刺激量の限度を判断していくことが肝要である。刺激量は、過多による影響のほうが大きいので、少しもの足りないところでやめておくほうが賢明である。皮膚の状態を「診断 → 施術 → 変化の確認」の流れで瞬時に繰り返して施す方法が接触系鍼法に共通の特徴である。

（1）鑱鍼の名称

①刃の尖端

鋭く尖っているので、接触鍼の散鍼法として施すことも可能である。

②刃（エッジ）

通常はこの部分を皮膚に接触して使用する。弧のカーブに沿って使用する方法と弧に垂直方向に皮膚をなでるように使用する方法がある。

③背

通常、利き手の示指を背に添えて使用する。

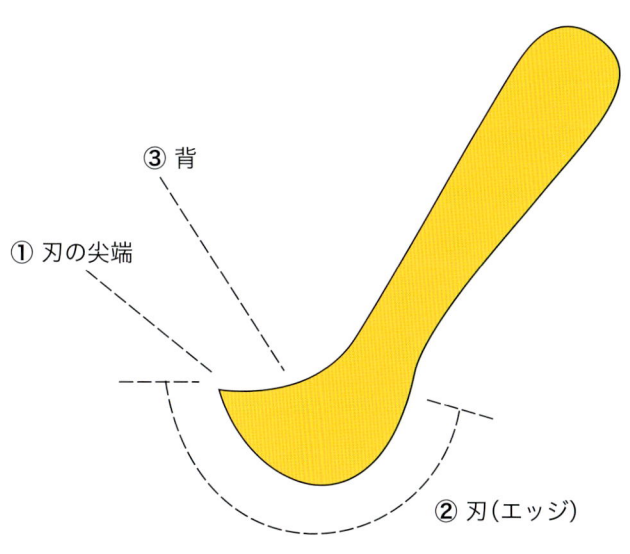

図1-2　鑱鍼の部位の名称

（2）持ち方
1）エッジ部使用

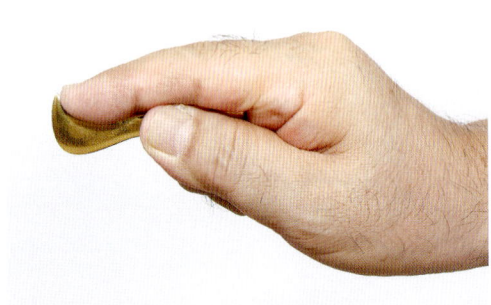

写真1-1　鑱鍼の持ち方（横）

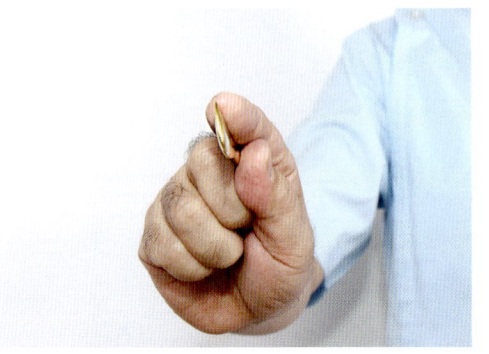

写真1-2　鑱鍼の持ち方（正面）

鑱鍼の背の部分を刺し手の示指に当て、拇指と中指で支える。

2）尖端部使用

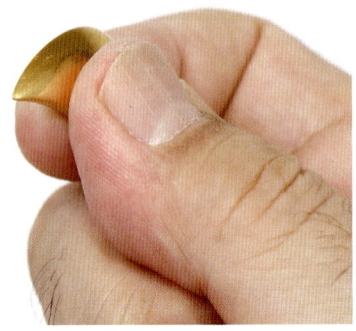

写真1-3　鑱鍼の持ち方（横）

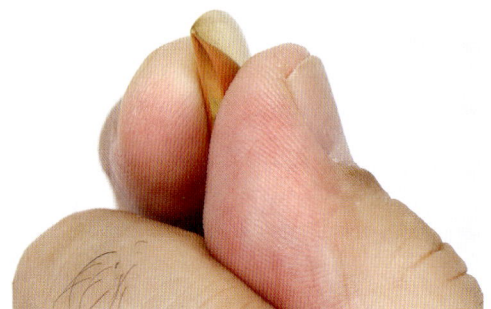

写真1-4　鑱鍼の持ち方（正面）

①尖端部の近くを拇指と示指で軽く挟んで持つ。
②散気鍼として使用するため、尖端部が痛くないように指腹で長さを調節する。

3）調気鍼[11]

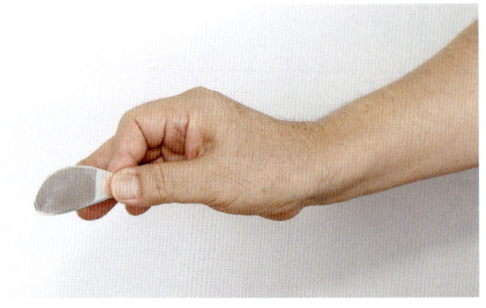

写真1-5　調気鍼の持ち方（横）

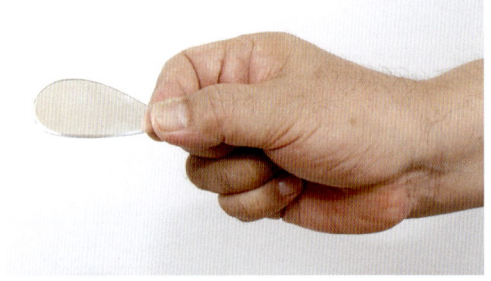

写真1-6　調気鍼の持ち方（別の角度）

①鋭利なほうを拇指と示指で軽く挟んで持つ。
②左右に動かしたときに鍼体が揺れるような力加減がよい。

（3）疏通操作

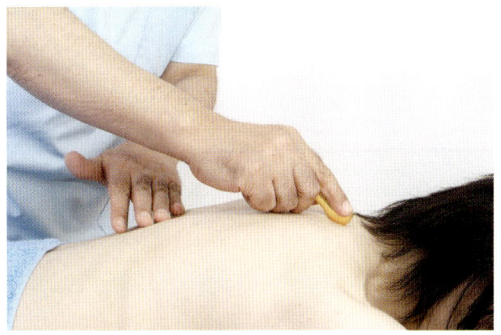
a

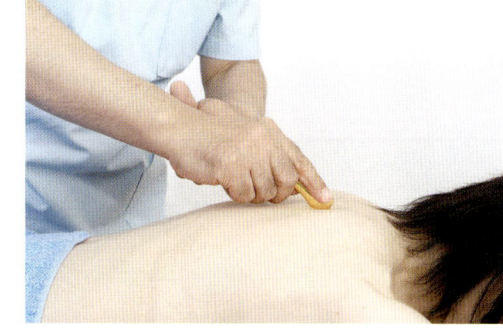
b

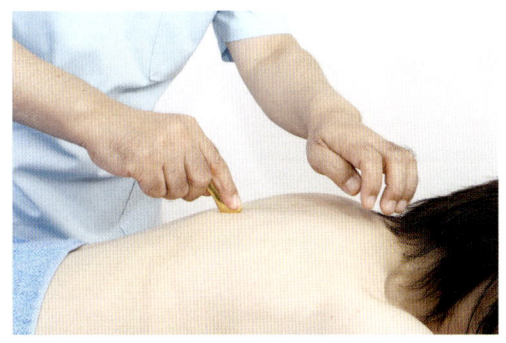
c

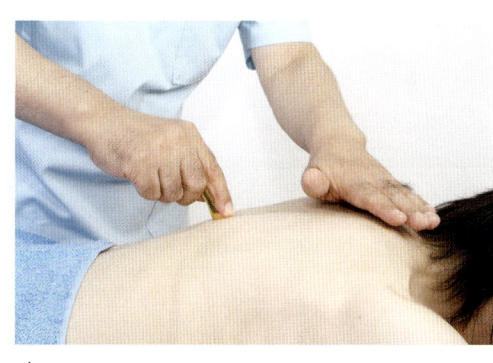
d

写真1-7　鑱鍼の疏通操作（a〜d）

①刃を皮膚に接し、皮膚上をなで・こする。
②その際、左手は右手に追従するように軽擦する。

■刺激の調整

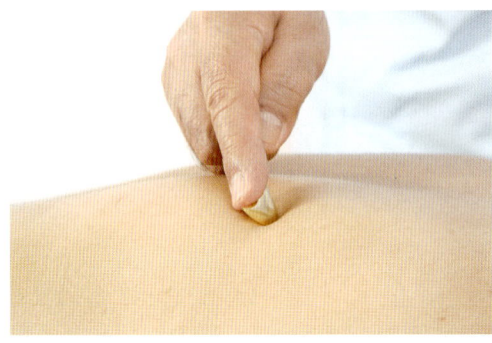
a （正面）

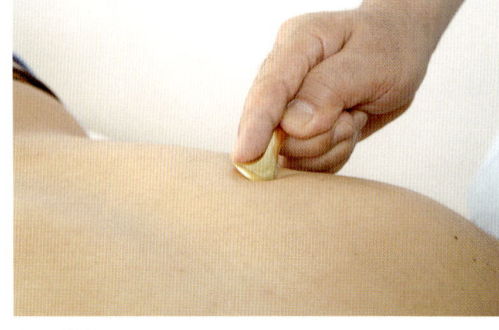
b （横）

写真1-8　鑱鍼の操作（弱い刺激）

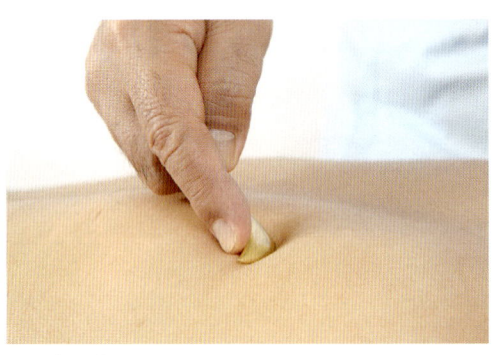
a （正面）

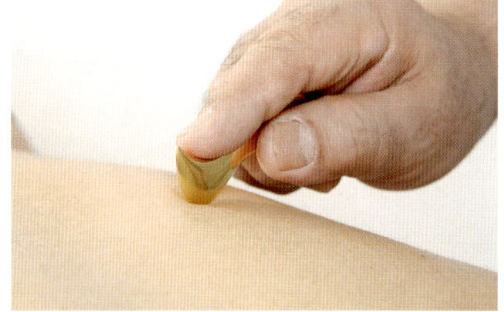
b （横）

写真1-9　鑱鍼の操作（強い刺激）

1）弱い刺激

　刃を斜めに皮膚に接し、皮膚を引き寄せるようになで・こする（ただし軽圧）。

2）強い刺激

　刃を立てて保持し、皮膚を切るようになで・こする。また、弱い刺激よりもすばやく施す。

(4) その他の操作法
1）エッジを平行に使用

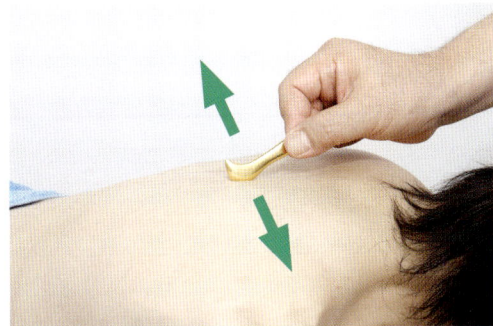 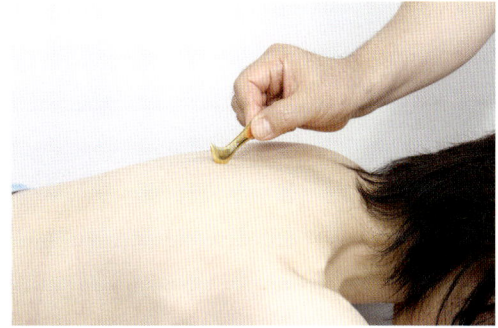

写真1-10　鑱鍼の操作法（エッジを平行に使用）
鑱鍼の刃を立てて保持し、矢印の方向に軽くなで・こすり、体表の熱をとる。

2）エッジを散気鍼として使用

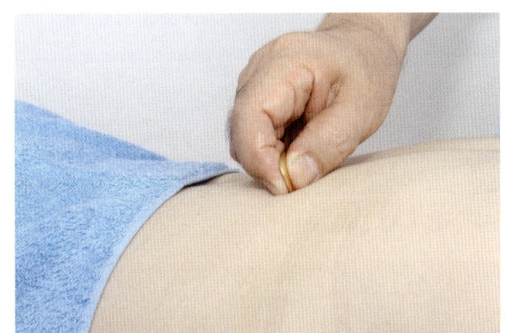 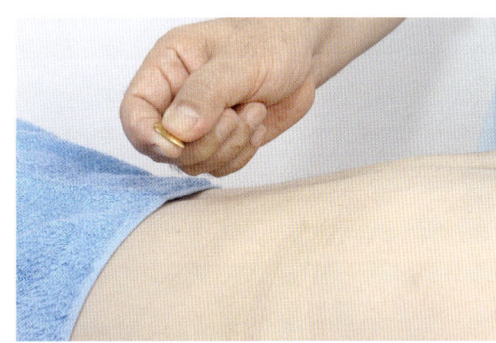

写真1-11　鑱鍼の操作法（散気鍼）
毫鍼による散気鍼と同様、体表の邪気を散らすようにリズミカルに施す。

(5) 調気鍼

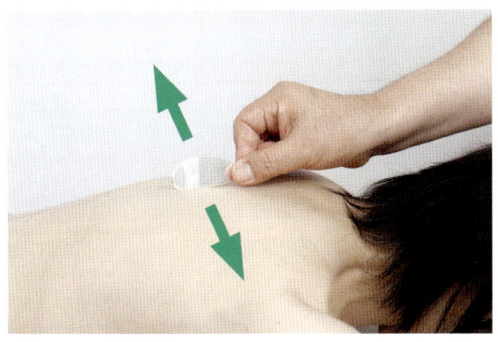 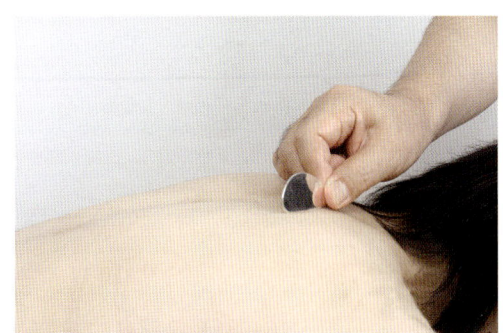

写真1-12　調気鍼の操作法
調気鍼の刃を立てて保持し、矢印の方向に左右に軽く揺らして体表の熱をとる。[12]

（6）各身体部位へのアプローチ

1）頭部

　軽度ののぼせに対しては、頭頂から下へなで・こするように施す。重度ののぼせには、鑱鍼よりもむしろ鋒鍼が適している。その場合、百会・絡却あたりのむくみや圧痛を目安に選穴すると効果的である。また、同時に天柱・風池・完骨等への施術や下肢に気を引く方法も有効である。

2）背部

　頚部・肩胛骨周囲はやや弧を描くように上から下に向かって施す（図1-3）。
　また、督脉上や夾脊穴の圧痛・硬結等に対しては、督脉を横に切るようになで・こする方法も有効である（図1-4）。

3）上肢・下肢

　基本は陽経上の皮膚面を広くなで・こする。または発赤・熱感のある部位に対して、上から下・体幹から末梢方向へ施す。

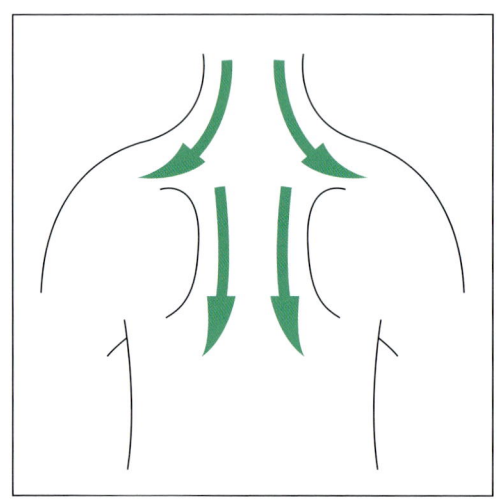

図1-3　鑱鍼の背部への操作（上から下）

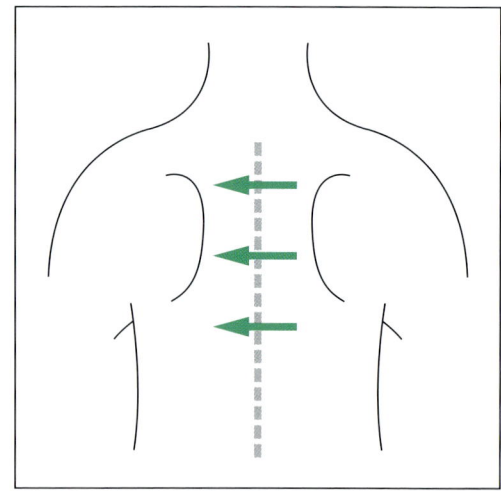

図1-4　鑱鍼の背部への操作（背柱に対して垂直）
※術者が患者の左手側に立った場合

1-5　適応病態・治効理論

(1)『素問』『霊枢』の記載

陽気を出したり熱を瀉す目的で体表の衛気を対象に、鑱鍼を用いていたと考えられる。

『素問』調経論第六十二
病在血．調之絡．病在氣．調之衛
病 血に在るは、之を絡(刺絡)に調え、病、気に在るは、之を衛(鑱鍼)に調う。

現代では皮膚を破らない形状・操作により使用されている。毫鍼では取りきれない緊張・硬結や広範囲の邪熱の発散に主に用いる。全身、局所、あるいは経絡・経筋に沿って施す。小児鍼として全身に施すこともできる。

(2) 営衛の気を行らす

1) 疏通操作／弱い刺激 (写真1-8)
- 頭あるいは刃(エッジ)を皮膚に斜めに接し、ゆっくりなで・こする。
- 気虚に気滞を兼ねたり、気滞を主とする小児・虚弱体質・不眠・頚肩の凝り・感冒等が対象となる。

2) 疏通操作／強い刺激 (写真1-9)
- 刃(エッジ)あるいは刃の尖端で垂直に接し、速く断続的になで・こする。
- 軽い気滞に熱を伴う症状、不眠・頚肩の凝り・痒み・痛み・感冒、小児疾患等が対象となる。

1-6　臨床応用

感冒、小児疾患、凝り・痛み・痒みを伴う疾患等に用いる。
実際には皮部・衛気の散熱、瀉的作用を得意とする鍼であり、白く冷えて力のない部位には適さない。鑱鍼の代わりに調気鍼を用いてもよい。また、風熱型では鋒鍼の使用もよい。

1) 感冒

初期症状である項背の強ばりに対して、鑱鍼の刃の部分でやや発汗を促すようになで・こする。大椎・身柱等への施灸との併用もよい。

2) 小児疾患

夜泣き・疳虫等、多疾患で体表の衛気の疏通・散熱により、効果の期待できるもの(全身・手足の指間に施す)。ときに鋒鍼との併用もよい。

3）頚・肩凝り

　体表の衛気の疏通や散熱で効果の期待ができるもの（凝っている頚肩及び関連経脉の肘・膝から指先に施す）。

4）神経痛・筋肉痛

　上に同じ（痛みの出現している局所及び関連経脉・経筋上に施す）。

5）皮膚疾患

　アトピー性皮膚炎を始めとした痒みに対して、軽圧にて体表の散熱・衛気の疏通で効果の期待できるもの（赤味・乾燥・湿潤している部位の関連経脉の井穴刺絡も併用するとよい）。
　乾燥して赤みがあり、痒みの強い部位に対して鑱鍼のへらの部分を横にして、瀉するように軽くなで・こする（口伝あり）。皮膚の赤みが消えて、痒みも軽減できる。
　長年のステロイドの使用により全頭脱毛となった頭部と眉毛の部分に鑱鍼を施すことで眉毛の部分の発毛がみられ、その後、右の頭頂部にも発毛がみられた症例がある。具体的な使い方に対しては口伝あり。

1-7　注意事項

- 鑱鍼は、瀉的作用を得意とする鍼であり、白く冷えて力のない部位には適さない。
- 鍼の苦手な方・過敏体質・小児への応用としては、刃の尖端を用いて散鍼をする。
- 皮膚の柔らかい人や小児の場合には、エッジを立てると刺激過多になるため、鑱鍼の刃の部分を横にしてなで・こするようにする。
- 強い凝りに対しては、刺激が過多にならないようにする。また、痛みのないように鑱鍼の刃の部分で数回なで・こする。皮膚の発赤・発汗を目安に行うとよい。

温故知鍼　『図説鍼灸実技』[13] にみる鑱鍼の適応症

○補法的運用は虚弱性体質、小児消化不良、小児疳虫、小児神経衰弱、異嗜症、青便、遺尿症、発育不良、不眠症等に応用する。
○瀉法的運用は夜泣、夜驚症、神経異常興奮、赤眼、上衝、頭痛、歯痛、肩癖、炎症、欝血、充血、神経痛等に応用する。

■脚注
1）『広雅』：中国最古の辞書『爾雅』の体裁にならい三国魏の張揖が編纂したもの。別名『博雅』というのは隋の煬帝の諱を避けたためである。
2）「戦国、秦、前漢、新」代の一寸は2.31㎝、「後漢」は2.375㎝、「後漢末、三国、西晋」では2.42㎝となる。
3）楊上善の注「痛むところの皮膚は発赤しており、白いところは痛みが移動してしまっているから治療をしない」
4）『鍼灸甲乙経』では「天也」の「也」がなく、「者肺」の後に「也」があり、「鍼」の前に「鑱」がある。また「巾」を「布」とし、「寸半」は「半寸」とする。
5）この数字とそれに対応する鍼の記述は、お題目と捉えてしまうことも可能である。けれども古代人の生理・病理観を考えるうえでは参考になると思われるので、以下のように現代語に意訳してみる。「天とは陽である。五蔵で天気を取り入れているのは、呼吸を司る肺である。肺は最も高い位置にあり、五蔵六府の華蓋となり、皮毛に集まり、人においても陽に属す。であるから鑱鍼の治方とは、頭部を大きく、その先端を鋭くし、深刺を押さえるような操作をすれば、陽気は排出していくのである。」
6）張景岳の説「邪が深く伏しているので、胕髄病という。」
7）『鍼灸甲乙経』では「九」の後に「刺」がある。以下も同様。五十九刺のこと。熱病治療に適する五十九穴を指す。少沢・関衝・商陽・少商・中衝・少衝・後谿・中渚・三間・少府・束骨・臨泣(足)・陥谷・太白・五処・承光・通天・臨泣(頭)・目窓・正営・承霊・脳空・聴会・完骨・承漿・瘂門・百会・顖会・神庭・風府・廉泉・風池・天柱
8）『鍼灸甲乙経』では「索」の後に「於」がある。次の節も同様。肺は皮毛を主っているので、皮病を治療するには肺経をとるべきである。上記に基づくならば、少沢・関衝・中衝・少衝・後谿・中渚・少府は用いてはならない。
9）『鍼灸甲乙経』では「苛軫鼻」を「苛鼻乾」とする。鼻部に細かい発疹を生ずること。
10）『太素』では「而熱」及び「口」がなく、「九」の後に「刺」がある。『鍼灸甲乙経』では「倚」を「煩」とし、「乾腎口嗌」を「腎嗌乾」とする。
11）ここでは青木実意商店製(改良型)のものを指す。
12）弥曽以知口伝による。
13）柳谷素霊『図説鍼灸実技』pp.75-76、医道の日本社、1962

2　圓鍼（えんしん）

2-1　圓の字義

　会意文字。藤堂明保説では、「丸印＋鼎」で丸い形の器を示し、「まるい」という字義で、円の原字。白川静説でも同様の意味である。上の丸印は円鼎の上部を示す記号的なもので、口ではないとする。「いん」と読むと人の数の意味となるので、圓鍼は「えんしん」と読むべきである。

2-2　古典の記載

『霊枢』九鍼十二原第一
二曰圓鍼．長一寸六分．圓鍼者．鍼如卵形．揩摩分間[1]．不得傷肌肉．以寫分氣．
二に曰く圓鍼、長さ一寸六分。圓鍼なる者は、鍼は卵形の如し。分間を揩摩し、肌肉を傷るを得ず、以て分氣を寫す。

『霊枢』官鍼第七
病在分肉間．取以圓鍼于病所[2]
病 分肉の間に在るは、取るに圓鍼を病所に以てす。

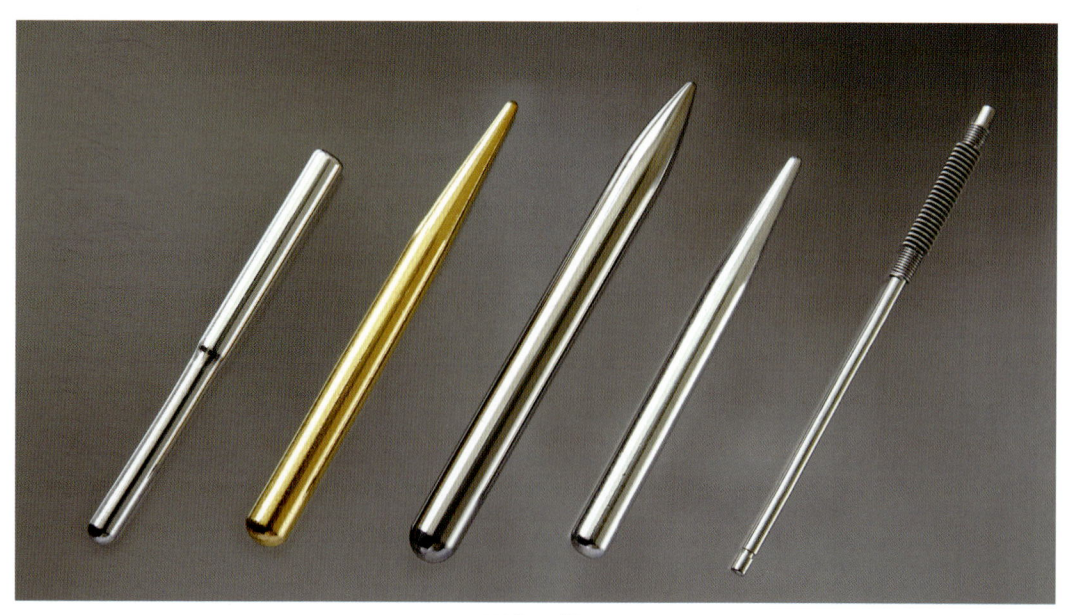

圓鍼の形状
左から圓鍼（[6.0/7.0]×85mm、Pt）、圓鍼（9.0×100mm、Au）、圓鍼（10.0×108mm、Ti）
圓鍼（8.0×90mm、Pt）、圓鍼（3.0×105mm、SUS、中国製）

『霊枢』九鍼論第七十八
二者地也．人之所以應土者肉也．故爲之治鍼．必筩³其身而員其末．令無得傷肉分．傷則氣得竭⁴、⁵．
二曰員鍼．取法於絮鍼⁶．筩其身而卵其鋒．長一寸六分．主治分間氣⁷．

二なる者は地也。人之土に應ずる所以の者は肉也。故に之が治鍼を爲すに、必ず其の身を筩にして其の末を員くし、肉分を傷るを得ること無からしむ。傷れば則ち氣　竭くるを得ん。
二に員鍼と曰うは、法を絮鍼に取り、其の身を筩にして其の鋒を卵にし、長さ一寸六分、分間の氣を治するを主る。

分肉・分肉の間・分間がどこを示しているかには、以下の二説がある。

●筋肉と筋肉の間隙の意味

「承山。兌腨腸下の分肉間の陥なる者中に在り。腰背痛を主る」（『甲乙経』）に代表されるように、体表から見て判別できる間隙を指しているものと思われる。

●皮膚からの深度で決まる空間の意味

「分肉なる者は謂る赤肉白膚之分界也。赤肉は營氣之行く所と爲し、白膚は衛氣之循る所と爲す也。」（『素問攷注』の森立之の按語）に代表されるように、体表から見て判別することは不可能である。

丸山昌朗は『霊枢』九鍼十二原の記載から体表の構造を【皮膚 → 分間 → 肌肉】と想定している。また、2004年の日本伝統鍼灸学会で、宮川浩也氏は『霊枢』官鍼篇の「再刺すれば陰邪出づとは、少しく深さを益し、絶ちて肌肉に致り、未だ分肉間に入らざる也」という記載を基に体表の構造を【皮膚 → 肌肉 → 分間】と想定している。いずれにしても臨床上はかける圧力で、分肉に達しているかを判断しなければならない。

2-3　古典に記載される臨床応用

『医心方』治瘰癧方巻十六
療瘰癧．唯須以圓鍼鍼之．小者即消．大者即熟．然後出膿便瘥．隔日一鍼．

瘰癧を療すは、唯だ須らく圓鍼を以て之に鍼すべし。小さき者即消え、大なる者即熟す。然る後膿出て便瘥え、隔日に一鍼す。

『医心方』のこの記載は圓鍼ではなく、圓利鍼のようである。

2-4　操作法

(1) 持ち方 その1

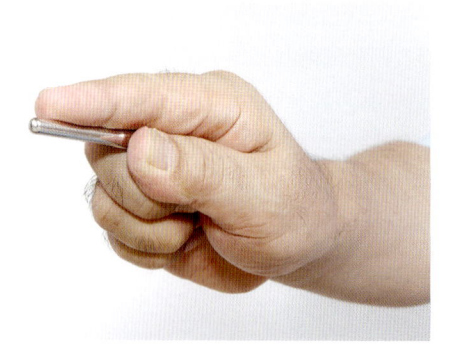

写真2-1　圓鍼の持ち方 1（横）　　　　写真2-2　圓鍼の持ち方 1（正面）
圓鍼に沿うように示指を当て、拇指と中指で支える。

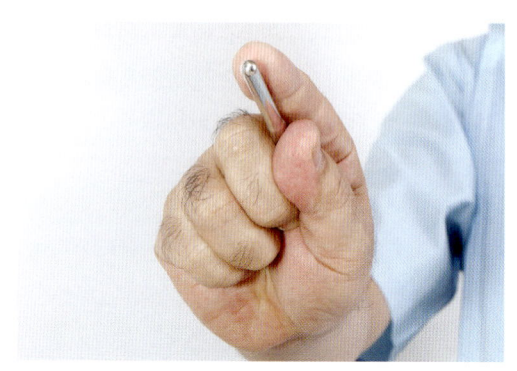

持ち方 その2

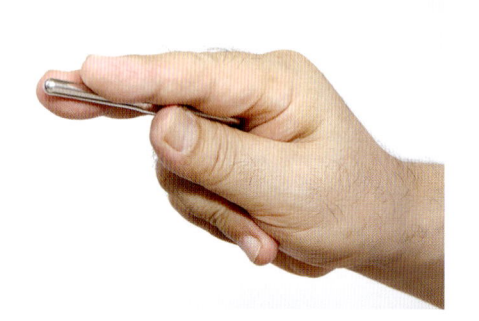

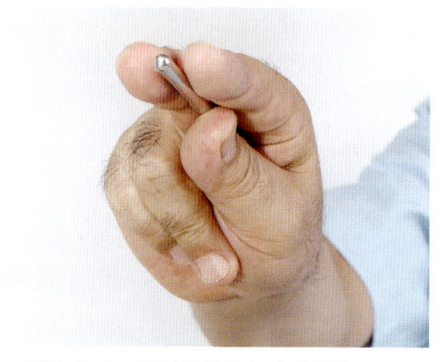

写真2-3　圓鍼の持ち方 2（横）　　　　写真2-4　圓鍼の持ち方 2（正面）
示指と中指の間に圓鍼に沿うように保持する。

（2）疏通操作

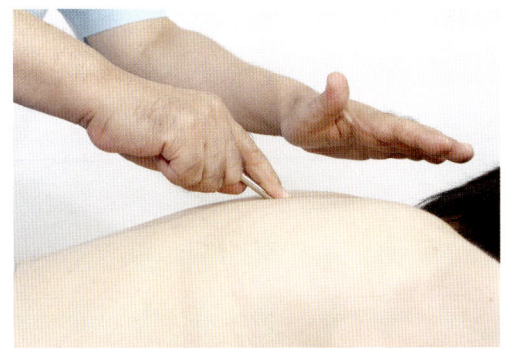

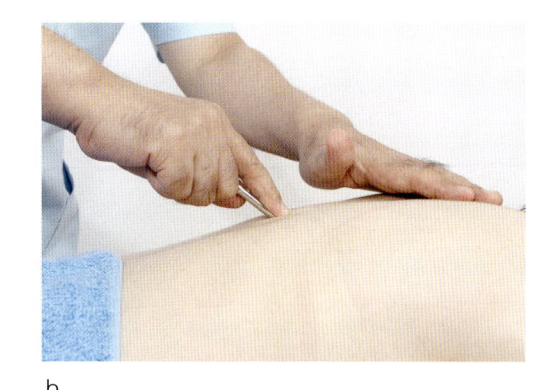

a

b

c

d

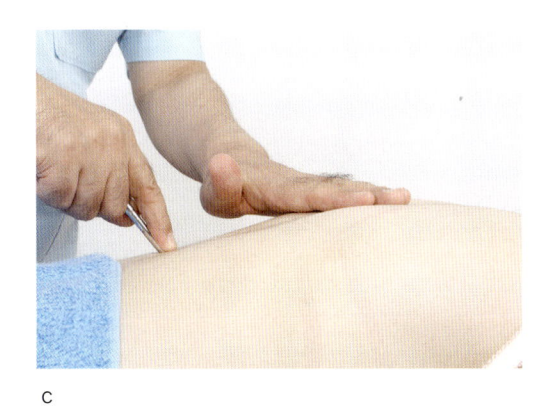

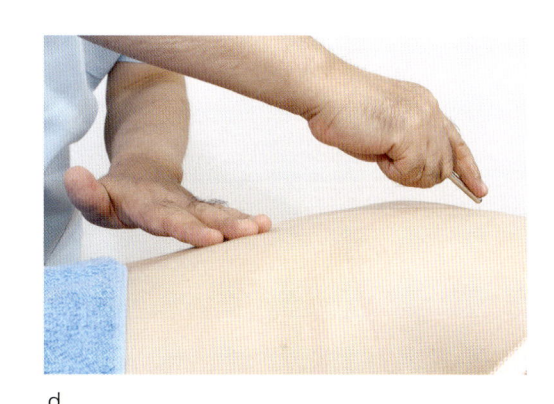

写真2-5　圓鍼の疏通操作（a〜d）

①鍼尖を皮膚面に接し、なで・こする。
②経脉・肌肉間の営衛の気を行らすため、「鑱鍼」よりも少し圧を加えて施す。
③その際、左手を右手に追従するようになで・こする。
④皮膚の発赤と潤いを目標とする。

■刺激の調整

1）弱い刺激

皮膚面に対し鍼尖を斜めに接し、分肉間に沿って軽く按圧する。

2）強い刺激

皮膚面に対し鍼尖を垂直に接し、分肉間に沿ってやや強く按圧する。弱い刺激の場合よりも少し速い動作で施す。

鑱鍼が広い皮膚面を対象にアプローチするのに対して、圓鍼は肌肉を傷らずに線的・点的に経筋的な変化を目的とする。小児鍼として全身に施すこともできる。

（3）押圧操作

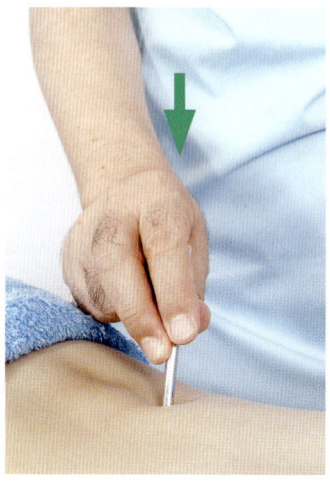

写真2-6　圓鍼の押圧操作（正面）
①圓鍼を拇指・示指・中指の三指で保持する。

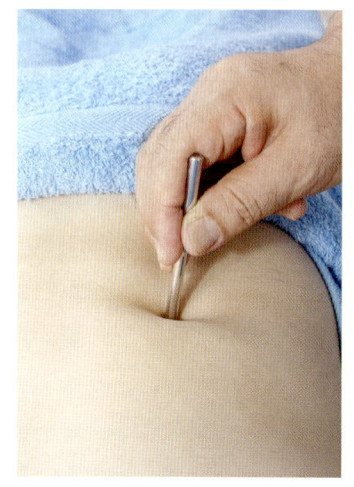

写真2-7　圓鍼の押圧操作（横）
②鍼尖を皮膚面に垂直に当て押圧する。

▌2－5　適応病態・治効理論

- 肌肉軟弱で気滞を兼ねた症状、虚弱な人の痛み・凝り、知覚鈍麻、冷え等を対象とする。
- 肌肉・筋等の緊張に気滞を兼ねた症状・分肉間の気の滞りによる痛み、凝り、緊張等を対象とする。

▌2－6　臨床応用

　分肉間の気を疏通することで効果が期待できるものに用いる。小児疾患、痛み・凝り・知覚鈍麻・冷えを伴う症状等。

　側頚部・背部・上肢下肢等、幅広く用いることができる。

▌2－7　注意事項

- 痒みや体表に現れている熱性症状への効果はさほど期待できない。

② 圓鍼(えんしん)

第2章 九鍼実技(その他の鍼法・灸法)

■脚注
1）江戸期の版本では揩摩は「なでこする」と訓読している。
2）『甲乙経』は「于病所」の三字がない。
3）筩は筒の異体字で、竹管のこと。
4）『甲乙経』は「地」の後に「地者土」の三字があり、「鍼」の前に「員」があり、「無」を「不」とし、後の「得」がなく、「肉分」は「肌肉」とする(つまり「令不傷肌肉」)。「氣」の前に「邪」の字がある。
5）数と鍼に関する部分の現代語意訳「二の数は地になぞらえる。人体では脾に応じ、脾は土であり肌肉を主る。よってこの鍼が効果を出すためには、鍼体を竹管のようにして先を丸くし、刺したときに肌肉を傷つけてはならない。傷つければ、脾気が弱まり尽きてしまうからである。」
6）絮鍼は古の絮(ふるわた)を縫う針のことというが、形状は不明。絮とは真綿のようにからまる糸のことである。
7）『甲乙経』は「取」の前に「者」があり、「卵其鋒」を「其鋒如卵」とし、「主治分間氣」は「以寫肉分之氣」とする。

3 鍉鍼（ていしん）

3-1 鍉の字義

　会意兼形声文字。藤堂明保説では、「まっすぐでうすい」「刃の切っ先」という字義。白川静説では是の意味として「ただしい」という字義もあるが、元は匙の形を指しているとする。段玉裁が『説文』十四上金部「鏑」字の下段注で、「古くは鍉とも作る」と述べているように、「やじり」という意味がある。

3-2 古典の記載

『霊枢』九鍼十二原第一
三曰鍉鍼．長三寸半．鍉鍼者．鋒如黍粟之鋭[1]．主按脉．勿陥以致其氣．
三に曰く鍉鍼、長さ三寸半。鍉鍼なる者は、鋒は黍粟の鋭の如く、脉を按ずるを主り、陥いらしむことなかれ、以て其の氣を致す。

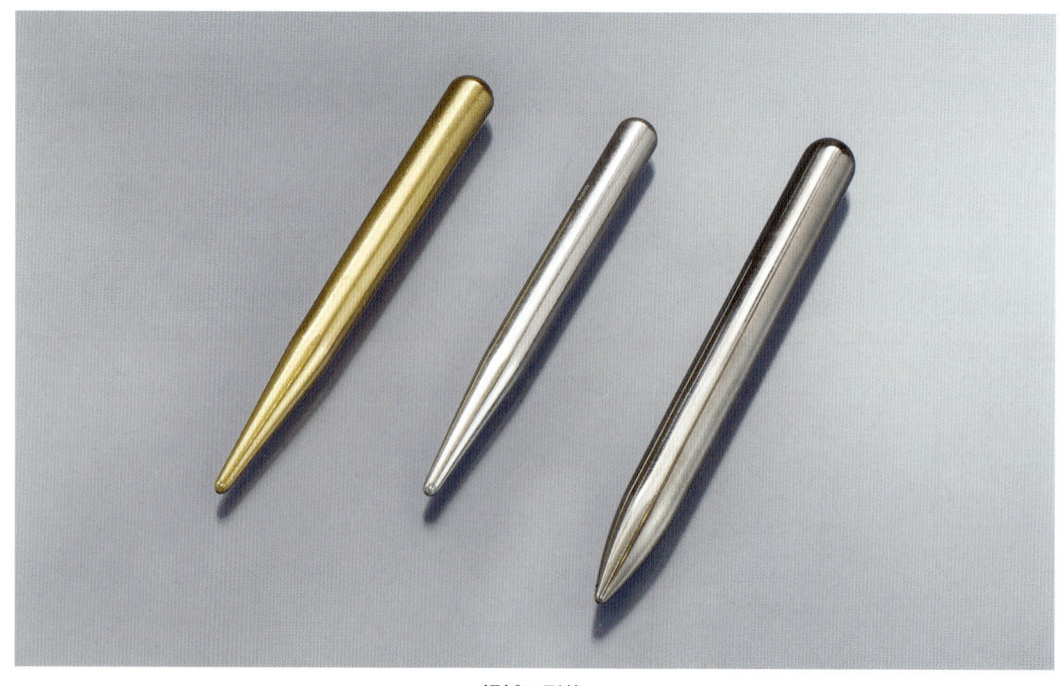

鍉鍼の形状
左から圓鍉鍼（9.0×100mm、Au）、圓鍉鍼（8.0×90mm、Pt）、圓鍉鍼（10.0×108mm、Ti）

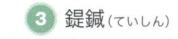

『霊枢』官鍼第七
病在脉氣少．當補之者．取以鍉鍼于井榮分輸[2]．
病 脉に在り、氣少く、當に之を補うべき者は、取るに鍉鍼を井榮分輸に以ってす。

『霊枢』九鍼論第七十八
三者人也．人之所以成生者血脉也．故爲之治鍼．必大其身而員其末．令可以按脉
勿陷．以致其氣．令邪氣獨出[3,4]．
三曰鍉鍼．取法於黍粟之鋭．長三寸半．主按脉取氣．令邪出[5]．
三なる者は人也。人の成生するゆえんの者は血脉也。故に之が治鍼を爲すに、必ず其の身を大にして其の末を員(まる)くす。令し以て脉を按じ陷ることなく、以て其の氣を致すべくんば、邪氣をして獨り出でしめん。
三に鍉鍼というは、法を黍粟の鋭さに取り、長さ三寸半、脉を按じて氣を取り、邪をして出でしむるを主る。

　古典の記載に従えば、脉気の虚少を目的に、正気が虚さないように、邪気のみ出すようにしなければならない。また、補う場合は井榮の分輸を用いるとされる。
　さらにその形状もスリオロシ型(『鍼経摘英集』や『類経図翼』の型)であるならば、鍼尖が曲がりやすく、刺入していくと、きしんで入り難くなることから実際に刺入することは現実的でない。
　「陷」を「落ちくぼむ」という意味で解釈すると文意が通らないので、『呂覧』や『広雅』[6]のように「破る・くずす」という意味で解釈する[7]。そのようにすると「鋭利な先端で皮膚を押し破らないように用いる」となり、接触鍼として使用し、気を集めて経脉の治癒能力を高め、邪気が自ら出ていくようにするということになる。このような使用法が、『霊枢』の作者達が想定していた鍉鍼の運用であろう。
　さらにその形状も籾殻(もみがら)型、スリオロシ型、棒形など多様なものがあり、臨床的には材質や先端の形状で効果もかなり変わる。可能であれば材質は純度の高い金・プラチナなどを用いて、彫金師に鍛造でつくってもらうことをお薦めする。また自分好みの材質や形状のものをいくつか揃えておくと有効である。

3－3　古典に記載される臨床応用

『霊枢』熱病第二十三
熱病頭痛．顳顬目瘈脉痛[8]．善衄．厥熱病也．取之以第三鍼．視有餘不足．
熱病 頭痛み、顳顬(しょうじゅ)と目瘈(ひ)き脉痛み、善く衄するは、厥熱病なり。これを取るに第三鍼を以ってし、有餘不足を視る。

　馬蒔の説「顳顬、一名脳空。足少陰胆経穴に属し、脳後玉枕骨下陷中に在り。」
　顳顬とはこめかみのことであるので、「こめかみから目の部分の絡脉が痙攣して痛む」と解釈する。

3-4　操作法

（1）持ち方

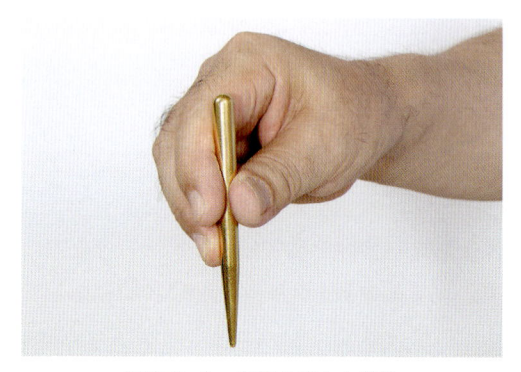

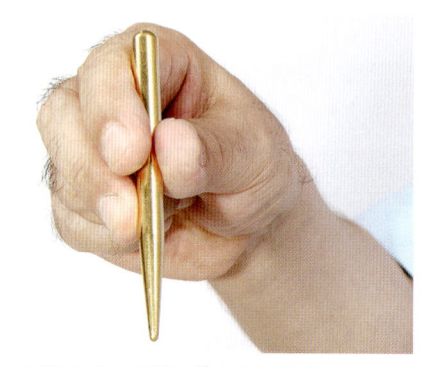

写真3-1　鍉鍼の持ち方（横）　　　写真3-2　鍉鍼の持ち方（正面）

①鍉鍼を拇指・示指・中指の三指で保持する。
②鍼先を皮膚面に垂直に当て接触する。

（2）経穴（五行穴など）への操作

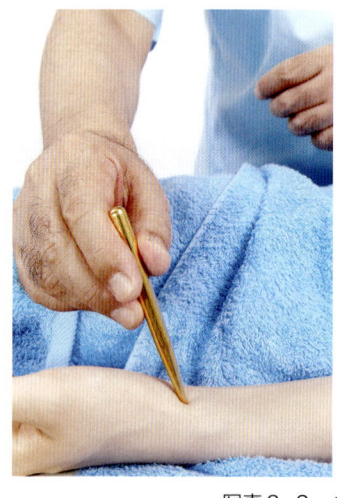

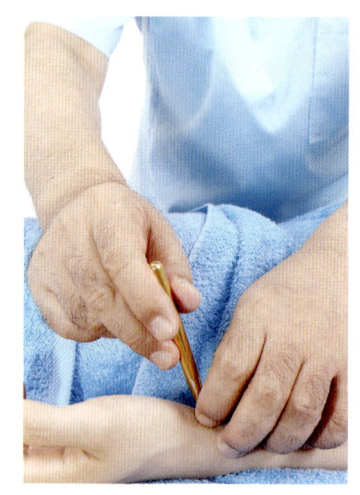

写真3-3　経穴への操作法

経穴への軽い接触（鍼先の跡がつかない程度、当て方に口伝あり）を施し、経気を補い、邪気を抜く。鍼先は丸いものと、鋭利なものとがある。

（3）腹部への操作

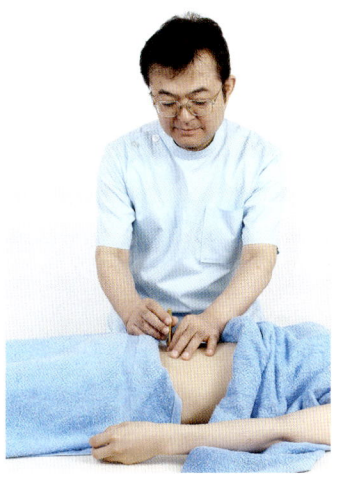

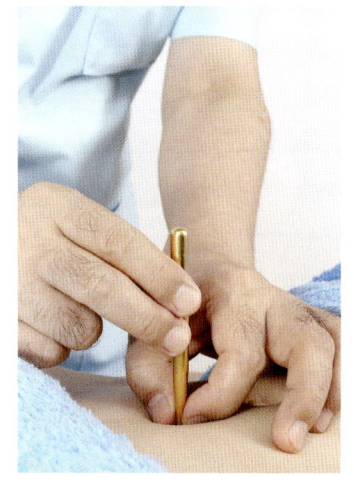

写真3-4　腹部への操作
力のない部位への軽い接触を施す。

（4）経筋への操作

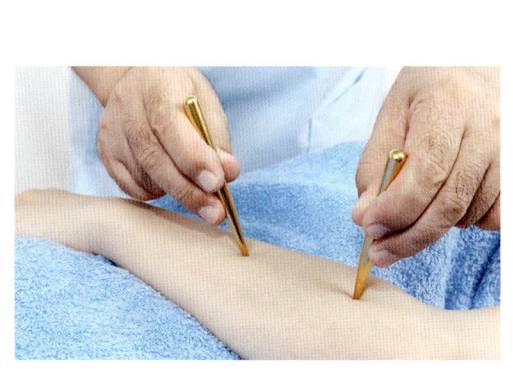

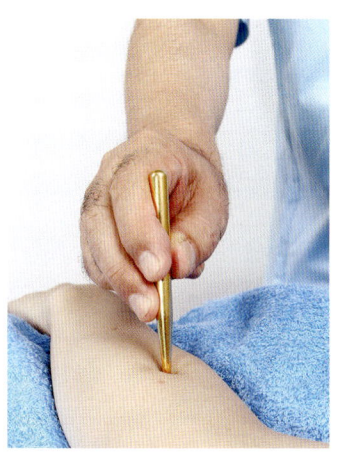

写真3-5　経筋への操作（例・上肢の陽経）
経筋に対しては鍼先の跡が少し残る程度で、やや強めの按圧を施す。

（5）疏通操作

1）鍼先鋭利

「鍉鍼者．鋒如黍粟之鋭」『霊枢』九鍼十二原第一
経穴への軽い接触を施し、邪気を去り、疏通する。

2）鍼先員

「必大其身而員其末」『霊枢』九鍼論第七十八
気少き人に対し、経穴に軽い接触を施し、疏通する。
　肌肉や筋に対して按圧刺激を施す。邪気を去り、筋を緩める。

3-5　適応病態・治効理論

　気の少なき人(過敏で気血虚損の人)への接触鍼として用いる。気虚・気滞・経筋病には、鍼尖(丸)を使用し、気の調整を主とする。毫鍼では対応しきれない虚に用いると効果的である。また、散気的接触・按圧による操作も有効である。

- 経穴(五行穴など)への接触(鍼先鋭利・丸)。
- 気滞への按圧(鍼先丸いもの)。
- 経筋への按圧(鍼先丸いもの)。
- 多疾患に使用ができる(内科・整形外科・婦人科…)。

3-6　臨床応用

- 気少なく鍼の刺入困難な人(気血虚損の多疾患・経筋病・痺証・痿証等)。
- 腹部に打鍼代わりに用いることができる。
- 鍉鍼を美顔ローラーのように横にして顔面部をこすることも可能である。
- 補的に優位な材質は、(金＞銀＞チタン＞プラチナ＞ステンレス)のような順序となる。
- 瀉的に優位な材質は、(プラチナ＞ステンレス＞チタン＞銀＞金)のような順序となる。

3-7　注意事項

- 鍼尖鋭利な鍉鍼では、圧をかけすぎないようにする。
- 鍉鍼を通じて邪気の発散・気至・気の疏通を感じ取れるように試みる。

> **操作方法のコツ**
>
> 　経穴に対して接触させる場合、「いま、自分が何を目的として鍉鍼を行うのか」をしっかりとイメージすることが大切である。単なる接触刺激ではなく、鍉鍼を通して、自分のイメージを投影するような心持ちで治療を行うと効果が上がりやすい。

■脚注
1）粟や黍の実の脱穀する前の形状のこと。張介賓は「丸いがわずかに尖っていること」という。
2）張介賓の説「分輸とは各経をいうなり。」
3）『甲乙経』は「鍼」の前に「鍉」がある。
4）数と鍼に関する部分の現代語意訳「三の数は人になぞらえる。人の生命は血脈によって成り立っている。よってこの鍼が効果を出すためには、鍼体を太くして先を丸くし、皮膚を破らないようにする。そうすることにより、正気が導きやすくなり、正気が充填されれば邪気は出て行くものである。」
5）『甲乙経』では「取」の前に「者」があり、之の前が「如黍粟」である。
6）『広雅』：中国最古の辞書『爾雅』の体裁にならい三国魏の張揖が編纂したもの。
7）宮川浩也「九鍼について」『日本経絡学会誌』（現日本伝統鍼灸学会）第15巻、16号　p.107
8）『太素』は「目瘭脉痛」を「目瘰脉」とし、『甲乙経』は「目脉緊」とする。

4 鋒鍼（ほうしん）

4-1 鋒の字義

会意兼形声文字。藤堂明保説では、「△型に尖った刃物の先」という字義。白川静説では「夆は木の秀(ひい)つ枝に神霊の降下する意。その鋒杉の穂の形を兵器に及ぼして鋒という」とある。

4-2 古典の記載

『霊枢』九鍼十二原第一
四曰鋒鍼．長一寸六分．鋒鍼者．刃三隅．以發痼疾[1]．
四に曰く鋒鍼、長さ一寸六分。鋒鍼なる者は、刃三隅．以て痼疾を發す。

病在經絡痼痺者．取以鋒鍼．病在五藏固居者．取以鋒鍼．寫于井榮分輸．取以四時．
病 經絡に在りて痼痺する者は、取るに鋒鍼を以てす。
病 五藏に在りて固居する者は、取るに鋒鍼を以てし、井榮分輸を寫し、取るに四時を以てす。

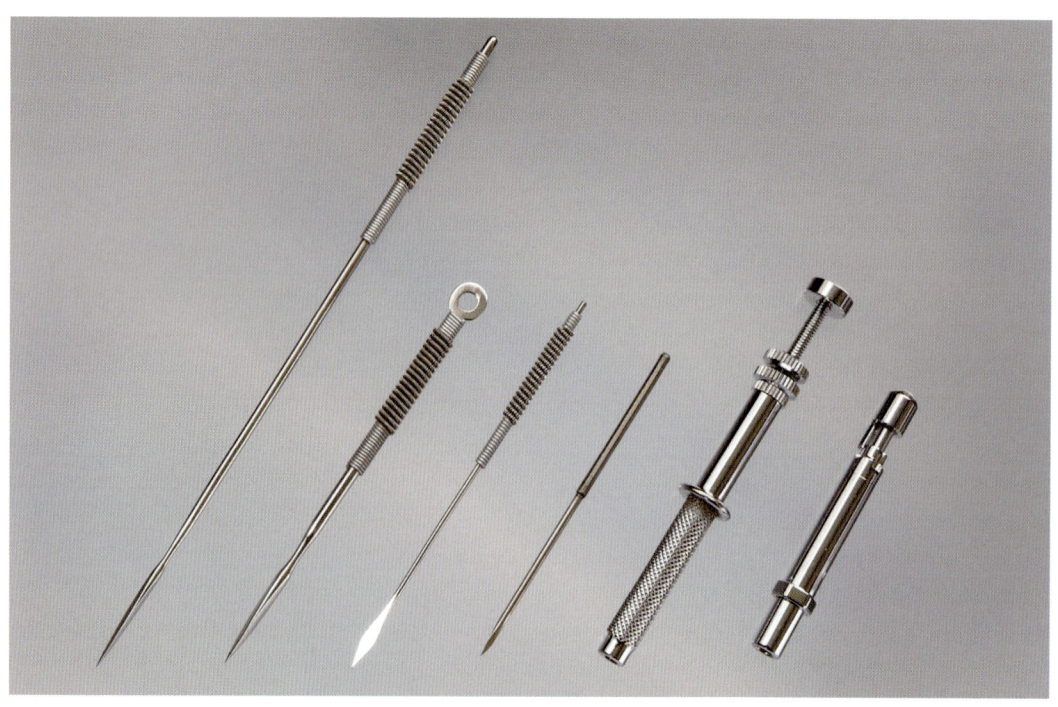

鋒鍼の形状
左から喉痺鍼（134㎜、SUS、中国製）、鋒鍼（82㎜、SUS、中国製）、鋒鍼（78㎜、SUS、中国製）、手打ち式三稜鍼（64㎜、SUS）、スプリング式三稜鍼（75㎜、SUS）、ディスポ式三稜鍼（56㎜、SUS）

④ 鋒鍼（ほうしん）

『霊枢』刺節眞邪第七十五
黄帝曰．官鍼奈何．岐伯曰．刺癰者．用鈹鍼．刺大者．用鋒鍼．
黄帝曰く、鍼を官（もち）いることいかん。岐伯曰く、癰を刺す者は、鈹鍼を用い、大を刺す者は、鋒鍼を用う。

『霊枢』九鍼論第七十八
四者時也．時者．四時八風之客於經絡之中．爲痼病者也．故爲之治鍼．必筩其身而鋒其末．令可以寫熱出血．而痼病竭[2、3]．
四曰鋒鍼．取法於絮鍼．筩其身．鋒其末．長一寸六分．主癰熱出血[4]．
四なる者は時也。時なる者は、四時八風の經絡の中に客して、痼病を爲す者也。故に之が治鍼を爲すに、必ず其の身を筩にして其の末を鋒にす。令し以て熱を寫し血を出だすべくんば、而ち痼病竭（つ）きん。
四に鋒鍼と曰うは、法を絮鍼に取り、其の身を筩にし、其の末を鋒にし、長さ一寸六分、癰熱を主り血を出だす。

『素問』血気形志第二十四
凡治病必先去其血．乃去其所苦．伺之所欲．然後寫有餘．補不足．
凡そ病を治するには、必ず先ず其の血を去る。乃ち其の苦しむ所を去り、之が欲する所を伺いて、然る後に有餘を寫し、不足を補う。

　鬱血があればそれを除いてから経脉の補瀉を行うように指示をしている篇もある。

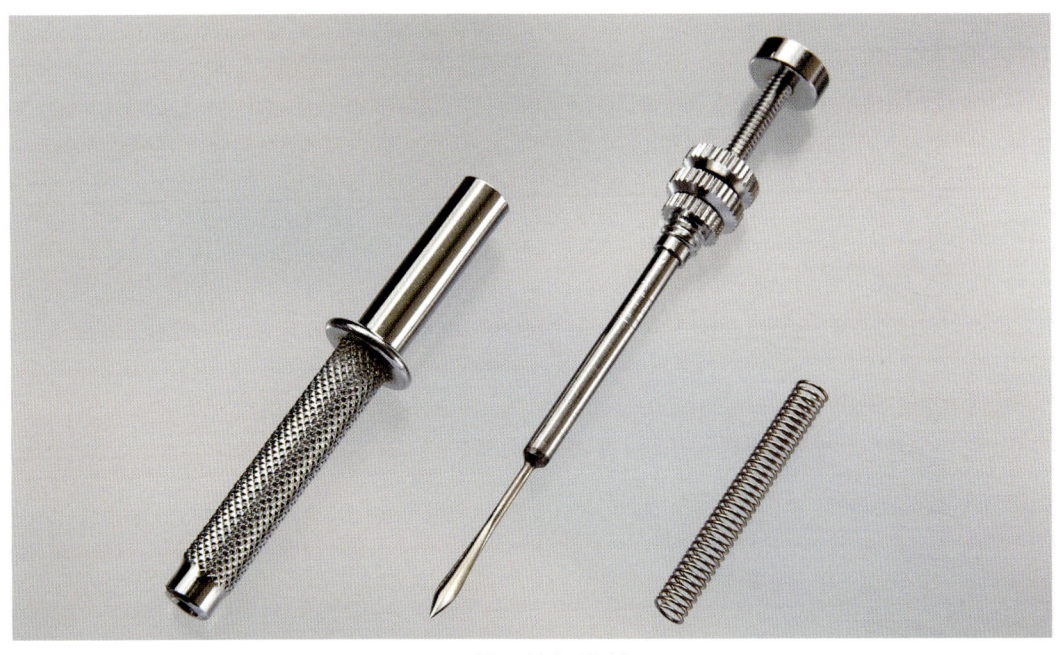

スプリング式三稜鍼

4-3　古典に記載される臨床応用

　鋒鍼に関する記述は非常に大量にあるので、一部分のみ紹介する。

『霊枢』熱病第二十三
熱病面青．腦痛．手足躁．取之筋間．以第四鍼于四逆[5]．
熱病數驚．瘛瘲而狂．取之脉．以第四鍼．急寫有餘者．
熱病身重骨痛．耳聾而好瞑．取之骨．以第四鍼．五十九．刺骨．
熱病體重．腸中熱．取之以第四鍼於其腧．及下諸指間[6]．
熱病挾臍急痛．胸脇滿．取之湧泉與陰陵泉．取以第四鍼．鍼嗌裏[7]．
熱病 面青く、腦痛み、手足躁がしきは、之を筋間に取る。第四鍼を以て四逆に於いてす。
熱病 數しば驚き、瘛瘲して狂するは、之を脉に取る。第四鍼を以て、急ぎ有餘なる者を寫す。
熱病 身重く骨痛み、耳聾して好みて瞑るは、之を骨に取る。第四鍼を以て、五十九にし、骨を刺す。
熱病 體重く、腸中熱するは、之を取るに第四鍼を以て、其腧及び下の諸指の間に於いてす。
熱病 臍を挾みて急に痛み、胸脇滿つるは、之を湧泉と陰陵泉とに取り、取るに第四鍼を以てし、嗌の裏に鍼す。

『千金要方』用鍼略例卷二十九
火鍼亦用鋒針．以油火燒之．務在猛熱．不熱即於人有損也．
火鍼には亦鋒針を用う。油火を以て之を燒き、務めて猛熱に在す。熱せざれば、即ち人に損有る也。

『医心方』卷二鍼例法
燔鍼法…燔大癥積[8]．用三隅鍼．
燔鍼法…大癥積を燔くに、三隅鍼を用う。

『脾胃論』卷中
頭痛或頭重…三里、氣衝、以三稜鍼出血．
頭痛或は頭重…三里、氣衝、三稜鍼を以て血を出せ。

　鋒鍼を使用した刺絡鍼法の症例は、それだけで出版物が可能なほど集めることができる。
　今でこそ毫鍼が主流であることから、刺絡鍼法は特殊鍼法として位置づけられているが、本来の鍼の起源は刺絡鍼法から起こったと思われる。症例を検討するとわかるが、まず治療の最初に刺絡鍼法を施したり、救急に用いられたりすることが多い。
　九鍼の中で救急に使える鍼をあえて分類すれば、「気」に関するものは圓利鍼、「血」に関するものは鋒鍼で行うとして、古典の症例を読んでいくと理解しやすい。

4-4　操作法

(1) 中国における五つの刺法と操作法

1) 速刺法
　四肢末端に多く使う。なお、場所により吸角を使用する。

2) 挑刺法
　胸背部の皮膚が柔らかく筋肉の薄いところに対しては、速刺法ではうまくいかないので、押し手の拇指と示指でつまんだり、引っ張ったりして患部を緊張させて刺す方法である。なお、場所により吸角を使用する。

3) 囲刺法
　捻挫・打撲・腫物等のとき、幅広い患部を囲むように刺す方法である。原則的に吸角を使用する。

4) 密刺法
　梅花鍼で少し強めに足太陽膀胱経上の首から腰仙部へ、上から下へ叩いていくと、その痕に血液がにじんでくる。その叩いたうちの数穴～十数穴位に吸角を5～10分留める方法である。中国上海地方で比較的多く行われている。

5) 緩刺法
　中国でよく使われている手技のひとつである。尺沢の刺絡を例にとると、上腕部を駆血帯で縛り、怒張してきた静脈に太めの三稜鍼をゆっくり刺し、ゆっくりと抜く。少し血液がきれいになったところで駆血帯をはずすと、自然に止血する(現在、日本刺絡学会では静脈刺絡を禁じている)。

(2) 日本における操作法
　ここでは、「スプリング式三稜鍼」と「手打ち式三稜鍼」について、次のページで紹介する(現在、鋒鍼よりも三稜鍼の呼称が一般的であるので、以後、三稜鍼を使用する)。
　操作法は日本刺絡学会に準拠し、経穴・皮膚・細絡刺絡の3つに分類する。

【注意】
　本書では刺絡の実技解説をより明瞭にするため、施術者がグローブを装着しない施術写真を使用しているが、臨床現場においては、指サック、ゴム手袋の着用が望ましい。

1）スプリング式三稜鍼／皮膚刺絡

■スプリング式三稜鍼の鍼の調節

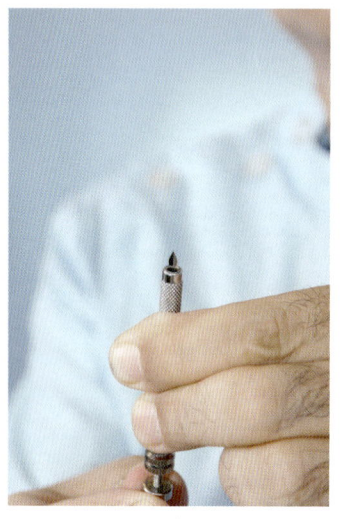

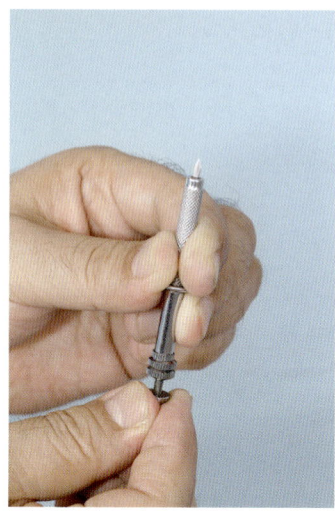

写真4-1　スプリング式三稜鍼の鍼の調節
調整ネジで、鍼管から出る鍼尖を1mm前後に調節する。

- 1mm前後
- ①調節ネジ（刃先に近いほう）で、刃の長さを1mm以下にあわせる。
- ②調節ネジが動かないように刃先に遠いほうのネジでロックする。

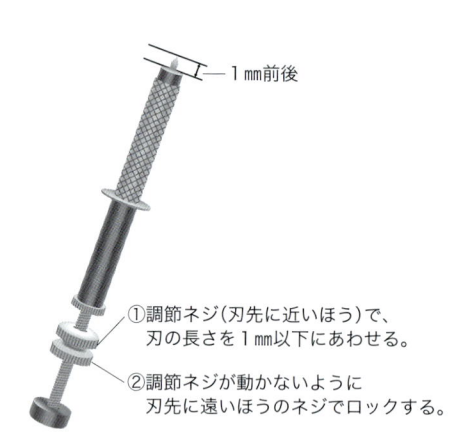

図4-1　スプリング式三稜鍼の調節の仕方

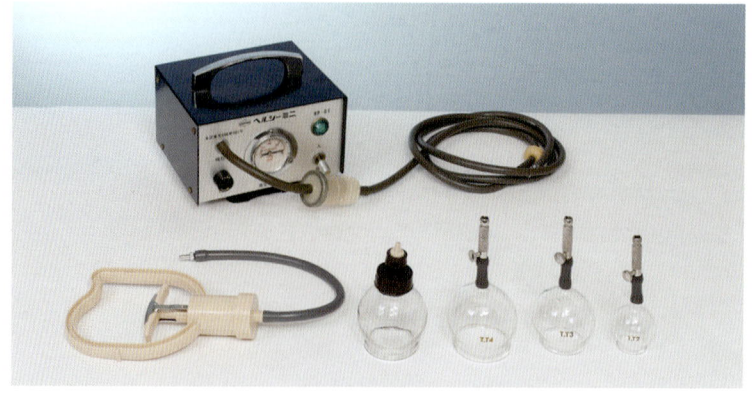

写真4-2　吸角と手動ポンプ、電動ポンプ
上は電動ポンプ（他にも多くの型がある）。下は左から手動ポンプ、各種吸角。

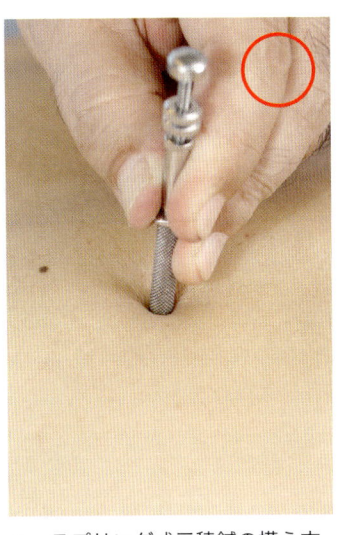

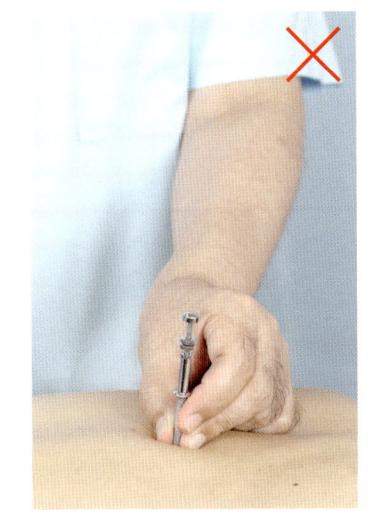

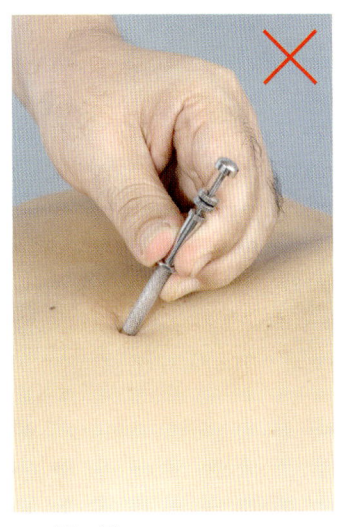

a　スプリング式三稜鍼の構え方　　b　悪い例　　c　悪い例

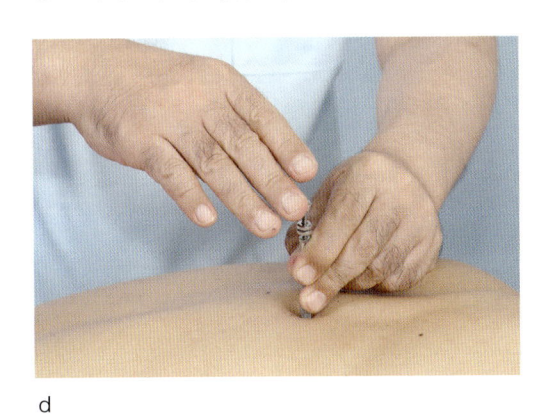

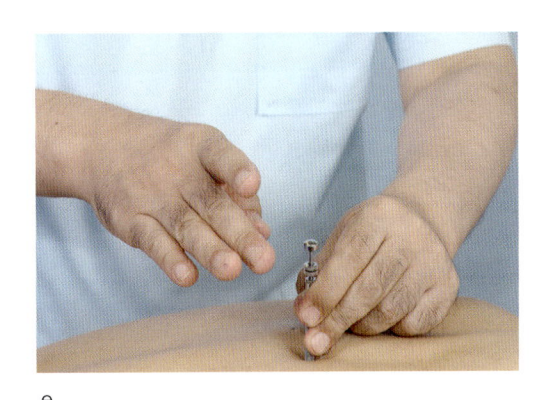

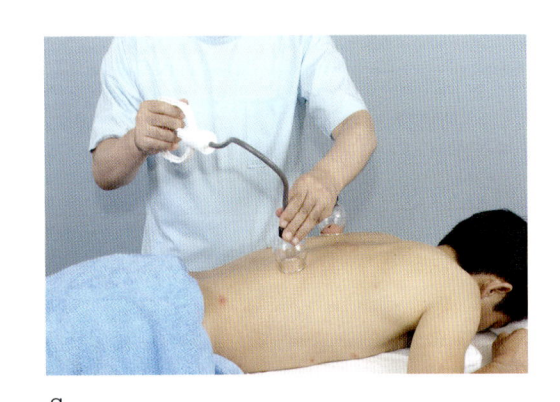

d　　　　　　　　　　　e

f　　　　　　　　　　　g

写真4-3　皮膚刺絡の手順（a、d〜g）

①押し手の拇指と示指で、鍼を皮膚に垂直に密着させ、固定する。
②三稜鍼が前後左右に動かないようにつばの上からしっかりと保持する。
　※悪い例：つばの下を持つと安定しないし、血液が付くことがある（b）。
　※悪い例：皮膚に対して垂直になるように固定する（c）。
③刺し手の示指頭または中指頭でリズミカルに叩打する。
④6ヵ所叩打した状態（ただし、刺す個数は状況に応じて調整する）。
⑤叩打した部分が吸角の口径に収まるように吸角をセットする。

h

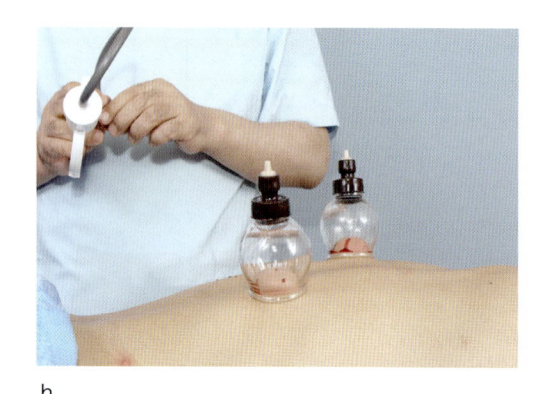

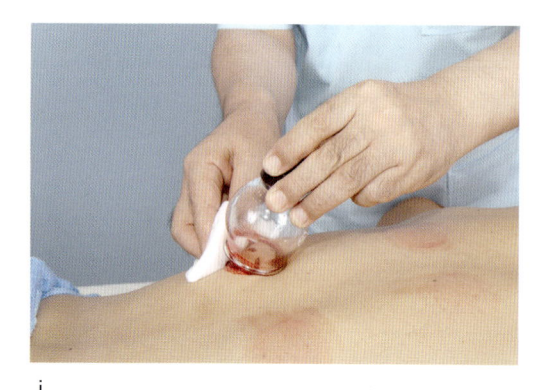

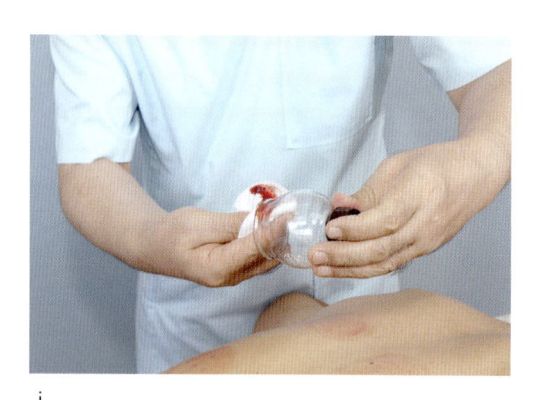

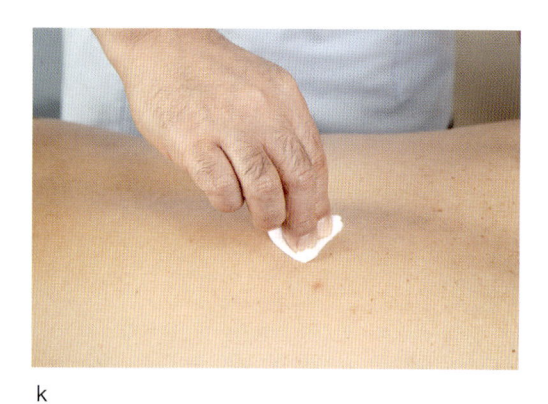

i

j

k

写真4-3　皮膚刺絡の手順（h〜k）

⑥徐々にポンプで吸引し、出血し始めたところでポンプをはずす。
⑦吸角のバルブを緩め、吸角をはずし、血液がこぼれないようにガーゼや脱脂綿でふき取る。
⑧このとき、血液の粘稠度や色等の状態をよく観察する。2〜3回、同様の作業を行う。
⑨最後に酒精綿で消毒する。

2）スプリング式三稜鍼／井穴刺絡（右示指を例とした場合）

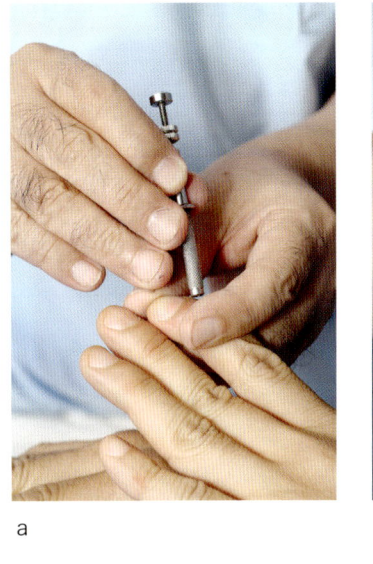

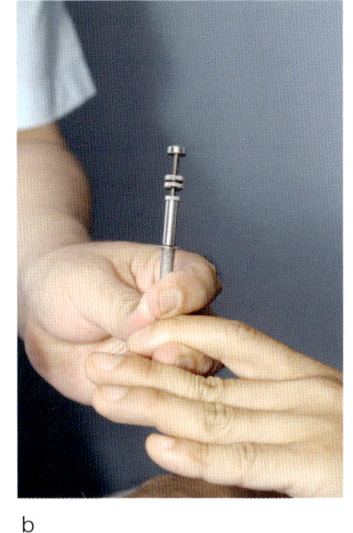

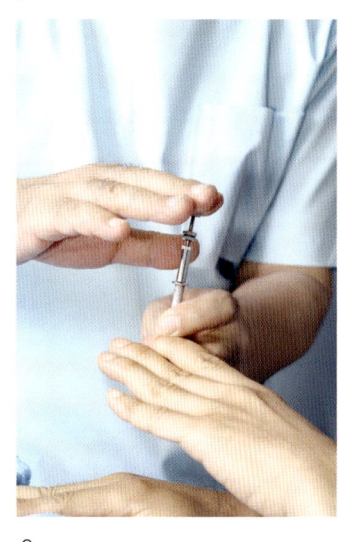

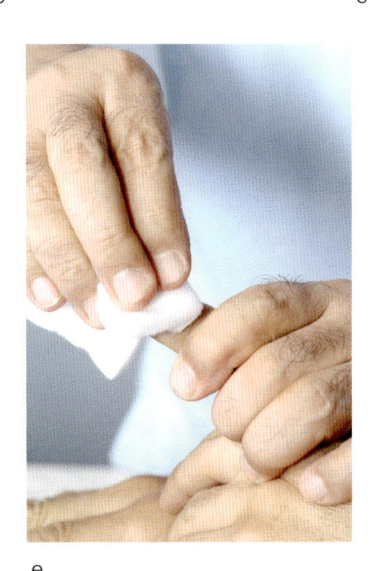

a b c

d e

写真4-4　井穴の刺絡の手順（a〜e）

①なるべく臥位で、リラックスした状態で施す。患者に血液が見えないように配慮する。
②術者の左中指と拇指・示指で患者の示指を支え、皮膚面に対して鍼が垂直になるように固定する。
③術者の示指や中指にて、三稜鍼の頭をリズミカルに叩打する。
④押し手の圧が弱い場合や皮膚面に垂直に当たらないとうまく切皮ができない。
⑤術者の拇指で患者の示指の掌側を支え、示指でしっかりと固定する。力で押すのでなく、きちんと圧迫することが重要である。
⑥ガーゼや綿花で取血する。血液の粘稠度や色等の状態をよく観察し、2〜3回、同様の作業を行う。

3）手打ち式三稜鍼／速刺法（耳尖の刺絡）

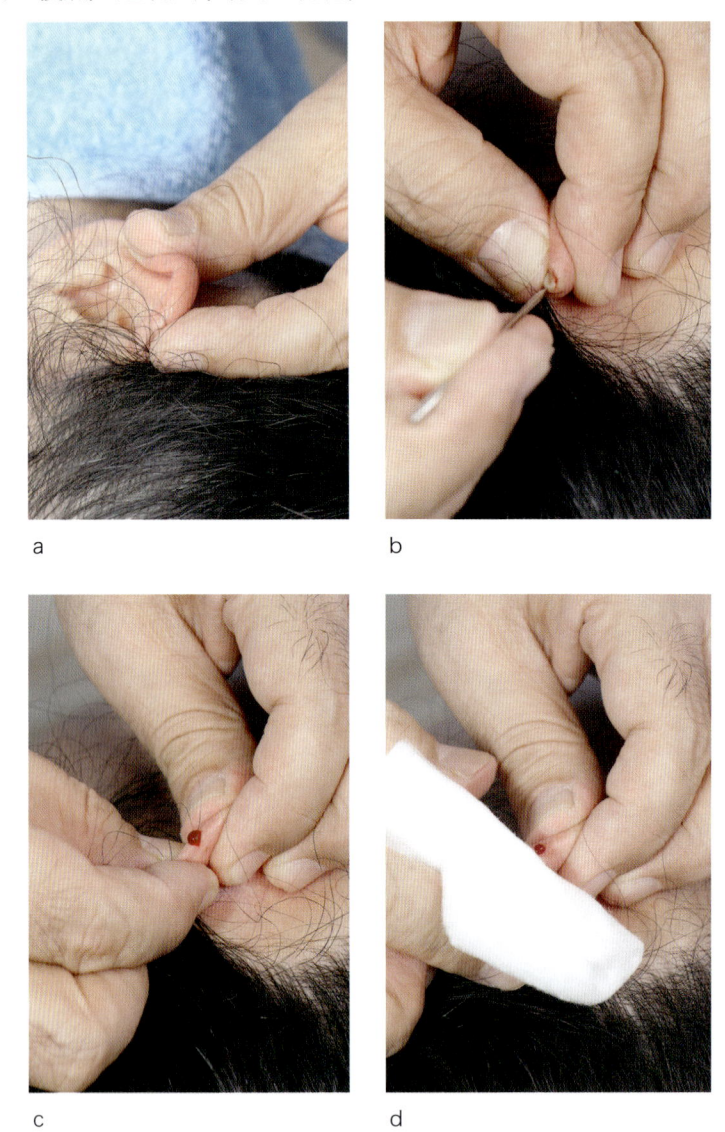

a b

c d

写真4-5　耳尖の刺絡の手順（a～d）

①刺し手の拇指と示指・中指で鍼を保持する。
②目標となる細絡または経穴に鍼尖を軽く接触させる。
③刺し手の小指を支点とするように、手首のスナップを使い、すばやく切皮する。
④部位にもよるが、刺鍼の深さは1mm前後とし、必要以上に鍼が深く刺さらないように注意深く施す。
⑤ガーゼや綿花で取血する。血液の粘稠度や色等の状態をよく観察し、2～3回、同様の作業を施す。

4）手打ち式三稜鍼／叩打法（細絡・経穴刺絡）

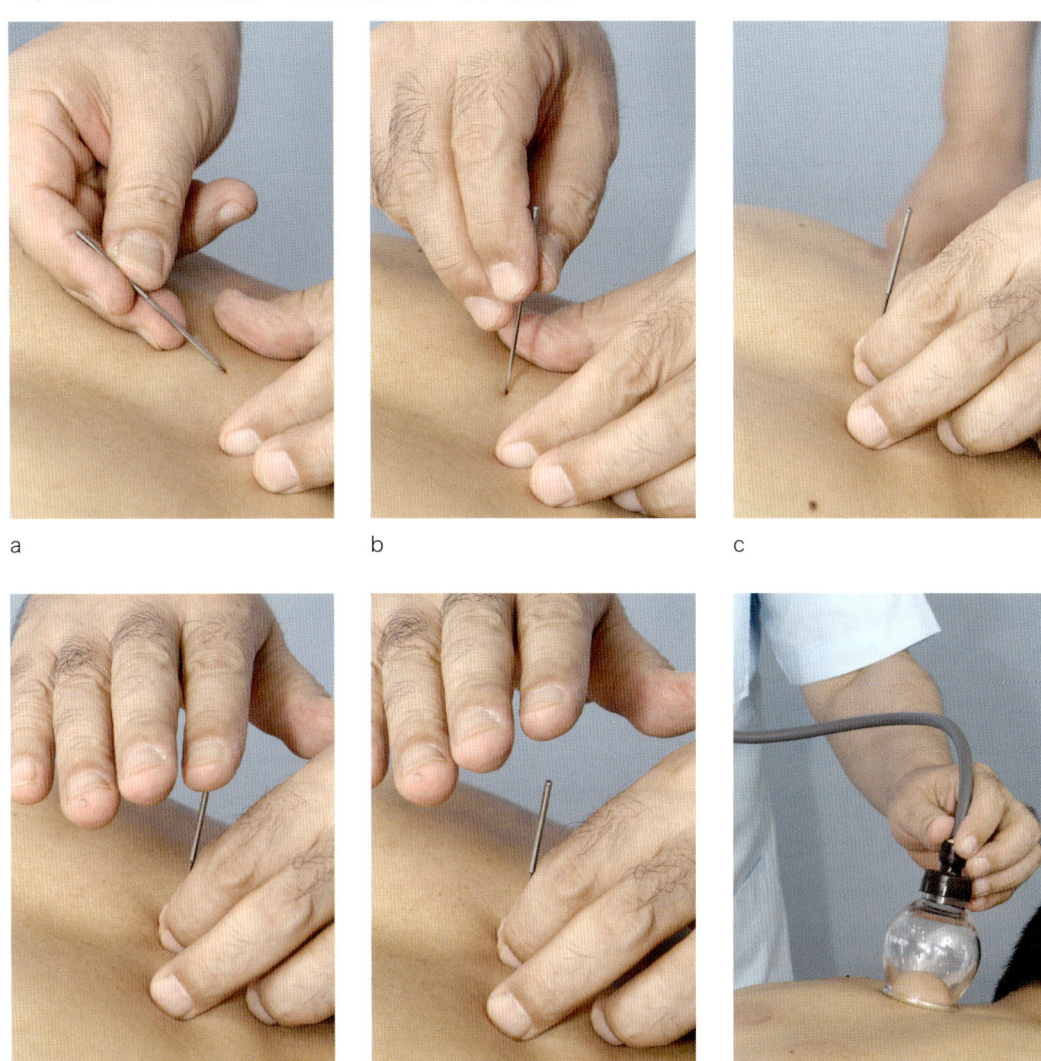

a b c

d e f

写真4-6　細絡・経穴刺絡の手順（a～f）

①目標となる細絡または経穴に直接拇指と示指で押し手をつくり、三稜鍼を固定する（a～c）。
②鍼柄頭を刺し手の示指頭または中指頭で叩打する。
③部位により叩打する力は加減する。
④叩打した部分が吸角の口径に収まるように吸角をセットする。
⑤吸角の操作はスプリング式三稜鍼による皮膚刺絡と同様の作業を行う。

■細絡とは

　細絡は「皮膚の極めて表層に現れる毛細血管腫」と定義される。細絡刺鍼を行う場合は、圧迫すると血液の移動がよく見られる細絡を選択するとよい。細絡は見えにくいため、明るい照明の下、酒精綿で皮膚を濡らして探すとよい。

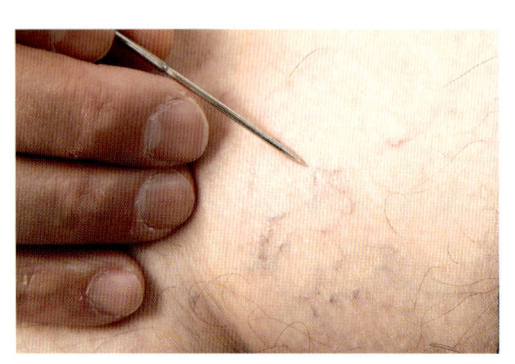

写真4-7　足部の細絡

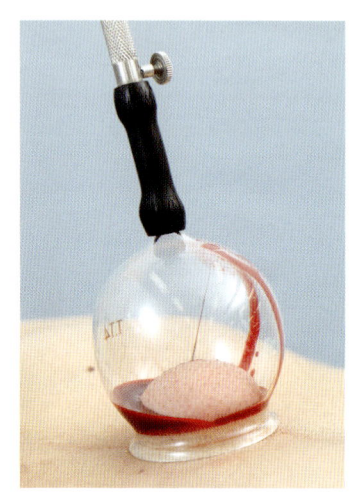

写真4-8　細絡刺絡による血液の噴出

4-5　適応病態・治効理論

　痼疾・癰熱・痼痺…、陽実熱・気滞甚・血瘀・瘀血・血熱…等による多疾患に利用が可能である。刺絡の適応症を『刺絡鍼法マニュアル』[9]より引用する(表4-1一部修正)。

4-6　臨床応用

(1) 瘀血・邪気を除き、熱を散じ気血を行らすため、気血が虚していないものに使用する。
(2) 救急時の初期対応に向いている(感冒・ヘルペス・中風・意識障害等)。
(3) 治効作用に応じた応用
　　①解熱作用：感冒(大椎・井穴)、扁桃腺肥大(大椎・少商・喉痺鍼)・インフルエンザ(大椎・井穴)、耳下腺炎(大椎・関衝)
　　②鎮痛効果：腰痛・頚痛・関節痛・神経痛・結石痛・腱鞘炎等(関連する経脉・経筋上・阿是穴・井穴)
　　③解毒作用：急性リンパ管炎・帯状疱疹・咬傷等(局所・関連経脉上・井穴等)
　　④鎮静作用：統合失調症・躁鬱病・てんかん等(四神聡・百会・大椎・腰奇等)
　　⑤瀉火作用：アフタ性口内炎(労宮・金津・玉液)、結膜炎(耳尖・太陽・内迎香)、高血圧等
　　⑥止痒作用：アトピー性皮膚炎(赤み甚だしい場合には、井穴・血海・足三里等)、神経性皮膚炎・湿疹・蕁麻疹等

⑦消腫作用：関節炎・打撲・腫脹(囲刺)・静脈瘤(火鍼刺絡)等
⑧治麻作用：末梢神経炎(井穴・十宣)・中風後遺症等
⑨去瘀作用：子宮筋腫・卵巣嚢腫・乳房腫塊・打撲後遺症・甲状腺腫等
⑩救急開竅：中風初期(井穴・十宣)・小児ひきつけ(督脉・井穴)・てんかん等

表4-1　刺絡適応症

1	救急治療(症候)	(1)意識障害(脳卒中)	(4)腹痛
		(2)胸痛(狭心症)	(5)吐血
		(3)呼吸困難(気管支喘息)	
2	環境因子による疾患	(1)高温による障害(日射病・熱射病)	
3	神経系疾患	(1)頭痛	(3)神経痛
		(2)脳卒中	
4	呼吸器系疾患	(1)喘鳴・呼吸困難	(3)かぜ症候群
		(2)咳嗽	
5	循環器系疾患	(1)狭心症	(2)高血圧症・動脈硬化症
6	腎・泌尿器系疾患	(1)腎炎	(3)前立腺肥大
		(2)膀胱炎	
7	消化器系疾患	(1)悪心・嘔吐	(4)脇痛
		(2)吐血	(5)下腹痛
		(3)胃痛	
8	代謝・内分泌系疾患	(1)糖尿病・尿崩症	(2)甲状腺機能障害
9	運動器系疾患	(1)頚部の疾患　頚部捻挫・寝違え	(5)下肢の障害　下肢痛
		(2)肩背部の障害　肩こり・五十肩	(6)関節の障害
		(3)腰部の障害　腰痛	膝関節痛・肩関節痛
		(4)上肢の障害(上肢痛)	足関節痛・股関節痛
10	皮膚科疾患	(1)湿疹	(4)帯状疱疹
		(2)アトピー性皮膚炎	(5)凍傷(しもやけ)
		(3)蕁麻疹	(6)尋常性痤瘡(にきび)
11	婦人科疾患	(1)子宮筋腫	(3)月経痛・月経困難症
		(2)月経閉止	(4)乳腺炎
12	小児科疾患	発熱・ひきつけ・小児神経痛	
13	眼科疾患	急性結膜炎・緑内障・眼底出血	
14	耳鼻科疾患	咽頭炎・扁桃炎・中耳炎・鼻炎	
15	スポーツ障害	野球肩・テニス肘　運動性腰痛・膝関節痛(ジャンパー膝)・運動性下肢痛(アキレス腱炎)	

4-7　注意事項

疏通経絡のベースとして行い、瘀血を取り去ると、効果的に気血の調整ができる。また、熱邪の除去を得意とする。基本的に広範囲の疾患・状態に使用できるが、次のような症状には注意を要する(表4-2)。

表4-2　刺絡の禁忌症[10]

> 1) 絶対禁忌
>   ①止血機序に障害のある場合
>   ②気血ともに甚だしく虚損のある場合
> 2) 相対禁忌
>   ①重篤な疾患(五蔵の疾患)のある場合
>   ②気血虚損の場合
>   ③浮腫等があり、水分代謝の悪い場合
>   ④常態と異なる場合

■脚注
1) 『甲乙経』は「發」の後に「泄」がある。
2) 『甲乙経』は「四時」の後に「人於」の2字があり、「八風之」は「八正之風」とする。また「瘤」は『甲乙経』『太素』では「痼」とする。『甲乙経』は「鍼」の前に「鋒」があり、「而瘤病竭」は「發泄痼病」とする。
3) 数と鍼に関する部分の現代語意訳「四の数は時になぞらえる。時とは四時の変化に伴い、八方からの風邪が経絡に進入し、対応する経絡では血脉が滞り、長引く病証を形成することである。よってこの鍼が効果を出すためには、鍼体は竹管のようにして先を鋭くする。もし瘀血と熱を寫すことができれば、このような痼病は除くことができるのである。」
4) 『甲乙経』では「取」の前に「者」があり、「末」の後に「其刃三隅」の四字がある。
5) 四肢の厥逆の意。
6) 張介賓の説：脾胃二経の輸穴、太白・陥谷及び足の五指間の腧穴、左右あわせて八穴を指す。
7) 張介賓の説：廉泉穴のこと。
8) 癥瘕のこと。腹内の痞塊を指す。積聚は気滞に属し男子の患うところのもの。癥瘕は総じて血滞に属し、婦人の疾患である。
9) 日本刺絡学会編『刺絡鍼法マニュアル』pp.64-65、緑書房、1996
10) 前掲文献9) pp.48-49

5 鈹鍼（ひしん）

5-1　鈹の字義

　会意兼形声文字。藤堂明保説では、「平らに押し開いた形をした、大刃の刃物や鍼」という字義。『大漢和辞典』には「音符の皮は破に通じ、破るの意。おできを破るのに用いる大きな鍼のこと」とある。『説文』十四上金部「鈹」字の下段注で「剣は両刃で刀は片刃であり、装飾も異なる。実際は剣であるが鞘でこれを包んでいるものを鈹という。」と述べている。

5-2　古典の記載

『霊枢』九鍼十二原第一
五曰鈹鍼．長四寸．廣二分半．鈹鍼者．末如劔鋒．以取大膿．
五に鈹鍼と曰うは、長さ四寸、廣さ二分半。鈹鍼なる者は、末は劔鋒の如く、以て大膿を取る。

『霊枢』官鍼第七
病爲大膿者．取以鈹鍼．
大寫刺者．刺大膿以鈹鍼也．
病の大膿を爲す者は、取るに鈹鍼を以てす。
大寫刺なる者は、大膿を刺すに鈹鍼を以てする也。

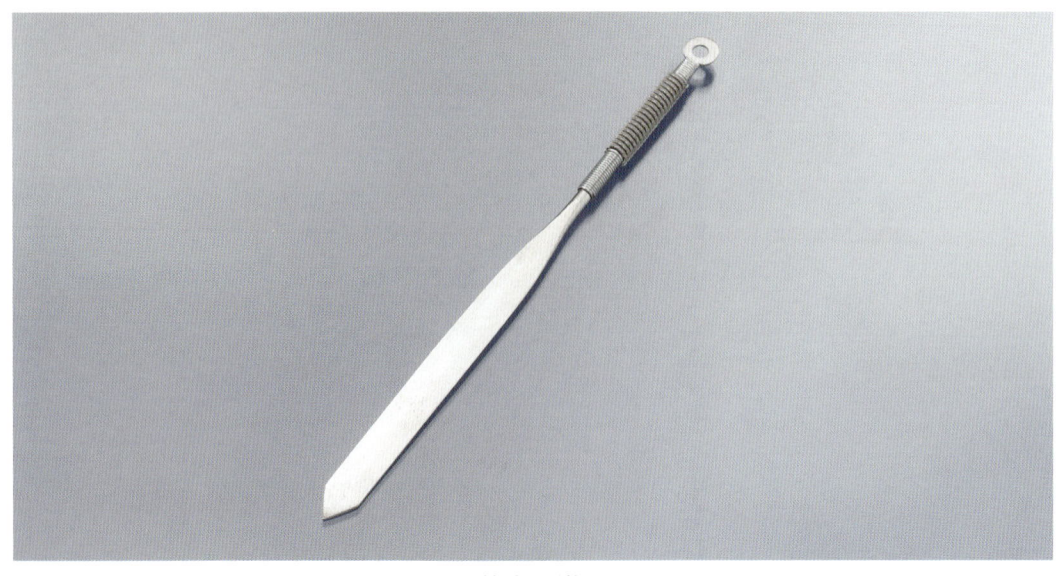

鈹鍼の形状
鈹鍼（138mm、SUS、中国製）

『霊枢』九鍼論第七十八
五者音也．音者．冬夏之分．分於子午．陰與陽別．寒與熱爭．兩氣相搏．合爲癰
膿者也．故爲之治鍼．必令其末如劍鋒．可以取大膿[1、2]．
五曰鈹鍼．取法於劍鋒．廣二分半．長四寸．主大癰膿兩熱爭者也[3]．

五なる者は音なり。音なる者は、冬夏の分、子午に分かれ、陰と陽と別れ、寒と熱と爭ひ、兩氣相搏ち、合して癰膿を爲す者なり。故に之が治鍼を爲すに、必ず其の末をして劍鋒の如からしめ、以て大膿を取るべし。

五に鈹鍼と曰うは、法を劍鋒に取り、廣さ二分半．長さ四寸、大癰膿の兩熱爭うを主る者なり。

5-3　古典に記載される臨床応用

『霊枢』終始第九
重舌．刺舌柱以鈹鍼也[4]．
重舌は舌柱を刺すに鈹鍼を以てする也。

『霊枢』四時気第十九
徒㽷[5]．先取環谷下三寸[6]．以鈹鍼鍼之．已刺而筩之而内之．入而復之．以盡其㽷．必堅．來緩則煩悗．來急則安靜．間日一刺之．㽷盡乃止．

徒㽷は先ず環谷の下三寸に取り、鈹鍼を以て之に鍼し、已に刺して之を筩し、而して之に内れ、入れて之を復し、以て其の㽷を盡し、必ず堅くす。來ること緩なれば則ち煩悗し、來ること急なれば則ち安靜なり。日を間てて一たび之を刺し、㽷盡くれば乃ち止む。

　単純な水腫病の場合は、環跳の下三寸を鈹鍼で刺した後、そこに筒状の鍼を入れ、中の水を放出させる。中の水を抜き尽くして筋肉を正常の堅さに戻す。水の放出が緩慢な場合、患者は胸内煩悶を訴えることが多く、放出が早い場合は安静である。一日置きに一回行い、水腫がなくなればやめる。

『肘後方』巻中　治卒喉咽諸病方
治喉痺者．水漿不得入．七八日即殺人治之方
随病所近左右．以刀鋒裁．刺手大指爪甲後半分中．令血出即愈．

喉痺を治する者、水漿入るを得ざること七八日にして、即ち人を殺す、之を治するの方病所に随い、近き左右を刀鋒を以て裁り、手の大指爪甲後半分の中を刺し、血を出だしめば即ち愈ゆ。

『医心方』巻二鍼例法
燔鍼法…破癰腫皆用鈹鍼．量腫之大小之宜也．
燔鍼法…癰腫を破るに皆、鈹鍼を用い、腫の大小の宜きを量るなり。

『儒門事親』巻6「目疾頭風出最急説」
余嘗病目赤．或腫或翳．作止無時．偶至親息師府間．病目百余日．羞明隠渋．腫痛不已．忽眼科姜仲安云．宜上星至百会．速以鈹鍼刺四、五十刺．攅竹穴、絲竹穴上廉眉際一十刺．反鼻両孔内．以草茎弾之出血．三処出血如泉．約二升許．来日愈大半．三日平復如故．

余は嘗つて目赤を病む。或いは腫れ或いは翳し、作の止む時無し。偶に親息師の府間に至る。目を病むこと百余日。羞明隠渋し、腫痛は已えず。忽ち眼科の姜仲安が云うには、「宜しく上星から百会に至るを速やかに鈹鍼を以て刺すこと四、五十刺。攅竹穴、絲竹(空)穴の上廉の眉際を一十刺。鼻を反して両孔内に、草茎を以て之を弾き血を出す。三処は血出ること泉の如く、約二升許り。来日には大半愈え、三日で平復し故の如し。

5－4　操作法

現在は使われていないので、ここでは省略する。

5－5　適応病態・治効理論

膿瘍や化膿性疾患に対して、膿を排し、瘀を去り、気血を行らす。

5－6　臨床応用

（1）祛瘀排膿の必要なもの。
（2）関節水腫・膿瘍・化膿等、外科分野に用いる。

5－7　注意事項

　感染、膿の大きさ・深さに注意する。
　現在、日本の現行法では排膿(外科手術)を目的とした鈹鍼を鍼灸師は使うことができない。ただし、他国ではその限りではない。

> **温故知鍼** 『生生堂医譚』[7] にみる鈹鍼の臨床例
>
> …鈹鍼の用は毒血を去るに止まれども其奏する所の功は預して期すべからず種々無量の症に施して誠に奇効あるものなり内經にも鈹鍼を以て毒血を取る事數多見へたり…
>
> 一　伏見海道深艸村藤屋小四朗なる者卒倒昏暈不省人事医を請て治せしむるに四五輩の医皆卒中風なりとて神闕湧泉等に灸すれとも効を見ず荏苒として一日を引き予を請ふ予往て診するに傍人告て日病状昨今異なる所なしと予日是卒中風に非ず血凝結して不流行なるが故なりとて即ち鈹鍼を以て地倉百會尺澤委中手足の十指頭等より血を出す未(いまだ)鍼を捨ざるに病人蘇生し忽起て自ら圊に上る
>
> 一　江洲山田五条邑太郎左衛門なる者の妻五十歳両足冷て氷の如く拘攣して遠く行事能はず衆療驗あらず予に請ふ予是を見るに両脚紫筋縦横して綱の如し予乃ち鈹鍼を以て是を放つ事両三次血倒に迸て二三合に及ぶ桂枝茯苓丸加大黄を作て是を與へ廿日ばかりにして常に復す

■脚注
1)『甲乙経』では「搏」を「薄」、「癰膿」を「癰腫」とし、「鍼」の前に「鈹」の字があり、「大膿」の後に「出血」の二字がある。
2) 数と鍼に関する部分の現代語意訳「五の数は音になぞらえる。音とは五行に合し、天干にも応じている。また一は冬至を表し、九は夏至を表す。(九宮八風)五は一と九の中央に当たり、陰陽の消長は季節も時間も五で分かれる。人体においても陰陽の転換する時期は寒熱が調わず、寒熱両気が少なく、結合すると癰腫を形成しやすいのである。よってこの鍼が効果を出すためには、鍼先を刀のようにして、癰腫を取り除け。」
3)『甲乙経』では「取」の前に「者」があり、「鋒」はない。
4) 重舌は舌下の血脈が舌のように盛り上がり、二枚の舌が重なったように見えることからこのようにいう。舌柱は舌下の筋が柱のようになったものをいう。
5) 単純な水腫病のこと。
6) 馬蒔の説：環谷という穴はないが、環跳(足の少陽胆経)の下三寸は風市であり、道理としてもっともである。
7) 中神琴渓「生生堂医譚」大塚敬節、矢数道明編者『近世漢方医学書集成17』pp.43-47、名著出版、1979

6 圓利鍼（えんりしん）

6-1 圓・利の字義

　圓利という熟語はないので、字義はそれぞれ別に考える。圓は形声文字で、藤堂明保説では、「丸印＋鼎」で丸い形の器を示し、「まるい」という字義。円の原字。白川静説でも同様の意味である。利は会意文字で、藤堂明保説では、「禾＋刀」稲束を鋭い刃物でさっと切ることである。転じてよく切れるの意。白川静説でも刀をもって禾穀を刈るので、鋭利の意である。

6-2 古典の記載

『霊枢』九鍼十二原第一
六曰圓利鍼．長一寸六分．圓利鍼者．大如氂[1]．且圓且鋭[2]．中身微大．以取暴氣[3]
六に曰く圓利鍼、長さ一寸六分。圓利鍼なる者は、大なること氂(ぼう)の如く、且つ圓く且つ鋭く、中身をして微や大ならしめ、以て暴氣(急性の病)を取る。

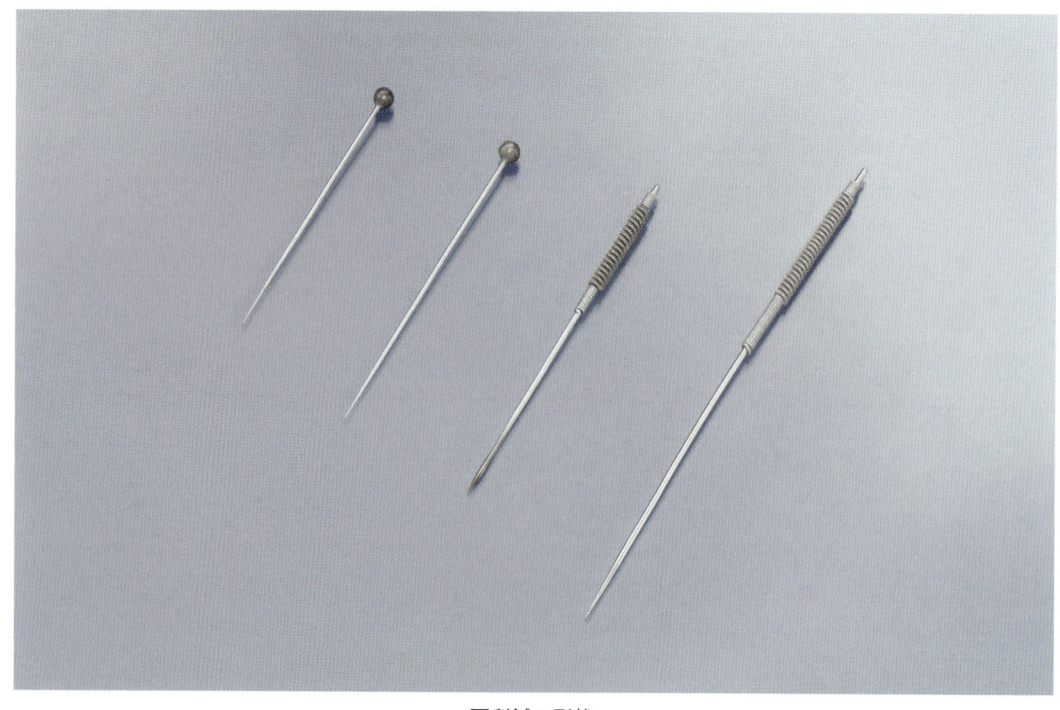

圓利鍼の形状
左から圓利鍼(1.0×5.6mm、小、SUS)、圓利鍼(1.0×6.6mm、大、SUS)、圓利鍼(1.2×[41/78]mm、SUS、中国製)、圓利鍼(1.2×[69/113]mm、SUS、中国製)

6 圓利鍼 (えんりしん)

『霊枢』官鍼第七
病痺氣暴發者．取以圓利鍼．
病の痺氣暴かに發する者は、取るに圓利鍼を以てす。

『霊枢』九鍼論第七十八
六者律也．律者．調陰陽四時．而合十二經脉．虛邪客於經絡．而爲暴痺者也．故爲之治鍼．必令尖如氂．且圓且鋭．中身微大．以取暴氣[4、5]．
六曰圓利鍼．取法於氂鍼．微大其末．反小其身令可深内也．長一寸六分．主取癰痺者也．
六なる者は律也。律なる者は、陰陽四時を調えて十二經脉を合わす。虛邪は經絡に客して暴痺を爲す者也。故に之が治鍼を爲すに、必ず尖をして氂の如く、且つ圓く且つ鋭く、中身をして微や大ならしめ、以て暴氣を取る。
六に圓利鍼と曰うは、法を氂鍼に取り、微や其の末を大にし、反って其の身を小さくし、深く内るべからしむる也。長さ一寸六分、癰痺（癰腫と急性の痺証）を取るを主る者也。

　以上から、鍼柄尖端が円いものから、『古今医統』・『鍼灸大成』のようにしっかり支えられるものまで、圓利鍼は日本・中国で色々な形のものがつくられている。また、鍼尖は、牛の尾のようになっているものと、鍼体の中心微大で尖端までスリオロシでできているもの等がある。急性の痛みや経筋の病、頑固な気滞血瘀の疾患に著効があり、目的に応じて両方を使い分ける。

6-3 古典に記載される臨床応用

『素問』通評虛實論第二十八
腹暴滿．按之不下．取手太陽經絡者．胃之募也．少陰兪．去脊椎三寸傍五．用圓利鍼．
腹暴かに滿ち、之を按ずるも下らざるは、手の太陽經の絡なる者、胃之募也と、少陰の兪、脊椎を去ること三寸の傍らを五たび取り、圓利鍼を用う。

『霊枢』厥病第二十四
足髀不可擧[6]．側而取之在樞合中[7]．以員利鍼．大鍼不可刺．
足髀擧ぐべからざるは、側して之を樞合中に在るに取る。圓利鍼を以てし、大鍼もて刺すべからず。

『霊枢』雜病第二十六
膝中痛．取犢鼻．以圓利鍼．發而間之[8]．鍼大如氂．刺膝無疑．
膝中痛むは犢鼻に取り、圓利鍼を以て發し、之を間（いとま）す。鍼の大きさ氂の如く、膝を刺すこと疑う無かれ。

『霊枢』熱病第二十三
熱病嗌乾多飮．善驚．臥不能起．取之膚肉．以第六鍼．五十九．目眥青．索肉于脾．不得．索之

木[9]。木者肝也。

熱病　嗌乾き飲多く、善く驚き、臥して起くる能わざるは、之を膚肉に取る。第六鍼を以て、五十九にす。目眥青きは、肉を脾に索め、之を木に索むるを得ず。木なる者は肝也。

『医心方』巻二鍼例法

燔鍼法…小積及寒疝諸痹及風．皆用大圓利針如氂也．亦量肥痩大小之宜．

燔鍼法…小積及び寒疝、諸痹及び風。皆大圓利鍼氂の如きを用うるなり。亦た肥痩大小を量り、之に宜し。

　ところで、『素問』『霊枢』の古い効能は金元時代の新しい解釈によって置き変わり、『鍼経摘英集』での圓利鍼の効能は「調陰陽、去暴痹」となっている。この「調陰陽」とは何であろうか。以下に挙げる『鍼経摘英集』[10]の症例を読むとよくわかる。

治閃著腰疼．錯出氣腰疼及本臓気虚．以圓利鍼刺任脉氣海一穴．肥人鍼入一寸．痩人鍼入五分．三補三瀉[11]．令人覚臍上或臍下満腹生痛停鍼．候二十五息．左手重按其穴．右手進鍼三息．又停鍼二十五息．依前進鍼．令人覚從外腎熱氣上入小腹満肚出鍼[12]．神妙．
治脉微細不見或時無脉者．以圓利鍼刺足少陰經復溜二穴．在内踝上二寸陥中．鍼至骨順鍼往下刺之．候回陽脉生大．乃出鍼．

腰疼の閃著するを治すには、錯(つつし)んで氣を出せ。腰疼に及ぶは臓気の虚に本き、圓利鍼を以て任脉の氣海一穴を刺す。肥人は鍼を入ること一寸、痩人は鍼を入ること五分。三補三瀉し、人をして臍上或いは臍下に腹満ち痛み生ずるを覚えせしむ。鍼を停めて二十五息を候ひ、左手もて其の穴を重く按じ、右手もて鍼を進むこと三息、又鍼を停むこと二十五息。鍼を前進するに依り、人をして外腎よりの熱氣上り小腹に入りて肚に満たしめ、鍼を出せば神妙ならん。

脉微細にして見われず、或いは時に脉無き者を治すには、圓利鍼を以て足の少陰經の復溜二穴を刺す。内踝上二寸の陥中、鍼骨に至れば鍼に順いて往下して之を刺す。陽の回るを候ひ、脉生ずること大なれば乃ち鍼を出す。

　つまり陰が極まった状態に用いて瞬時に陽を生じさせ、起死回生をはかる方法である。

6-4 操作法

(1) 刺入操作

● その1

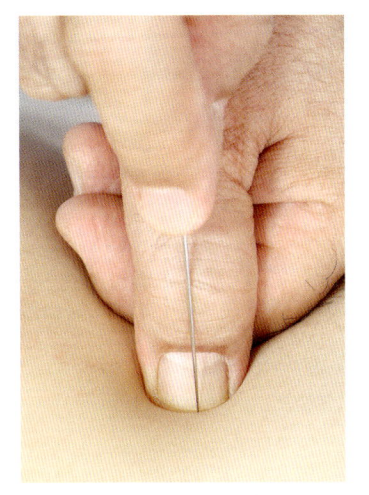

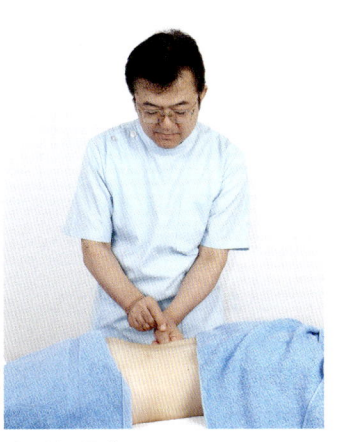

写真6-2　圓利鍼の刺入操作

① 刺入する経穴または部位を拇指頭(爪)で押さえる。
② 爪に沿わせるように鍼の先端を接触させる。
③ 呼吸にあわせて、押し手を引き上げると同時に刺入する。

● その2

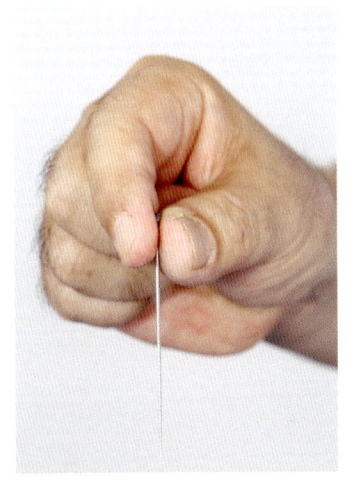

写真6-1　圓利鍼の持ち方
圓利鍼の鍼柄を刺し手の拇指と示指で保持する。

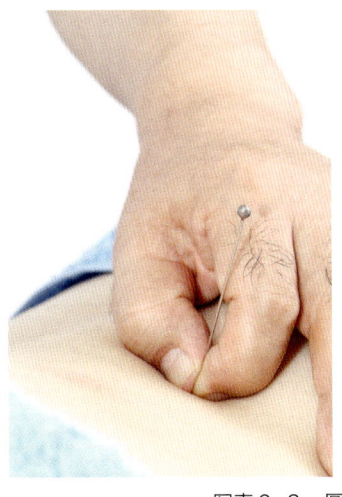

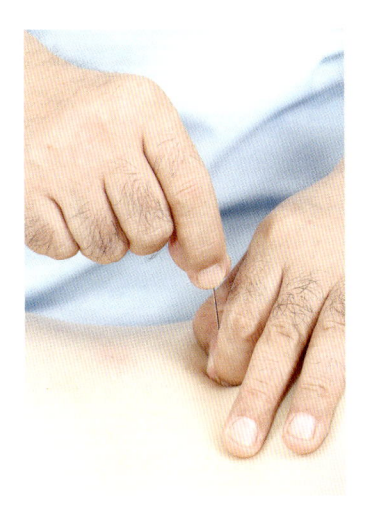

写真6-3　圓利鍼の刺入操作

① 穴処を定め、押し手の拇指と示指で圓利鍼を垂直に保持する。
② 押し手は強めに上下圧をかける。
③ 刺し手で鍼体から鍼柄にかけてしっかり保持し、上下圧を緩めると同時に、一気に切皮する。

（2）進鍼操作法

● 刺鍼転向法

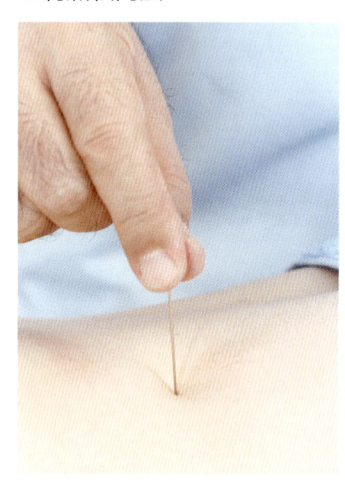

写真6-4　圓利鍼の刺鍼転向法
① 前後左右に鍼尖を転向させ、遅速・深浅の変化を与え手技を施す。
② 筋の緊張、神経の興奮の際に刺入し、雀啄にて接触させ、刺激を与えて緩解・鎮静させる。

● 盤揺法

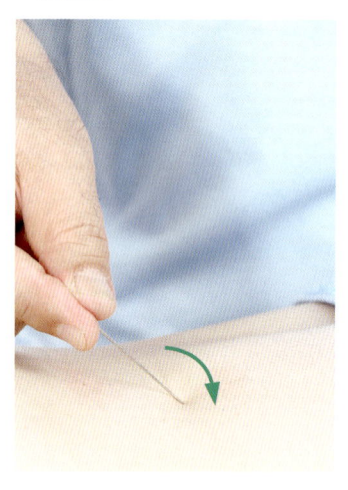

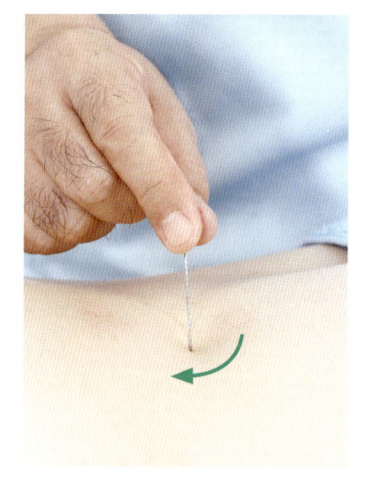

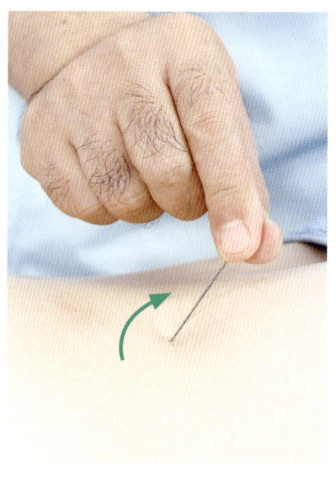

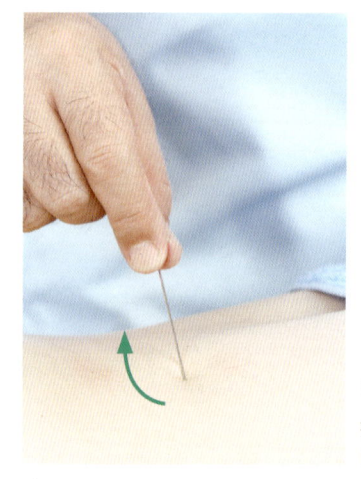

a
b
c
d

写真6-5　圓利鍼の盤揺法（a～d）
拇指と示指で鍼頭部を軽くつまみ、円を描くように操作する。

6-5 適応病態・治効理論

急性の気滞血瘀や寒邪による痺証・中風・経筋病や頑固な気滞血瘀による癥瘕等に用いる。
気血虚損・過敏な人には注意が必要である。

6-6 臨床応用

- 急性・慢性の痺証・経筋病(筋腱の甚だしい緊張・硬結・鞕結へ破気し気血を行らせ、舒筋する)。
- 急性・亜急性・慢性の神経痛・筋肉痛・関節痛・痙攣・寝違い・中風・腫瘍等に適応する。
- 救急時(てんかん・意識障害等)の開竅・意識の蘇生をはかる。
- 腹部の積聚(癥瘕)への破気、活血行気、袪瘀。急性の神経痛・筋肉痛・関節痛・痙攣・寝違え・中風・腫物等。

6-7 注意事項

- 鍼尖が鋭いため、刺入は慎重、かつ迅速に行う。
- 鍼尖で硬結が砕けていくことや、緊張の緩んでいくことを察知できるように心がける。
- 圓利鍼は尖端の形状から、ときとして抜鍼とともに出血することがあるが、そのまま出血を促すと刺絡の効果も加わり、症状の改善が早い(皮下溢血には注意する)。

操作方法のコツ

- 最初から深部の凝りを狙うことはせず、まず浅い部分の緊張を取ることに習熟してから徐々に刺入深度を深くしていく。
- 凝りの辺縁部がよいのか、それとも中心部に刺入したほうがより効果的であるのか、どの部分を狙うかも意識する必要がある。
- 一度刺激の強い鍼を経験すると、そのときの体験が甦り、相手への刺入を躊躇することがある。しかし、これではかえって痛みを与えてしまう。これらの鍼は大胆かつ繊細な手技が要求される。

第2章 九鍼実技（その他の鍼法・灸法）

温故知鍼 『鍼道発秘』[13] にみる圓利鍼の臨床例

圓利鍼はおし手をかろく其穴所にしたがひて深くさし入ては引上又さし入てはひき上はりぐちゆるめ左右前後はりを自在にすあるひは深くあるひはあさくあるひははやく或はおそくかくのごとくするときは其気のいたる事動脈のかたちのごとく又釣はりへ魚のかゝるかごとく心ををもって是をうかゞひ遠くめぐらす時はたとへば腰へ立るはり手足へひびく其かたちいなづまのごとく花火のごとし又久しくとゞめて進退するときは其気の往来する事抱玉のはつするがごとし其ひびき惣身へ通ず其術誠に妙なりかるがゆゑに邪を瀉し精をとゝのふること自在を得べし是圓利鍼の法なり

【活のはり】先圓利鍼にて痃根陽陵泉をつよくさすべし又百会より少し血をもらすべしかならず活るなり

【中風の症】中風は血気ふそく風寒暑湿にやぶられて中風する也筋引つりていたみあるひはなへすくみしびれなどしあるひは目ゆがみなどするたぐひなり先圓利鍼にて手足を多くさし痃根章門の辺穴所にかゝはらずかたせなかあさくおほくさすべし実なるものは三稜鍼にて百会の辺あるひは手足ゆびの間かろく血を出すべし虚なるものは手足の穴所におほく灸をすべし必ず療治早ければ治するなり

【大寒】（ひゆるしやうなり）是は其はりをふかくして久しくとゞむへしかた背中のこはばるところをおほくさして其気をめぐらし後手足をゑんりしんにてつよくさすべしたち所にあたゝまるなり

【口中歯痛】圓利鍼にて頬の内を多くさして血をもらすべし其いたみ立所にいゆるあるひは手足にひくもよし

【瘧疾】おこりは邪気その所をさらずゆゑに営衛のながれをとゞむかならず時をもつて大熱大寒をなす血気強き人は毎日おこるよわき人は一日間あるひは二日三日間におこる天柱大椎合谷陽陵泉を圓利鍼にてつよく刺すべし百会より三稜鍼にて少しくちをもらすによろし痃根深くさすべしおこりの鍼是を用る時は寒気のおこらぬ半時ばかりまへに先あつきかゆのゆをのませ多くころもをおほひて鍼を用ゆもつとも陽陵泉を刺していなづまのごときものを四五たびめぐらして是をあたゝむるときはかならず寒さなくして熱をなすすなはちいゆるなり是をりやうぢする時はやからずおそからずさむ気きたらぬまへにほどよくほどこすべし其効すみやかなり

【萬病】いづれの所にてもいたむ所あらば是をおし其いたむ上下をさすべし又すぢいたむにも圓利鍼にていたむまわりをさしてはぬき又さしてはぬきたびたびする時はその気もれ散じてすなはちいゆるなり

【肝症】すべて気のとゞこふりより生ずあるひは熱しあるひは寒し手足しびれ筋引つり其はなはたしきに至つては気せまつてものいふ事あたはぬなり項肩背のうちを多くさして気をもらし後痃根章門を深くさし手足にはよくひくべしみな圓利鍼をもってすべし中脘梁門気海毫鍼にて気をおさむべし

【余論】…毫鍼の術は大補としるべし圓利鍼は補あり瀉ありとしるべし三稜鍼は大瀉のはりとしるべし…

6 圓利鍼（えんりしん）

第2章 九鍼実技（その他の鍼法・灸法）

■脚注
1）説文に「犛牛の尾なり」とある。犛（ほう）はヤク牛あるいは馬の尾の意。
2）「且A且B」は「かつはAかつはB」と読み、「一方ではA一方ではB」と訳す。
3）『甲乙経』では「暴氣」を「暴痺」とする。
4）『甲乙経』では「合」の前の「而」はなく、「鍼」の前に「員利」の二字がある。最後の句は「以取癰腫暴痺」とする。
5）数と鍼に関する部分の現代語意訳「六の数は律になぞらえる。律は陰陽を分けて四時十二支に対応させ、人体においては十二経に対応させている。今虚邪が経絡に侵入して痺症が急に発症する。よってこの鍼が効果を出すためには、鍼尖は必ず馬の尾のようにして、一方は鋭く、一方は丸くし、中身はわずかに太くなるようにして、暴氣を取れ。」
6）大腿部のこと。
7）髀枢にある環跳穴。
8）鍼を出してしばらくして再び刺す。
9）脾は肌肉を司っているので、治療は脾経を取るべき。
10）杜思敬の編集による叢書『済生抜粋』に収録される一冊。他に伝本がないため、すこぶる貴重。おそらく最古の九鍼図、同心寸法、補瀉法、用鍼の際の呼吸法、69種の病証に対する選穴、経穴部位、鍼灸法が述べられている。
11）『霊枢』官鍼篇・終始篇等で言及される三刺（分層操作）のことと思われる。「一刺では陽邪を排出し、再刺では陰邪を排出し、三刺で穀氣の至った鍼感が起こるので、穀氣が至れば抜鍼する。」とある。後に焼山火や透天涼となる複式補瀉のこと。
12）性器のこと。
13）葦原英俊「鍼道発秘」『臨床実践鍼灸流儀書集成．第10冊』、オリエント出版社、1997

7 毫鍼（ごうしん）

7-1 毫の字義

　会意兼形声文字。藤堂明保説では、「毛＋音符高の略体で、丈の高い毛」の字義である。白川静説では形声文字とする。『説文』にこの字を収めず。古くはおそらく豪と同字であったのだろう。「秋に生え代わった獣の毛である秋毫を以て、ものの極めて微細なるものにたとえる」とある。

7-2 古典の記載

『霊枢』九鍼十二原第一
七曰毫鍼．長三寸六分．毫鍼者．尖如蚊虻喙[1]．靜以徐往．微以久留之．而養．以取痛痺．
七に曰く毫鍼、長さ三寸六分。毫鍼なる者は、尖は蚊虻の喙の如く、靜にして以て徐に往き、微にして以て久しく之を留めて、養い、以て痛痺を取る。

『霊枢』官鍼第七
病痺氣痛而不去者．取以毫鍼．
病の痺氣痛みて去らざる者は、取るに毫鍼を以てす。

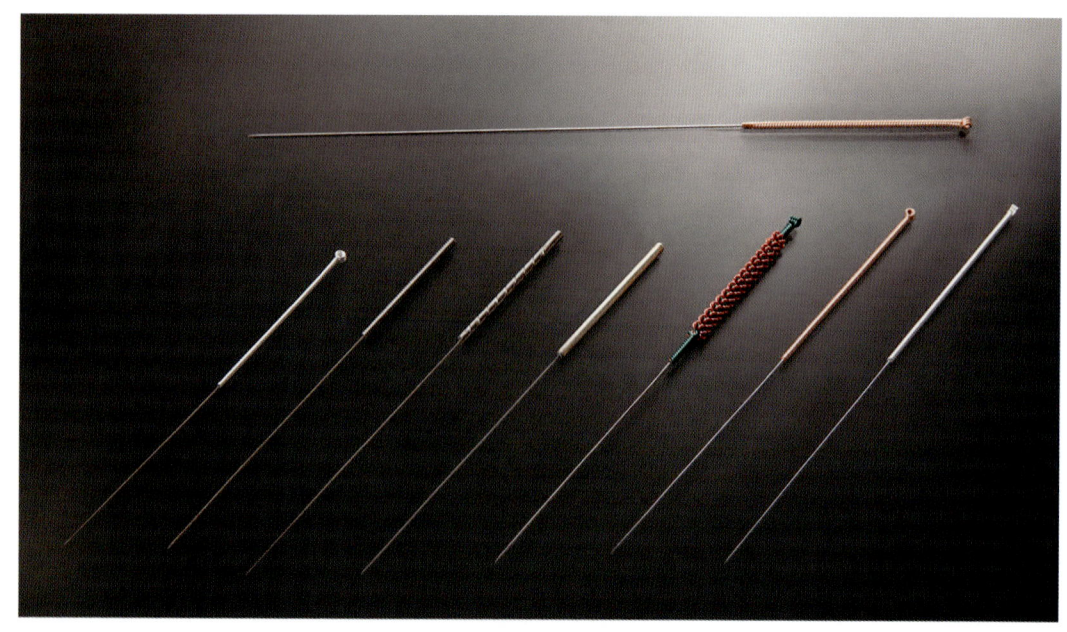

各種毫鍼の形状

『霊枢』九鍼論第七十八

七者星也．星者．人之七竅也．邪之所客於經．而爲痛痹．舍於經絡者也．故爲之治鍼．令尖如蚊虻喙．靜以徐往．微以久留．正氣因之．眞邪俱往．出鍼而養者也[2、3]．
七曰毫鍼．取法於毫毛．長一寸六分．主寒熱痛痹在絡者也[4]．

七なる者は星也。星なる者は、人の七竅也。邪の經に客する所にして、而して痛痹を爲し、經絡に舍る者也。故に之が治鍼を爲すに、尖をして蚊虻の喙の如からしむ。靜かに以て徐に往き、微かに以て久しく留むれば、正氣之に因り、眞邪俱に往かん。鍼を出して養う者也。

七に毫鍼と曰うは、法を毫毛に取り、長さ一寸六分、寒熱痛痹の絡に在るを主る者也。

7-3　古典に記載される臨床応用

『霊枢』衞氣第五十二

氣在脛者．止之于氣街與承山踝上以下．取此者用毫鍼．必先按而在久．應于手．乃刺而予之．

氣の脛に在る者は、之を氣街と承山、踝の上以下とに止む。此を取る者は毫鍼を用い、必ず先ず按じて久しく手に應ずるに在りて、乃ち刺して之に予(あた)う。

　気が脛部にある者は、足の気街(気衝)と承山、踵の上下に集まるから、これらの穴には毫鍼を用い、まず、手で十分に按摩して気がやってくるのを待ち、それから刺鍼して補瀉を行う。

『素問』繆刺論第六十三

邪客於足少陽之絡．令人留於樞中痛．髀不可擧．刺樞中．以毫鍼．寒則久留鍼．以月死生爲數．立已．

邪 足の少陽之絡に客すれば、人をして樞中の痛みを留めしめ、髀を擧ぐるべからざらしむ。樞中[5]を刺すに毫鍼を以てし、寒なれば則ち久しく鍼を留む。月の死生を以て數と爲せば、立ちどころに已ゆ。

参考／圓利鍼の記載

足髀不可擧．側而取之在樞合中．以圓利鍼．大鍼不可刺．（『霊枢』厥病第二十四）
足髀擧ぐべからざるは、側して之を樞合中に在るに取る。圓利鍼を以てし、大鍼もて刺すべからず。

　この『素問』繆刺論の毫鍼を使ったものと厥病の圓利鍼を使ったものとの比較は興味深い。「足髀擧ぐべからざる」症状に対し、「樞(合)中」を取るという方法論に差がないことから、使用する病態の違いがみえてくる。圓利鍼は急性の「暴痹」を取ることが目的であり、実証性の病態を対象にしている。それに対し、毫鍼の特徴は、「靜かに以て徐に往き、微かに以て久しく留むる」ことにある。つまり、『霊枢』九鍼篇に述べられているように「静かに気を伺い、ゆっくりと鍼を進め長く置鍼して正気を導いて充実させる。正気が充実すれば邪気も消え、真気も回復する」ということである。

7-4　操作法

毫鍼は現在最も広く用いられている鍼であり、その操作法は多彩である。

操作法についてはすぐれた書籍が多数出版されているので、ここでは省略する。

7-5　適応病態・治効理論

陰陽表裏虚実寒熱問わず、全疾患に適応である。

極めて微弱な刺激や、強刺激で迅速な効果を求める場合は、他の鍼の選択を考慮すべきである。

7-6　臨床応用

全てに適する。

7-7　注意事項

全疾患に適応できるが、毫鍼の可能性と限界をつかみ、他の九鍼へ幅を広げていく。

■脚注
1）蚊や虻の口吻のように細いこと。
2）『甲乙経』は「治」の後に「毫」の字があり、「所客於經」の後に「舍於絡」の三字があり、その後にくる「舍於經絡」の四字がなく、文末の「者也」もない。幕末の考証学者の多紀元簡(もとやす)も文意が通っているとして、『甲乙経』の「客於經, 舍於絡」という記載を支持している。
3）数と鍼に関する部分の現代語意訳「七の数は星になぞらえる。七つの星(北斗七星)は人体の七竅に対応する。邪が経に客し、絡に舍れば、痛痺となる。よってこの鍼が効果を出すためには、鍼先は蚊や虻のように微細にする。治療時には静かにその気を伺いゆっくりと鍼を進め、置鍼時間を長くすれば正気が充実し、邪気は消える。邪気が消えると真気もすぐに回復する。抜針した後も養生は継続する。」
4）『甲乙経』は「取」の前に「者」があり、「寒熱」を「以治」とする。
5）張志聡の説：環跳穴の部位。

8 長鍼（ちょうしん）
巨鍼（こしん）　別名：蟒鍼・芒鍼・大梁鍼

8-1　長の字義

　長は象形文字で、藤堂明保説では、老人が長い頭髪をなびかせて立つ様を描いたものである。白川静説では長髪の人の形。氏族の長老を意味する。長髪は長老の人にのみ許されたもので、部族を代表する者である。

8-2　古典の記載

『霊枢』九鍼十二原第一
八曰長鍼．長七寸．長鍼者．鋒利身薄．可以取遠痺[1]．
八に曰く長鍼、長さ七寸。長鍼なる者は、鋒は利く身は薄くして、以て遠痺を取るべし。

『霊枢』官鍼第七
病在中者．取以長鍼．
病の中に在る者は、取るに長鍼を以てす。

『霊枢』九鍼論第七十八
八者風也．風者．人之股肱八節也[2]．八正之虚風[3]．八風傷人．內舍於骨解腰脊節腠理之間．爲深痺也．故爲之治鍼．必長其身．鋒其末．可以取深邪遠痺[4,5]．
八曰長鍼．取法於綦鍼[6]．長七寸．主取深邪遠痺者也[7]．

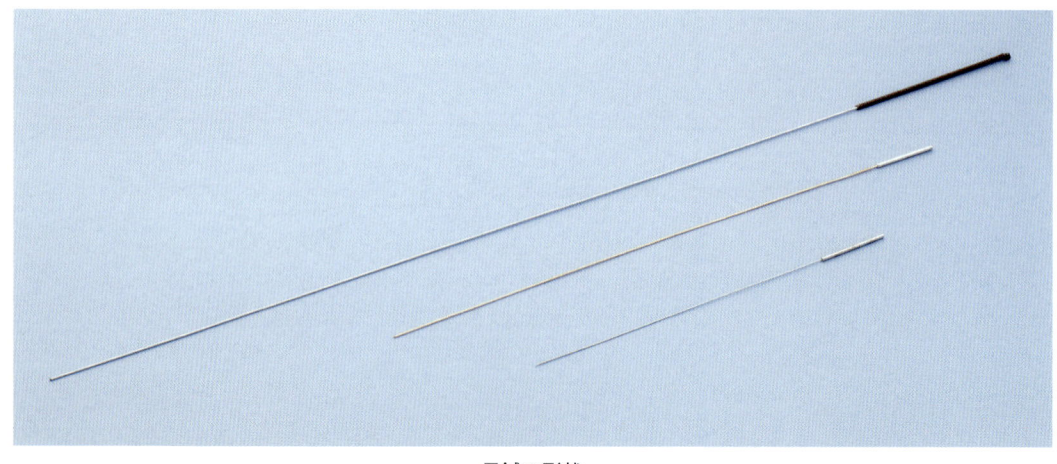

長鍼の形状
上から長鍼（0.60×200mm、SUS）、長鍼（0.55×150mm、Au）、三寸鍼（0.40×90mm、SUS）

八なる者は風也。風なる者は、人の股肱八節なり。八正の虚風、八風人を傷り、内りて骨解・腰脊の節・膝理の間に舎り、深痺を爲すなり。故に之が治鍼を爲すに、必ず其の身を長くし、其の末を鋒にし、以て深邪の遠痺を取るべし。

八に長鍼と曰うは、法を綦鍼に取り、長さ七寸、深邪の遠痺を取るを主る者なり。

8-3　古典に記載される臨床応用

『霊枢』癲狂病第二十二
內閉不得溲．刺足少陰．太陽與骶上以長鍼．
內閉じて溲すること得ざるは、足の少陰・太陽と骶上を刺すに長鍼を以てす。

『鍼経摘英集』
治大便不通．刺任脉氣海一穴．在臍下一寸五分．用長鍼鍼入八分．令病人覺急便三五次爲度．
治轉脬[8]小便不通．刺任脉関元一穴．在臍下三寸．小腸之募也．足太陰少陰厥陰之会．下紀者関元也．用長鍼鍼入八分．患人覺如淋瀝三五次爲度．
治五噎[9]．黃瘅．醋心[10]．多睡．嘔吐不止．刺任脉天突一穴．在結喉下一寸宛宛中．陰維．任脉之会．刺入五分．留三呼．得気即寫．次鍼足少陰経通関二穴[11]．在中腕穴両旁同身寸之相去各五分[12]．用長鍼鍼入八分．左捻鍼能進飲食．右捻鍼能和脾胃．許氏云此穴一鍼四効[13]．凡下鍼後良久．先脾磨食．覚鍼動爲一効．次鍼破病根．腹中作声爲二効．次覚流入膀胱．爲三効．然後覚氣流行入腰後腎堂間．爲四効矣．
治腰胯疼痛不得轉側．刺足少陽経環跳二穴．在髀樞中．側臥伸下足．屈上足取之．用長鍼鍼入一寸．

大便通ぜざるを治すに、任脉の氣海一穴を刺す。臍下一寸五分に在る。長鍼を用い、鍼入ること八分。病人をして三五次(十五回)を度と爲せば、急に便すること覚えせしむ。

轉脬し、小便通ぜざるを治すに、任脉の関元一穴を刺す。臍下三寸に在り、小腸の募なり。足の太陰・少陰・厥陰の会、下紀は関元なり。長鍼を用い、鍼入ること八分。患う人三五次を度と爲せば、淋瀝の如きを覚ゆ。

五噎、黃瘅、醋心、多睡、嘔吐止らざるを治すに、任脉の天突一穴を刺す。結喉下一寸の宛宛たる中に在り、陰維・任脉の会。刺入すること五分、留むること三呼(吸)、気を得て即ち寫す。次に足の少陰経の通関二穴に鍼す。中腕穴の両旁、同身寸之相去ること各おの五分に在る。長鍼を用い、鍼入ること八分。左を捻鍼すれば能く飲食が進み、右を捻鍼すれば能く脾胃を和す。許氏云うに、此の穴一鍼で四効ありと。凡そ鍼を下して後良久しうして先ず脾 食を磨して、鍼動を覚ふ。一つの効と爲す。次に鍼病根を破り、腹中に声を作す。二つの効と爲す。次に膀胱に流入するを覚ふ。三つの効と爲す。然る後に氣流行して腰後の腎堂間に入るを覚ふ。四つの効と爲すなり。

腰胯疼痛し轉側するを得ざるを治すに、足の少陽経の環跳二穴を刺す。髀樞中に在り、側臥して下の足を伸べ、上の足を屈め之を取る。長鍼を用い、鍼入ること一寸。

『東垣試効方』
陝師郭巨済病偏枯二指着足底不能伸．迎先師于京師治之．至則以長鍼刺委中深至骨而不知痛．出血三升其色如墨又且繆刺之如是者六七刺．服薬三月病良愈．

陝師の郭巨済、偏枯を病む。二指は足底に着き、伸ばすこと能ず。先師を京師に迎え之を治す。至則ち長鍼を以って委中深くを刺すに、骨に至るも痛むを知らず。出血すること三升、其の色墨の如し又且つ繆刺でかくの如きを六七刺す。服薬すること三月にして病良愈す。

　長鍼は『霊枢』九鍼十二原等では七寸であるが、実際の臨床では五寸～一尺以上のものも含む。太さは5番～20番位まで、材質は目的に応じて金・銀・ステンレスを使用する。日数の経過した深い場所の痺証に対し効果が期待できる。また、透刺として利用することも可能である。

8-4　操作法

(1) 切皮法
● その1

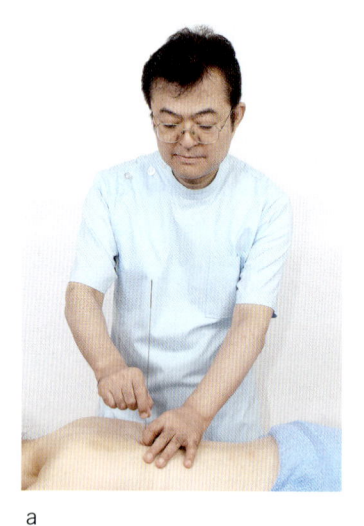

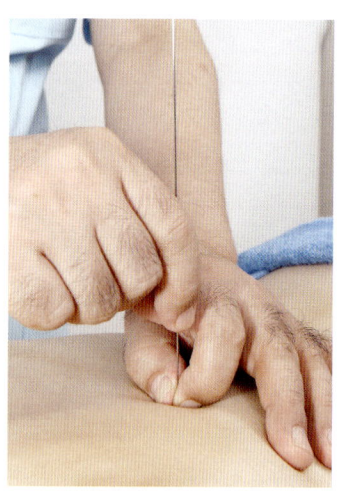

写真8-1　長鍼の切皮法（a、b）

①穴処を定め、押し手の拇指と示指で長鍼を垂直に保持する。
②押し手は強めに上下圧をかける。
③刺し手で鍼体の中程を支え、押し手の上下圧を緩めると同時に、一気に切皮する。
④切皮が不十分な場合は、その後の進鍼がうまくいかないのでやり直す。

● その2

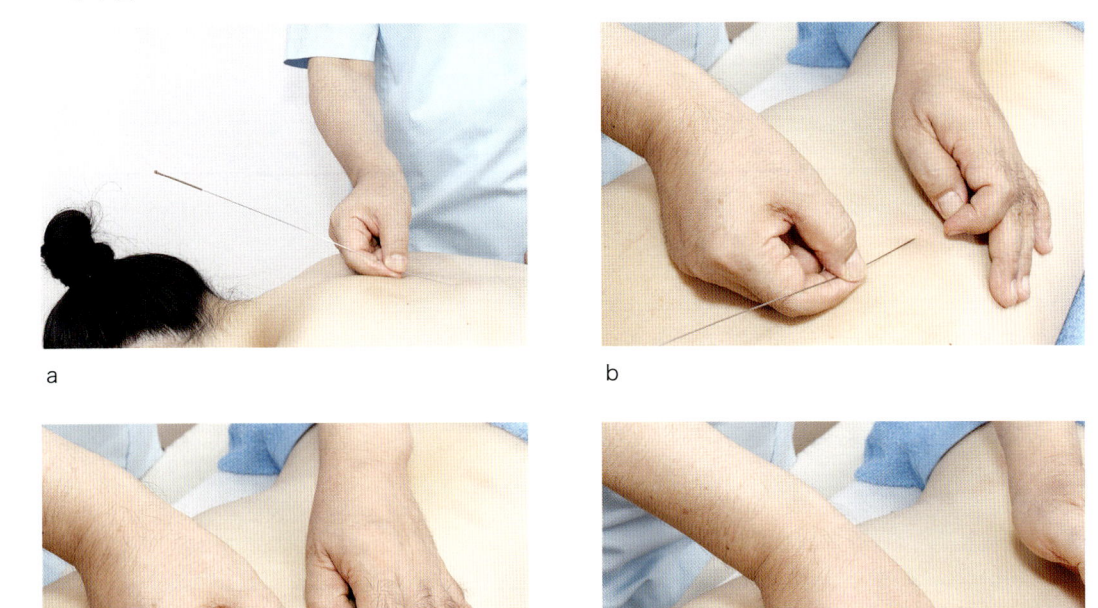

写真8-2　長鍼の切皮法（a～d）

①長鍼を穴処に水平、あるいは斜めに軽く当てる（a）。
②押し手の拇指頭を鍼尖の上に置き、進行方向に軽く押圧しながら、皮膚を写真のように引っ張る（b）。
③引っ張った押し手を緩めるのと同時に、刺し手で長鍼を一気に切皮する（c）。
④切皮が不十分な場合は、その後の進鍼がうまくいかないのでやり直す（d）。
　※ゆっくりと呼吸を導き、吐き切ると同時に切皮を施すと痛みが少ない。
　※切皮を施すときに押し手を完全に離すのではなく、皮膚面に残しておく。

（2）水平刺の場合の進鍼法と抜鍼法
● 進鍼法 A（膈兪～大腸兪の透刺）

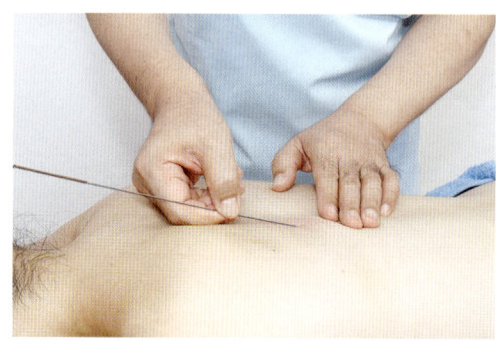

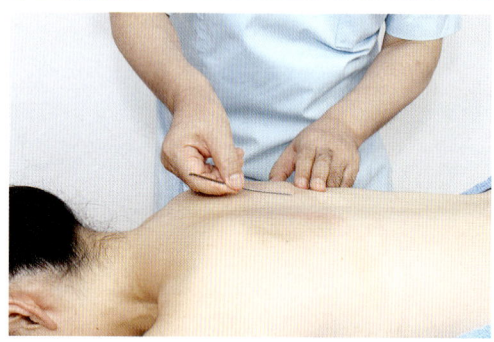

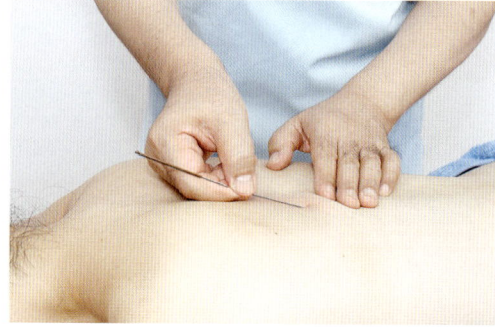

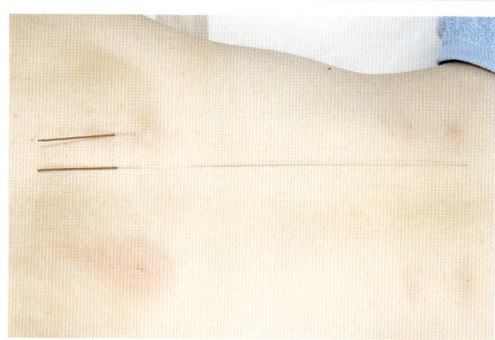

写真 8-3　長鍼の進鍼法 A

①鍼体を皮膚面に平行に（ときに皮膚に対して 15 ～ 90 度の角度で）ゆっくりと進鍼する。
②押し手は、刺入方向上に皮膚面に添える。またはつまむ等の方法がある。
③鍼尖の方向を確認しながら、注意深く進鍼する。
④刺し手は、鍼体が曲がらないよう、安定する位置で鍼体または鍼柄を保持する。

● 抜鍼法 A（膈兪～大腸兪の透刺）

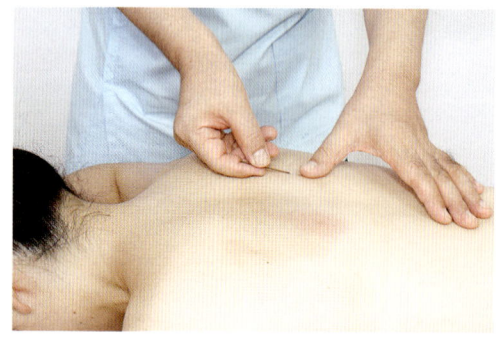

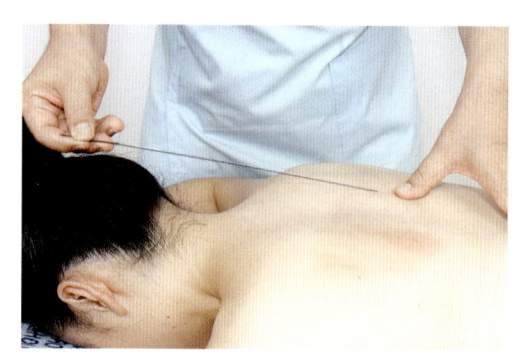

写真 8-4　長鍼の抜鍼法 A

①乱暴な手技は、内出血や痛みを生じやすい。
②押し手で皮膚を軽く押さえながら、ゆっくりと抜鍼する。

（3）直刺の場合の進鍼法と抜鍼法
● 進鍼法 B（条口〜承山の透刺）

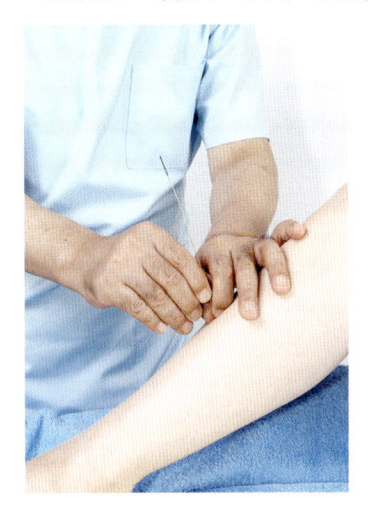

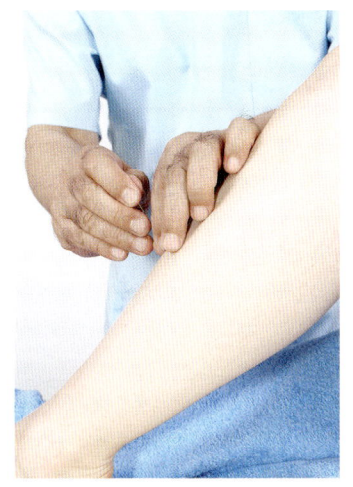

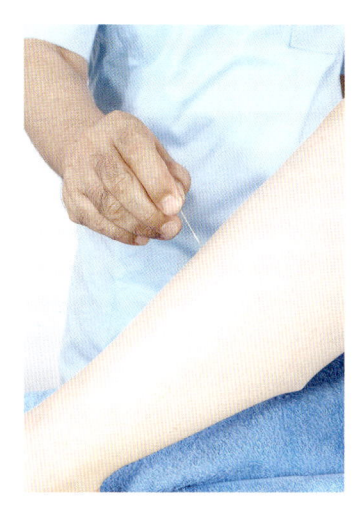

写真 8-5　長鍼の進鍼法 B

①穴処を定め、押し手の拇指と示指で長鍼を垂直に保持する。
②押し手は強めに上下圧をかける。
③刺し手で鍼体の中程を支え、押し手の上下圧を緩めると同時に一気に切皮する。
④鍼尖が目的の位置（ここでは承山穴）に向いているか確認する。
⑤ゆっくりと進鍼する。
⑥鍼の長さを考えながら、貫通しないように注意深く進鍼する。
⑦鍼が皮下にあることを確認する。

● 抜鍼法 B（条口〜承山の透刺）

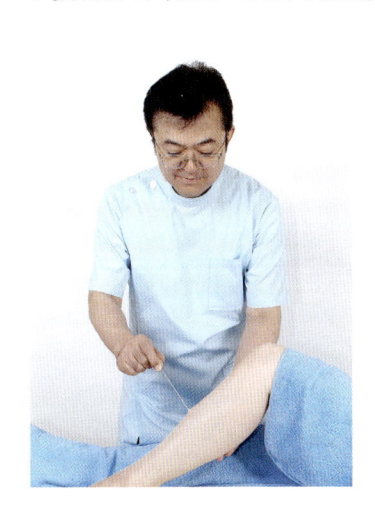

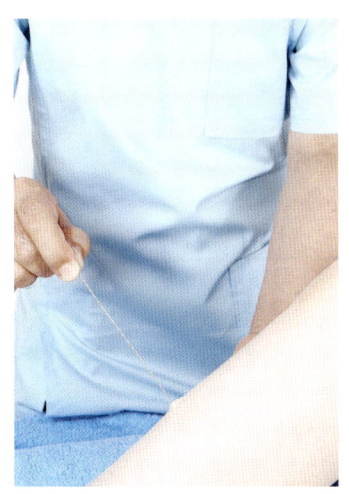

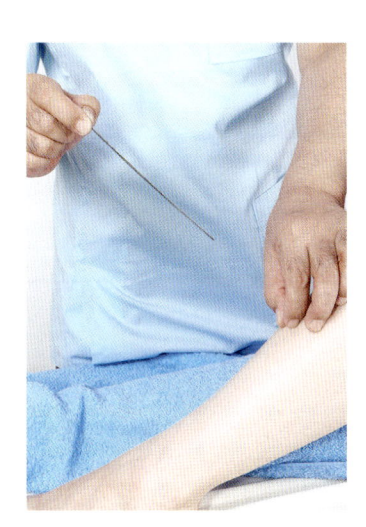

写真 8-6　長鍼の抜鍼法 B

①ゆっくりとまっすぐ鍼を引き抜く。
②残鍼感のある場合は、穴処に散鍼や施灸を施すとよい。

8-5 適応病態・治効理論

- 慢性の痺証・痿証・経筋病・五蔵気血虚損による疾患に大補・健筋の目的で使用する。
- 甚だしい気滞血瘀による経筋病・五蔵病等への大瀉・舒筋。
- 垂直方向・水平方向で毫鍼の長さでは不十分な(毫鍼では長さが足りない、届かない)範囲の気の流れを調節する。より具体的には、水平刺、斜刺、直刺で経絡、経筋・分肉間に刺入する場合がある。

8-6 臨床応用

- 慢性の痺証・痿証・経筋病・五蔵気血虚損による疾患。
- 甚だしい気滞血瘀による経筋病・五蔵病。
- 透刺(横刺・斜刺・直刺あり)。

以下に透刺法を紹介する(表8-1)。

表8-1 透刺法

【上焦】統合失調症　神経症	膻中—鳩尾
【中焦】胃下垂他	上脘—下脘
【下焦】腎下垂他	陰交—中極
中風	【上肢】曲池—肩髃、尺沢—太淵、合谷—後谿 【下肢】環跳—殷門、足三里—承山、太衝—湧泉
頭痛	神庭—印堂、頭維—太陽、太陽—率谷
顔面神経麻痺	地倉—人中、地倉—承泣、頬車—地倉等
肩関節痛 五十肩	肩髃—極泉、条口—承山等
胃痛	天枢—気衝、足三里—下巨虚、上脘—下脘等
坐骨神経痛	秩辺・承扶—殷門、足三里—承山、環跳—承扶、陽陵泉—懸鐘

■ 巨鍼(こしん)　別名：蟒鍼・芒鍼・大梁鍼

（1）種類
1）形状
太さ0.80mm以上、長さ5寸以上（大鍼 ＋ 長鍼）。

2）材質
ステンレス、金・銀。

（2）目的
長鍼に同じ（作用増強）。

（3）操作法
長鍼に同じ。

1）補瀉
補：随、閉、提、右回転、緩迫、留（10分以上）。
瀉：迎、開、挿、左回転、早迫、留（5分以下）。

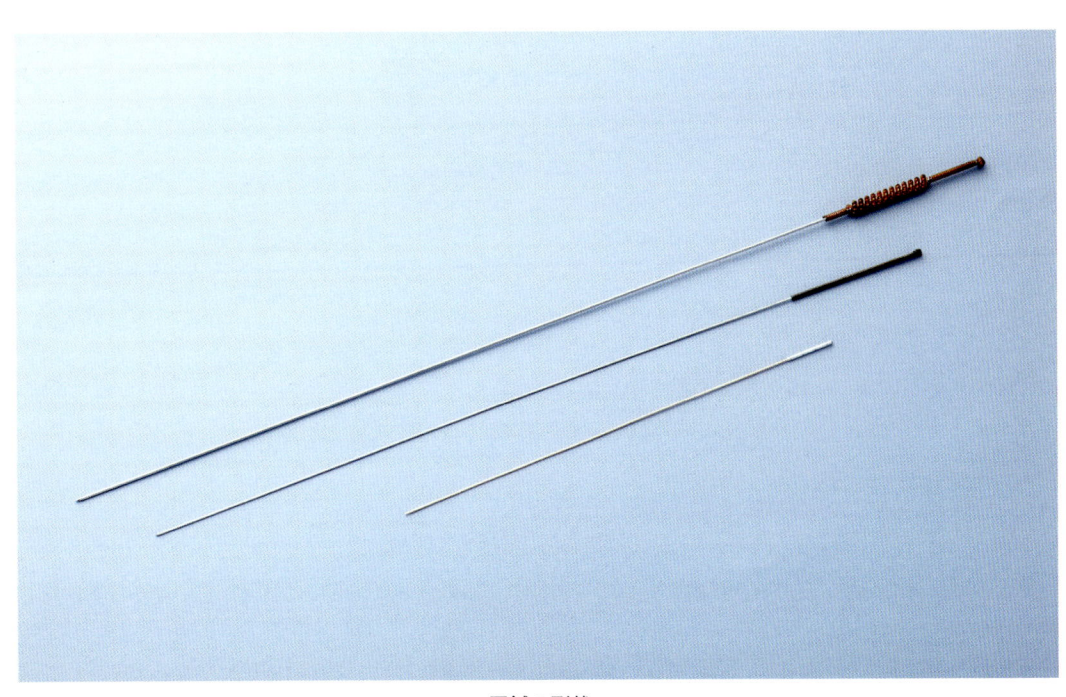

巨鍼の形状
上から巨鍼（1.20×300mm、SUS、中国製）、巨鍼（0.80×250mm、SUS）、長鍼（0.75×150mm、Au）

2）手技

①対峙鍼法（→●←）：激痛、関節炎等。

②分流鍼法（←●→）：局部腫脹、熱病、癥瘕等。

③三叉鍼法（ ↓●↗ ）：腫瘤、腫脹、肌肉萎縮、神経麻痺等。

※矢印は鍼の挿入方向をさす。

（4）適応病態・治効理論

長鍼に同じ（作用増強）。

（5）臨床応用

中風後遺症、痺証、痿証、激痛、内科、雑証等。

（6）注意事項

長鍼よりも太くて長いため、刺入ではより一層、大胆かつ慎重に施す。

8-7　注意事項

●長鍼刺入時、皮下溢血を引き起こさないよう、大胆かつ慎重に刺入していく。そのためには、なるべく鍼尖を卵型、あるいは緩やかな松葉型にするとよい。卵型の鍼尖は水平刺に適しており、松葉型は斜刺や直刺に向いている。

操作方法のコツ

- 切皮が甘いと鍼が進まないので、思い切って切皮する。
- どの層に鍼を刺し、どの方向に進めていこうとしているのかを具体的にイメージをしながら刺入を行う。
- 抜鍼の際は、手の力で抜こうとせずに、刺入部位に丹田をあわせ、体全体を移動させるようにしながら抜くとよい。

> **温故知鍼**　『図説鍼灸実技』にみる長鍼の臨床例
>
> - 上肢肩甲関節寿命痛に前側痛む時は肩髎穴に、後側痛の時は肩髃穴に肩峰突起下をくぐるように地平に刺して、鍼響あれば効あり。
> - 腹部、腹腔内の疼痛、異常に、その部の背部の脊際（華陀穴）に直刺にて刺入異常感のあるところに鍼響あるならば、その異常感を除くことができる。これらは二寸乃至四寸位の四番減鍼位の太さの鍼を使用するが普通なり。
> - 坐骨神経痛に承山に三寸乃至四寸上斜刺し、膝関節を屈伸運動させる。
> - 胃、肝、尿分泌（左側）に第一、第二腰椎間、第二、第三腰椎間に二寸乃至三寸刺入（大久保流太陽叢刺鍼）。
> - 坐骨神経痛、下肢後側病に第五腰椎外方四横指腸骨櫛上縁に三寸乃至五寸刺入、内下斜鍼とすそれを力鍼とて効果あるものなり、（一私法）又坐点とて坐骨結節と大転子と間三寸（大久保流）
> - 強度の肩痠に対し二寸乃至三寸の鍼を用いてコレるものを標的に速刺速抜、コリを刺し抜くように、及びその周囲に乱鍼術を施すことによって効を取ることがある。もし、これで効かなければ、僧帽筋の前縁からコリの下方を目標に三寸ないし四寸の鍼を斜に刺入すれば効を得る。ただし、このように鍼痛を与えたる場合は引鍼を忘れてはならぬ。引鍼を忘れるような時には以前にもまして強く張り来ることあるべし。
> - 近喰流鍼法－近喰原民氏によれば、鍼は鍼傷である、鍼傷を与えることによって、組織の生理機能や病毒駆逐能を旺盛にし、組織自体に抵抗力を盛んにし、病毒に対する抵抗力旺盛を計るのである。かつ、刺鍼は蛋白療法である（鍼刺は重金属塩の侵入となる、これは蛋白を凝固し、沈澱するからである）。太鍼長鍼は常に使用するのではない。夏季は皮膚血行旺盛なるゆえ、四番ないし七番位を使用する。太鍼は第一回施鍼後二－三日間は鍼傷治癒せず、其間体質により、身体疲労、睡眠、倦怠、発熱の現象を呈するが、鍼傷治癒の副作用の血液増多現象の大なるために疾病にありては細鍼よりも有効であるという。長鍼は深層筋、神経、麻痺、興奮に対して直接刺戟を与え、内臓充血の誘導等に効果がある、長鍼は短鍼より数十倍の効力かあると語る。

■脚注
1) 日数の経過した痺証の意。
2) 馬蒔の説「人の手足にある、合計八つの大関節を八節という」
3) 立春・立夏・立秋・立冬・春分・秋分・夏至・冬至（八正）に相反する気候に吹く、万物を粛殺する風のこと。
4) 『甲乙経』は「八風」の二字と「理」がなく、「深痺」の後に「者」があり、「鍼」の前に「長」があり、「必長其身」を「其身薄而」とし、「可」の前に「令」がある。
5) 数と鍼に関する部分の現代語意訳「八の数は風になぞらえる。風は人体の八つの大関節に対応する。八方の虚邪や季節の風が人体に侵入すると深部に達し、骨や関節の間に留滞して、深部の痺証となる。よってこの鍼が効果を出すためには、鍼体を長くして鍼尖は鋭くする。これによって深部の慢性の痺症を取れ」。
6) 裁縫用の長針のこと。『説文』金部に「鈹は綦鍼である」とする。金＋朮（しゅつ）は長い針のこと。
7) 『甲乙経』は「取」の前に「者」がある。
8) 転胞ともいう。臍下の痛みを伴う排尿障害。または妊娠中の排尿障害のこと。
9) 呑み込むときに咽がふさがっているような感じを噎という。胃ガン・食道ガン・食道狭窄・食道痙攣等にみられる症状。憂・思・気・労・食の五種類がある。
10) むかつき、胃液の逆流等。
11) 陰都の別名。奇穴辞典に載るが足の少陰経とあるので、別名と考えたほうがよい。
12) 中脘穴のこと。
13) 許叔微（1079～1154）字は知可。真州白沙（江蘇省儀徴）の人。紹興２年（1132）に五番目の成績で進士となり、後に集賢院（書物の編集や逸書の探求を行った役所）学士となったので、許学士と尊称される。『普済本事方』『傷寒百症歌』『傷寒初微論』『傷寒九十論』等の著作がある。鍼灸の運用理論としては陽証に鍼を用い、陰証に灸を用いる張仲景の学説を発展させ、特に灸法を用いて腎陽を補い、陰毒を除去するという思想を重視していた。

9 大鍼（だいしん）

9-1 大の字義

　大は象形文字で、藤堂明保説では、「人間が手足を広げて大の字に立った姿を描いたもので、たっぷりとゆとりがある」の意である。白川静説でも、「人の正面形につくる。大きい」の意である。

9-2 古典の記載

『霊枢』九鍼十二原第一
九曰大鍼．長四寸．大鍼者．尖如[1]挺．其鋒微員．以寫機關之水也．
九に曰く大鍼、長さ四寸。大鍼なる者は、尖は挺の如く、其の鋒は微や員(まる)く、以て機關の水を寫すなり。

『霊枢』官鍼第七
病水腫不能通關節者．取以大鍼．
病の水腫にして關節を通る能わざる者は、取るに大鍼を以てす。

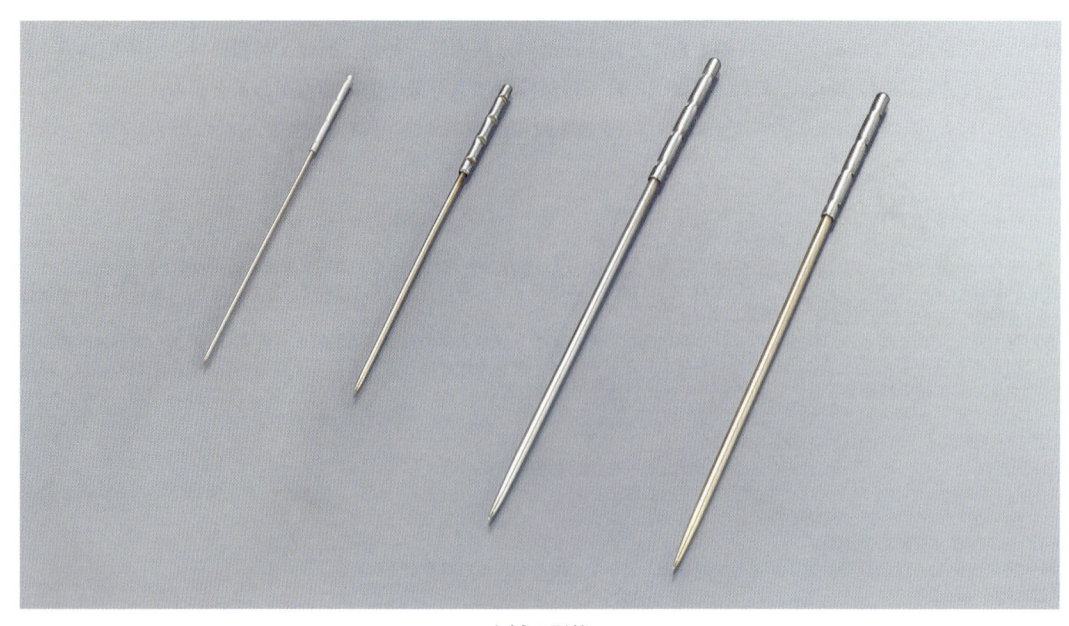

大鍼の形状
左から 30 番鍼(0.75×50mm、Au)、50 番鍼(1.20×50mm、Au)、100 番鍼(2.0×80mm、Ag)、100 番鍼(2.0×80mm、Au)

■ 大鍼と分類するもの

『類経図翼』『医宗金鑑』

効能:「大氣の關節を出でざるを主る。」(類経図翼)

「尖の形は挺の如く、粗にして且つ巨きく、以て机関を泄通するなり。」(医宗金鑑)

■ 燔鍼(火鍼)と分類するもの

『鍼経摘英集』『鍼灸素難要旨』『鍼灸大成』

効能:「風虚骨解、皮膚の間に合す者。」(鍼経摘英集・鍼灸素難要旨)

「風虚の腫毒、解肌し、毒を排するに此を用う。」(鍼灸大成)

『霊枢』九鍼論第七十八

九者野也．野者．人之節解皮膚之間也．淫邪流溢於身．如風水之狀．而溜不能過於機關大節者也[2]．故爲之治鍼．令尖大如挺．其鋒微員．以取大氣之不能過於關節者也[3,4]．九曰大鍼．取法於鋒鍼．其鋒微員．長四寸．主取大氣不出關節者也[5]．

九なる者は野なり。野なる者は、人の節解、皮膚の間なり。淫邪の身に流溢すること、風水の状の如くして、而して溜の機關大節を過ぎる能わざる者なり。故に之が治鍼を爲すに、尖をして挺の如く、其の鋒をして微や員からしめ、以て大氣の關節を過ぎる能わざるを取る者なり。

九に大鍼と曰うは、法を鋒鍼に取り、其の鋒は微や員く、長さ四寸、大氣の關節を出でざるを取るを主る者なり。

9-3　古典に記載される臨床応用

『霊枢』厥病二十四

心腸痛．憹作痛[6]．腫聚．往來上下行．痛有休止．腹熱．喜渇．涎出者．是蛟蚘也[7]．以手聚按而堅持之．無令其移．以大鍼刺之．久持之．蟲不動．乃出鍼也．悲腹憹痛．形中上者[8]．

心腸痛み、憹作して痛み、腫聚あり、往來上下して行き、痛みに休止有り。腹熱し喜く渇き、涎出づる者は、是れ蛟蚘なり。手を以て聚め按じて堅く之を持して、移ることを得せしむること無く、大鍼を以て之を刺す。久しく之を持して、蟲動かざれば、乃ち鍼を出だすなり。腹に悲し憹痛し、形中より上がる者なり。

　以上より、大鍼は大きく太い鍼を指し、その鍼尖は少し丸く機関の水(関節水腫)を瀉すとある。臨床の経験から、金や銀の大鍼を使っても関節の水を抜くことは困難であり、むしろ、燔鍼・火鍼を使用することで、うまく抜くことができる。したがって、『素問』『霊枢』に記載されている大鍼は、元代の『鍼経摘英集』、明代の『鍼灸節要』、『古今医統大全』や『鍼灸大成』にあるように、火鍼のことを指すと推測される。

　現在の臨床では、次のような大鍼を目的により使い分ける。

長さ：寸三〜二寸五分位
太さ：20番〜100番
材質：金・銀・ステンレス

9-4　操作法

(1) 刺入操作

● その1（拇指を曲げて刺入する方法）

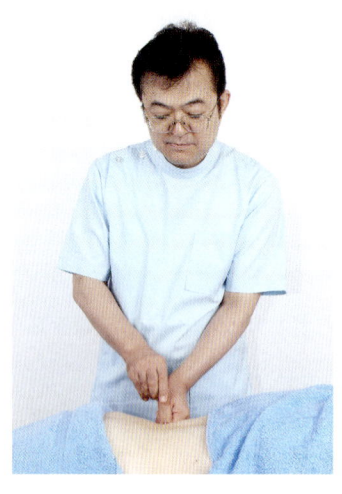

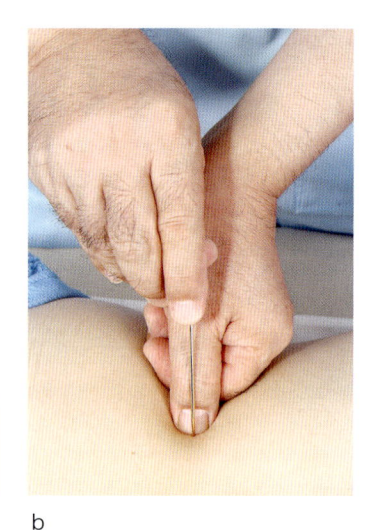

　　　　a　　　　　　　　　　　b
写真9-1　大鍼の刺入操作　その1（a、b）

①刺鍼する部位が体の中心にくるように立ち位置を決め、上体(肩)の力を抜く。
②穴処を定め、押し手の拇指に沿うように大鍼を垂直に保持する。
③押し手は強めに上下圧をかける。
④刺し手で鍼体から鍼柄にかけてしっかり保持し、上下圧を緩めると同時に、一気に切皮する。金や銀の鍼ではこのとき、表皮下の結合組織を通過する必要がある。うまく通過しない場合は、結合組織のところで鍼が渋り、刺入困難になる。切皮を行うときに押し手を完全に離すのではなく、皮膚面に残すように施すとよい。
⑤切皮が不十分な場合は、その後の刺鍼がうまくいかないのでやり直す。

※30番位までの鍼なら、管鍼法も可能である。
※慣れないうちは、ゆっくりと呼吸を導き、吐く瞬間に切皮を施すと痛みが少ない。

● その2(双手法)

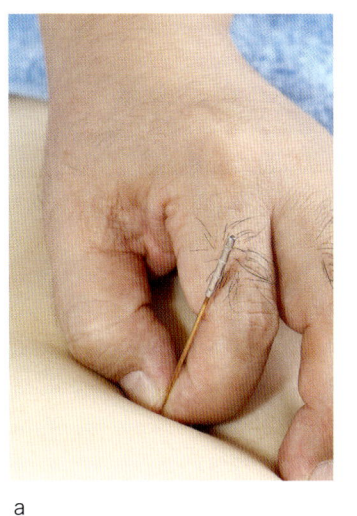

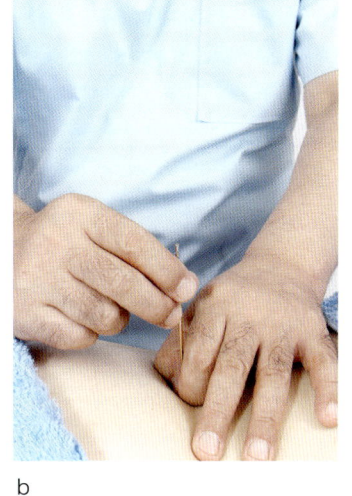

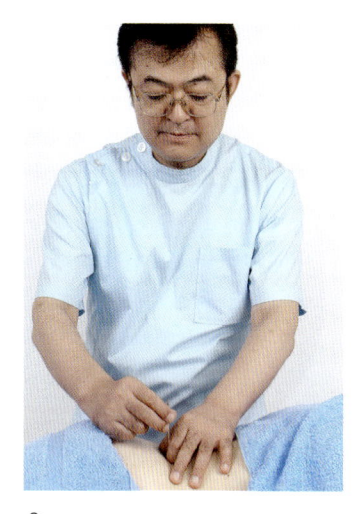

a b c

写真9-2　大鍼の刺入操作 その2(a～c)

①穴処を定め、押し手の拇指と示指で、大鍼を垂直に保持する。
②押し手は強めに上下圧をかける。
③刺し手で鍼体から鍼柄にかけてしっかり保持し、上下圧を緩めると同時に、一気に切皮する。

■悪い例

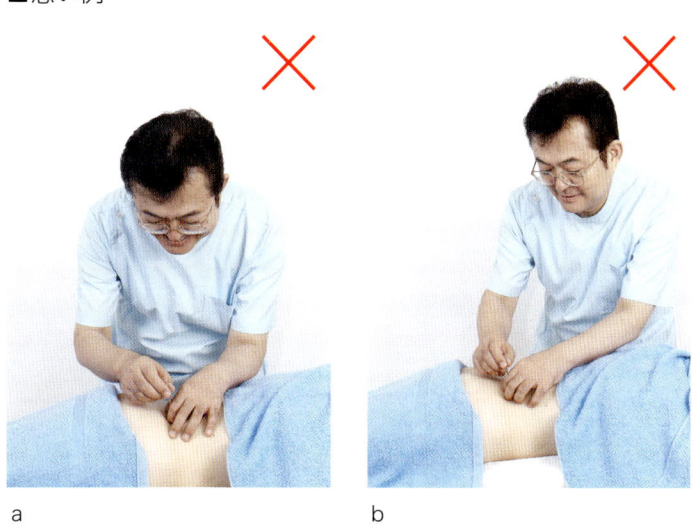

a b

写真9-3　大鍼の刺入操作の悪い例(a、b)
上体に力が入り、前かがみになったり(a)、立ち位置が遠い(b)と切皮がうまくいかない。

（2）進鍼法

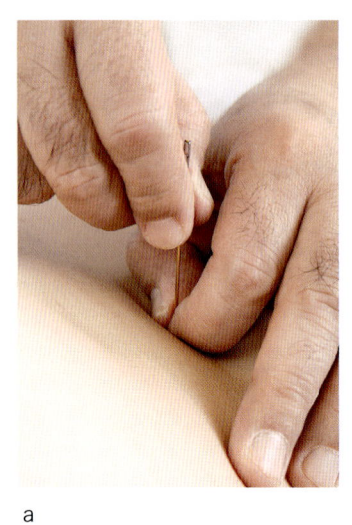

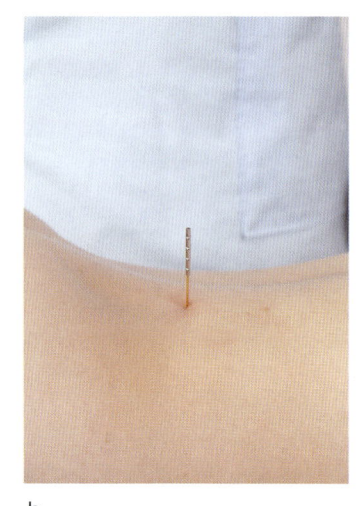

a　　　　　　　　　　　　b

写真9-4　大鍼の進鍼法（a、b）
目的の位置まで、刺入する。

（3）抜鍼法

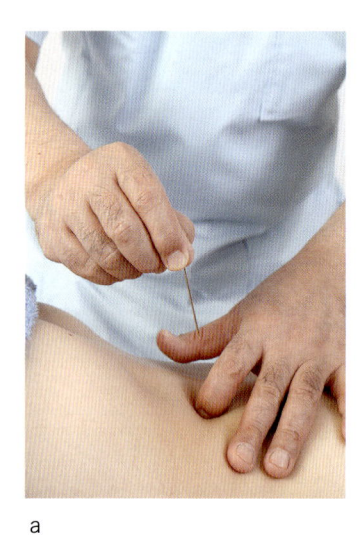

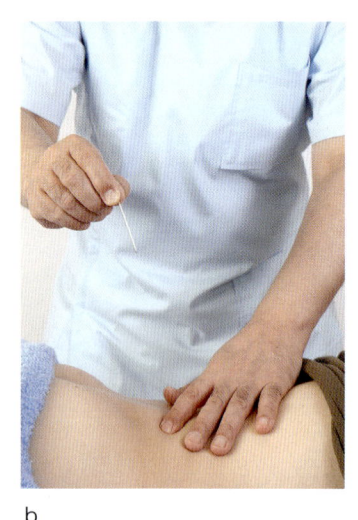

a　　　　　　　　　　　　b

写真9-5　大鍼の抜鍼法（a、b）
補的操作では吸気にあわせ、すばやく抜鍼すると同時に鍼孔をふさぐ。

（4）補的操作

　虚の大きさ・深さに応じて、太さ（20〜100番）・長さ（寸三〜二寸五分）・材質（金・銀）の決定と置鍼（5、6呼吸〜30分位）をする。鍼体・鍼尖に意識を向け、鍼体から鍼尖まで鍼が渋り、温まり、重たくなってきた時点で、吸気にあわせて速抜する。

（5）瀉的操作

気滞血瘀による硬結の大きさ・深さに応じて、太さ・長さ・材質（金・銀・ステンレス）の決定をし、硬結が砕け緊張が緩んだ時点で、速抜あるいは緩抜する。

9－5　適応病態・治効理論

（1）陽気の衰え、関節水腫：壮陽、瀉水（火鍼を用いる）。
（2）甚しい気虚、五蔵気血虚損：大補気（補法）。
　　　気少なき人：接触鍼（気少なき人へ大鍼を刺入すると、患者の内なる真気の多くが刺鍼部位
　　　　　　　　　に集まるため、全身の気が不足すると考えられる）。
　　　その他：虚の大きさ・深さにより、大鍼の太さ・深さを変える。

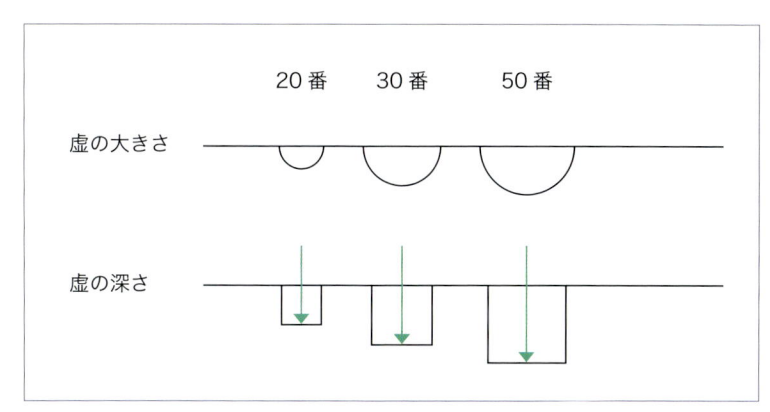

図9-1　刺鍼部位の状態と大鍼の選択（虚）

（3）甚しい気滞血瘀：破気活血（瀉法）。
　　　気少なき人：接触鍼（補に準ずる）。
　　　その他：気滞血瘀の程度・深さにより、大鍼の太さ・深さを変える。

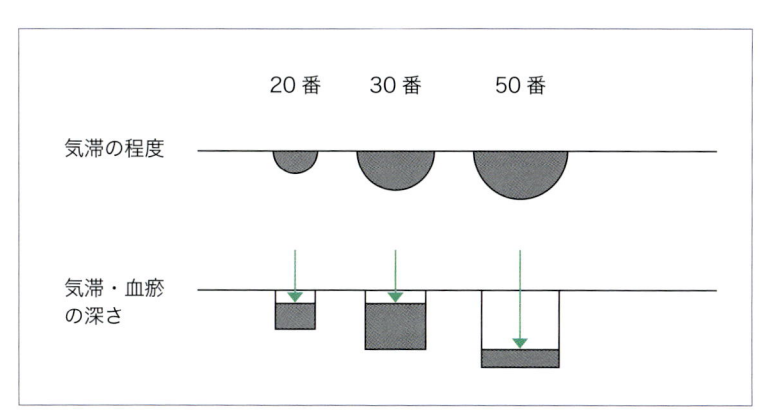

図9-2　刺鍼部位の状態と大鍼の選択（実）

毫鍼にはない太さにより、著しい虚または実に対応し、大補・大瀉にて経絡を疏通することができる。材質の問題から過去においては大鍼を燔鍼として使用していた時代がある。

9-6　臨床応用

- 痺証・痿証・経筋病・五蔵精気大虚・骨髄病変等。
- 脊椎分離症・椎間板ヘルニア・脊柱管狭窄症。

9-7　注意事項

- 金・銀の大鍼は虚穴への補を目的とし、ステンレスの大鍼は実穴への瀉を目的に利用できる。甚だしい実穴では圓利鍼や挫刺鍼のほうが適している。

> **操作方法のコツ**
> - 大鍼の太さは、20番、30番…と少しずつ上げていく。
> - 丹田・呼吸の使い方に慣れると上達が早くなる。

■脚注
1）杖のこと。『太素』は挺を梃につくり、楊上善は占いに用いる割竹と述べている。
2）溜の機關大節を過ぎる能わざる：水気の流注が大関節を通過できないために、水腫を形成すること。
3）『甲乙経』は「節解」を「骨解」とし、後に「虚風傷人、内舎於骨解」の九字がある。さらに「而溜」の二字がなく、「鍼」の前に「大」があり、「取」を「寫」とし、後に「機関内外」の四字がある。
4）数と鍼に関する部分の現代語意訳「九の数は野になぞらえる。野とは全身の関節空隙と皮膚の間の空間である。邪気が全身に蔓延すると水気の流注が関節を通過できなくなる。よってこの鍼が効果を出すためには、先端は割竹位の大きさとし、やや丸く鈍角にする。これにより関節を通過できない大気を取り除く。」
5）『甲乙経』は「取」の前に「者」がある。
6）『甲乙経』では、「㿇作」を「発作」とする。
7）蛟蛕とは、腸の寄生虫一般を指す。
8）『甲乙経』では、「腹に悲し…」以下の文がない。

10 挫刺鍼（ざししん）

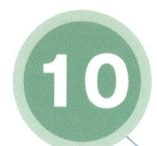

10−1 挫刺法について

挫刺鍼を考案した塩沢幸吉(1921〜1977年)は次のように定義している。
「挫刺鍼とは、挫刺に適する特殊な鍼を使用して、表皮・真皮及び皮下組織の一部を極めてミクロな状況下において刺切し、挫滅することによって、固有の刺激を発現せしめ、生体の機能変調を調整し、もって固体を正常に導くことを目的とする療法である」[1]

著書『挫刺針法』には、ある臨床における試行錯誤から挫刺鍼の開発へと至るエピソードが紹介されている。

「24歳の婦人で、慢性胃炎の症状を起こし、右側の背部から肩頚部に強度の疼痛を発し、さらに右上肢に強い倦怠を訴えて通院する患者があった。この患者に約1年2ヵ月の長期にわたって鍼灸治療・刺絡・按圧等諸種の方法を尽くしてみたが、その疼痛は一向に軽快しない。あるとき、膏肓部の疼痛個所を指頭で入念に検索すると、筋肉と皮膚の中間層即ち皮下識にぐりぐりとした硬結を認めた。そこで、硬結自体に太い鉄鍼にて尖端を少しずつ皮膚に刺しては切皮を行った。

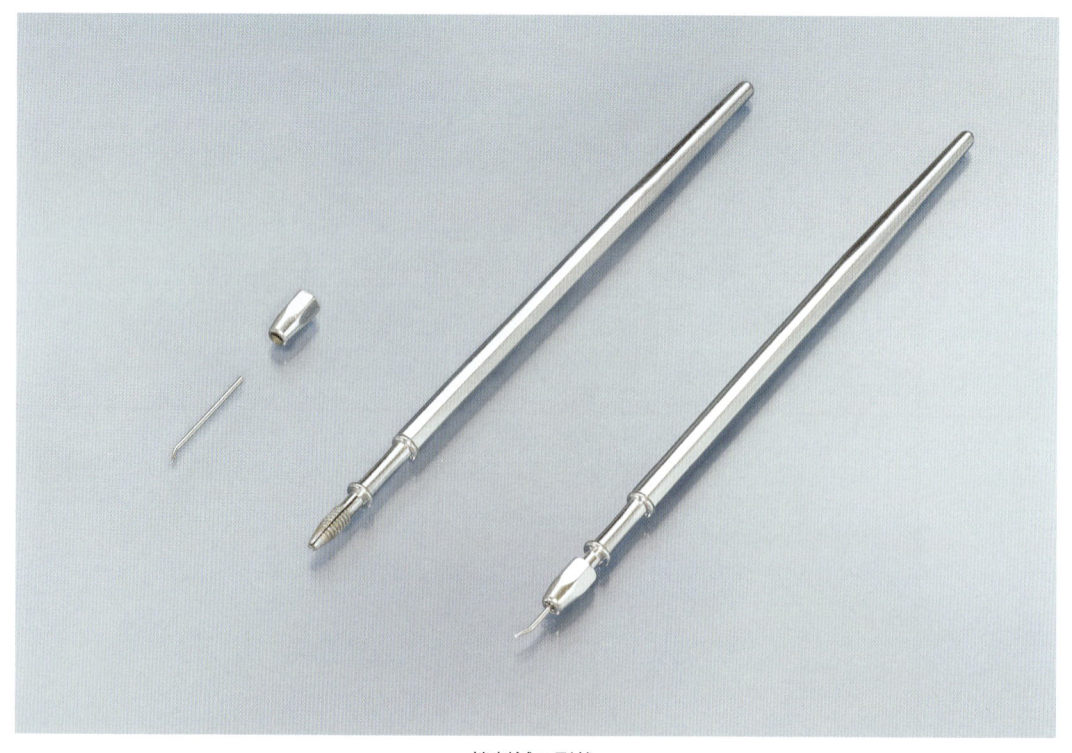

挫刺鍼の形状
左から挫刺鍼の鍼(1.0×24㎜、SUS)、ホルダー、ホルダーに鍼を装着した状態

さらに強刺激を与えるため、鍼尖にかかった線維(真皮の結合組織)を掘り上げるように引っ張り上げて切断した。このように皮下組織とおぼしきところまで数回にわたり線維を引き出して切除したところ、1年余り苦労した疼痛がわずか1ヵ所への施術で寛解した」

この症例から、疼痛が皮下組織に関係があることに着目し、挫刺法の設定に至るのである。

その当時、このような挫刺法に類似する療法は全国各地で散見されていたようで、マナト切り・マナタ切り・スジ切り・目ボシを掘る・目ガサ切り等の呼称が知られている。これらは主に眼疾患・脳疾患に対する民間療法としてわずかに伝承されていたようだが、文献や資料が少なく、その背景・ルーツを詳述することは困難である。また、副挫刺法は新潟のある医師が「坐骨神経捻除術」と称して行っていたとの記載がある[2]。

10-2 種類

1) 挫刺法(挫刺鍼法)
2) 副挫刺法(副挫刺鍼法)
   ①捻挫法：6番以上の毫鍼にて回旋術を行う。
   ②削挫法：10〜20番位で切皮する(十字、円形に動かす)。
   ③撥挫法：三稜鍼あるいは10〜20番位の毫鍼で刺し、はねる。

10-3 目的

結合組織の線維を体表に引き出し分断、あるいは結合組織を付けたまま抜鍼することで局部を破気舒筋し、全身の気血の疏通を促す。

10-4　操作法

(1) 鍼の取り付け方と挫刺鍼の持ち方

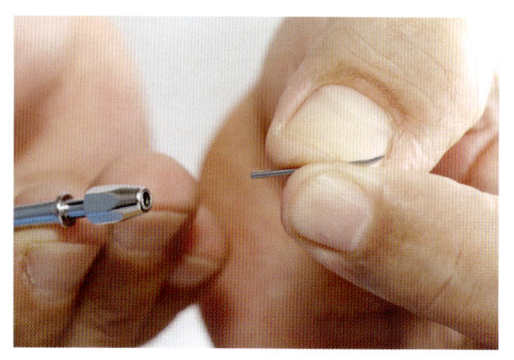

写真 10-1　鍼の取り付け方
ホルダーに鍼を取り付ける。

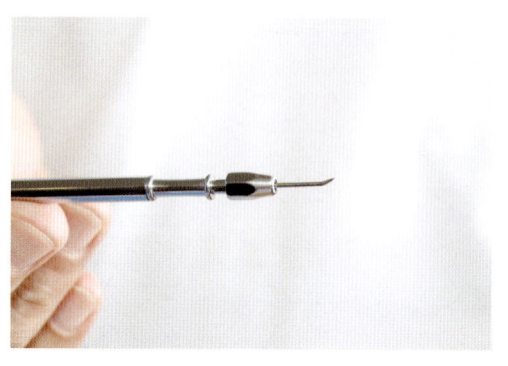

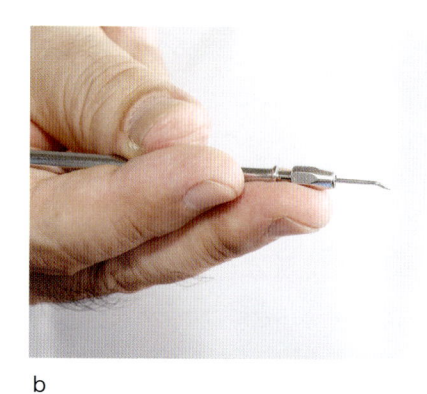

a　　　　　　　　　　　　　b

写真 10-2　挫刺鍼の持ち方（a、b）
刺し手の拇指と示指・中指で、挫刺鍼を保持する。

（2）挫刺鍼の刺入操作

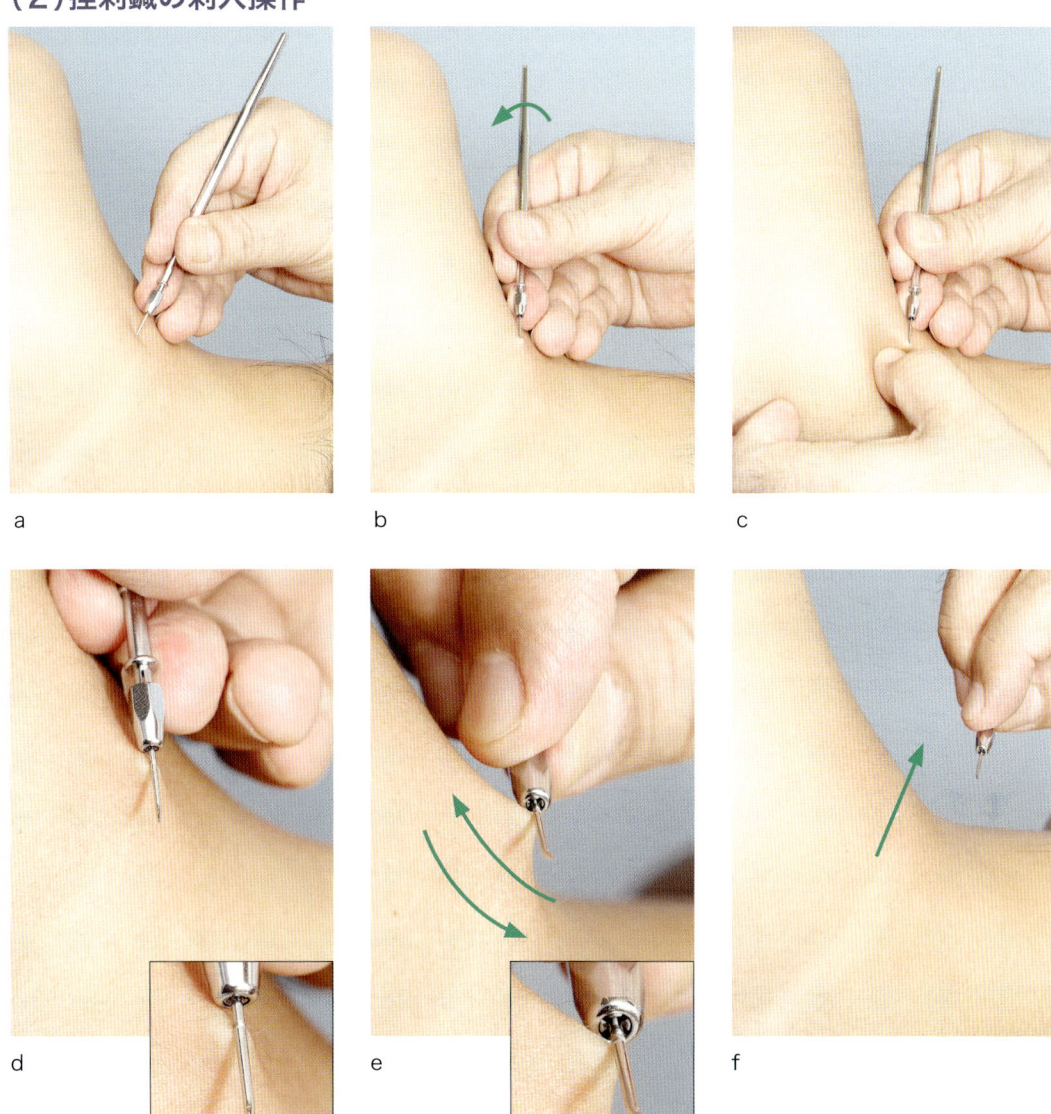

写真10-3　挫刺鍼の刺入操作（a〜f）

① 鍼尖を皮膚上に当て、中指を「てこ」にして瞬間的に鍼を切皮刺入する。
② 刺入した鍼を半回転し、鍼尖を上方に向け、鍼尖に結合組織の線維を引っかけ、皮膚上に引っ張り出す。
③ 鍼を押し進めて鍼の根元の部に線維を送る。
④ 鍼を水平にしたら左右に振動を与える。
⑤ 鍼を勢いよく上に引き上げ、線維を分断する。
⑥ 1ヵ所に1〜5回繰り返して行い、1回の治療で1〜7ヵ所の治療点に刺鍼する。

（3）副挫刺法の刺入操作／捻挫法

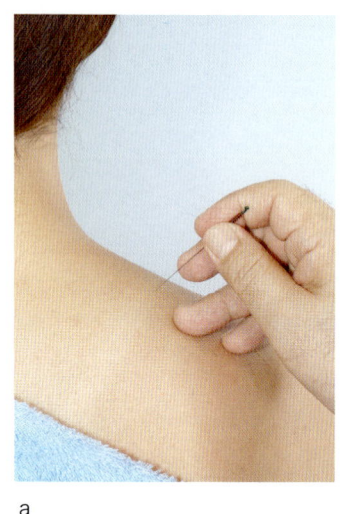

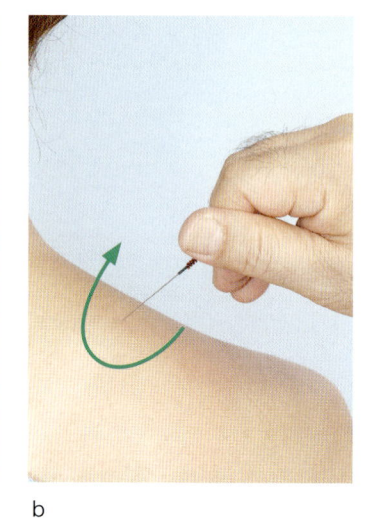

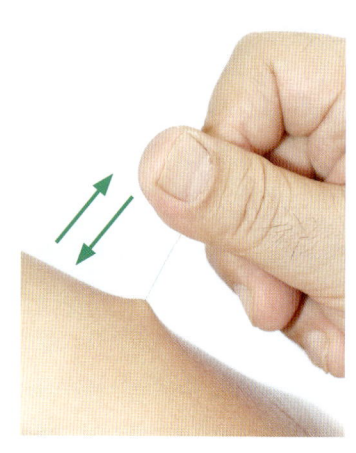

写真 10-4　捻挫法の操作手順（a～c）

① まず、毫鍼を切皮する。深さは 5 mm 前後で、鍼が倒れない程度の深さでよい。
② 鍼を 60～90 度ほど回転し、結合線維を絡める。
③ 上下に鍼を動かし、そのまま上方に抜鍼する。
④ 結合線維を絡めすぎると、うまく抜けずに患者に痛みを与えてしまうので注意が必要である。

10-5　適応病態・治効理論

　経筋の甚だしい緊張・硬結、局所の気滞血瘀の強いものへ破気舒筋し、気血を行らす。挫刺法は、鍼の刺激に慣れている者、肌肉や体格のしっかりした者に適する。
毫鍼 → 副挫刺法 → 挫刺法と段階的に患者の反応をうかがいながら施すとよい。

1）疼痛を主訴とする疾患
2）凝りや筋緊張を主訴とする疾患
3）関節・運動器疾患
4）内臓疾患
5）眼科疾患
6）感覚の異常を訴える疾患

⑩ 挫刺鍼(ざししん)

【治療点図説】『挫刺針法』塩沢幸吉著(1967年)

『挫刺針法』では下図のような治療点が紹介されている。

挫刺の絶対禁忌は、表在血管の本幹・表在神経の本幹・前頚部・腋窩・陰部・眼球・各所の粘膜等が挙げられる。顔面部・頭部・腹部・側胸部に対しては副挫刺法を用い、その他の部位には副挫刺法・挫刺法を施すことが可能である。

坐骨神経痛を例に挙げると、腎兪・気海兪・大腸兪・関元兪・小腸兪の付近の圧痛や硬結から著明な反応点を一、二ヵ所、大腿部から下腿後外側の疼痛部位(環跳・風市・中瀆等)から一、二ヵ所選び挫刺法を施すとよい。特に神経痛・痺れ・頑固な凝りに対しては、経穴にかかわらず反応の強い阿是穴に施すほうがより効果的である。

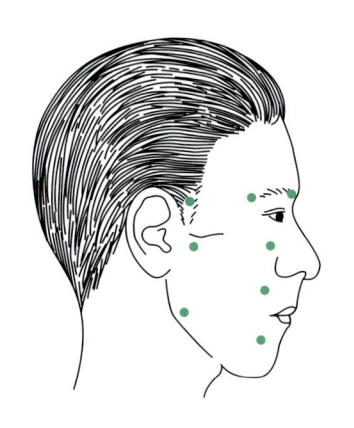

第2章　九鍼実技(その他の鍼法・灸法)

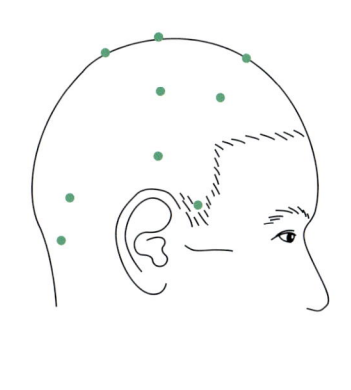

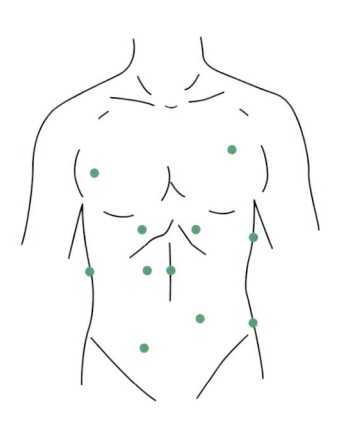

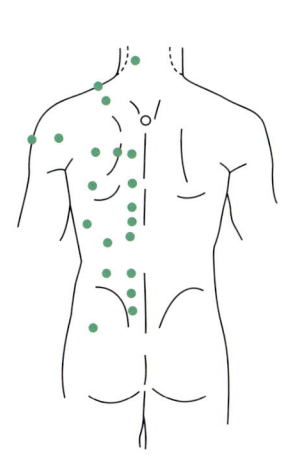

1. 顔面の主なる治療点
2. 頭部の主なる治療点
3. 胸、腹部の主なる治療点
4. 背、腰部の主なる治療点

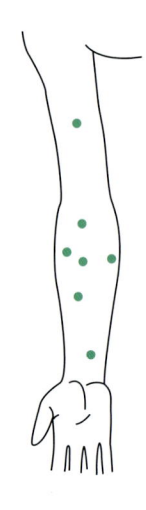

5．上肢前面の主なる治療点

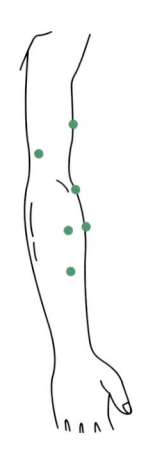

6．上肢後面の主なる治療点

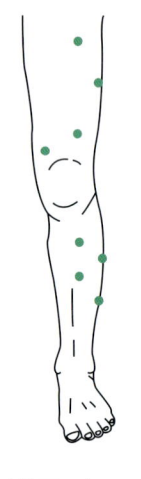

7．下肢前面の主なる治療点

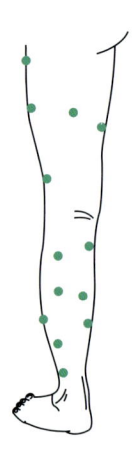

8．下肢後面の主なる治療点

10-6　臨床応用

(1) 痺証・経筋病
(2) その他
- スポーツ障害(短期間ですこぶる良くなるケースが多い)。
- 神経痛、筋肉痛、リウマチ、関節疾患。
- 筋の緊張、感覚の違和感、体表反応(圧痛、硬結、緊張等)。
- 呼吸器・消化器・婦人科疾患(脊際の硬結・鞕結を砕く)。
- 外傷、手術痕の違和感等。

10-7　注意事項

- 不適応症：鍼灸の絶対禁忌症・心臓弁膜症、狭心症、衰弱疾患等。
- 禁忌にすべき状況：高齢、小児、虚弱体質、過敏体質、興奮または精神異常、鍼を怖がる者、高熱、甚だしい高血圧・低血圧、疲労、飲酒時等。
- 禁忌部位：頭面、耳、胸部、手掌、足蹠、鼠径部(副挫刺法では可能な場合が多い)。

　挫刺鍼の刺激は比較的強いので、必ず臥位にて施す。刺激に過敏な者、鍼に慣れていない者、空腹時や寝不足時等には、脳貧血になることもあるので注意が必要である。

> **操作方法のコツ**
> - 患者に対して、刺鍼時の痛みに気を使いすぎると、結合組織の線維が取れないことも多い。慎重さのなかにも大胆さが必要である。

■脚注
1) 角田章『図説・挫刺針法』p.14、謙光社、1982
2) 前掲文献1) p.36

11 火鍼（かしん）

11-1 呼称について

　火鍼の呼称は、『霊枢』経筋、『素問』調経論では「燔鍼」、『霊枢』官鍼・経筋、『素問』調経論、『鍼灸甲乙経』巻之五、九鍼九変十二節五刺五邪第二では「焠刺」、『傷寒論』では「焼鍼」、『備急千金要方』では「白鍼」、『本草綱目』火部第六巻では「煨鍼」、『鍼灸資生経』等には「火鍼」の記載がある。

　本書では、鍼を焼いて刺入あるいは皮膚へ接触する各種の鍼法を総称して「火鍼」と表記する。

11-2 古典の記載

『霊枢』経筋第十三
経筋之病、寒則反折筋急、熱則筋弛縦不収、陰痿不用。陽急則反折、陰急則俛不伸、焠刺者、刺寒急也、熱則筋縦不収、無用燔鍼。

経筋の病は、寒すれば則ち反折筋急し、熱すれば則ち筋弛縦して収まらず、陰痿して用いず。陽急すれば則ち反折し、陰急すれば則ち俛して伸びず。焠刺は寒急を刺すなり、熱すれば則ち筋縦み収まらざれば、燔鍼を用うるなかれ。

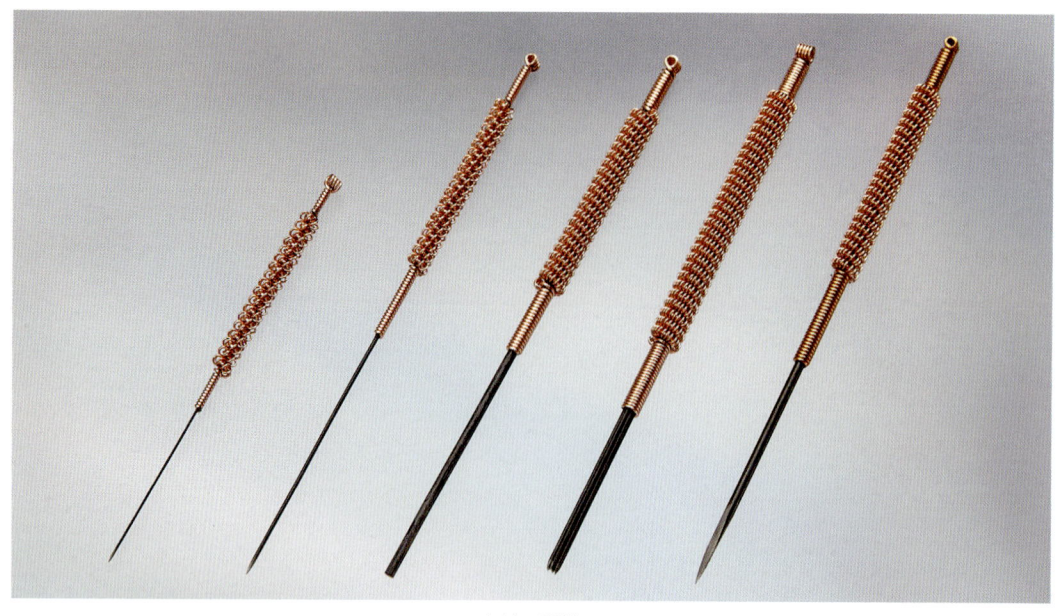

火鍼の形状
左から、火鍼(0.40×[25/69]㎜、細)、火鍼(0.50×[43/90]㎜、中粗)、火鍉鍼(1.50×[38/92]㎜)、三頭火鍼([26×92]㎜)、三稜火鍼(1.60×[34×103]㎜)　いずれも中国製

燔鍼は筋の寒急するものに施すため、熱を以って寒を治する正治の法を示している。

『素問』調経論第六十二
病在筋、調之筋。病在骨、調之骨。燔鍼劫刺其下及与急者。病在骨、焠鍼薬熨。
病筋にあれば、これを筋に調う。病骨にあれば、これを骨に調う。その下を燔鍼劫刺して急する者に及ぶ。病骨にあれば、焠鍼薬熨す。

　寒による筋の痺病には燔鍼で治療し、病が骨にあるときは焠鍼(火鍼)や辛熱性味の生薬を用いて、その部分を湿布するとよいということである。

11-3　古典に記載される臨床応用

『傷寒論』二十九条
傷寒脈浮、自汗出、小便数、心煩、微悪寒、脚攣急、反與桂枝湯、欲攻其表、此誤也。得之便厥、咽中乾、煩躁、吐逆者、作甘草乾姜湯與之、以復其陽、若厥愈足温者、更作芍薬甘草湯與之、其脚即伸、若胃気不和、譫語者、少與調胃承気湯、若重発汗、復加焼鍼者、四逆湯主之。
傷寒脈浮、自汗出で、小便数、心煩し、微悪寒し、脚攣急するに、反って桂枝湯を与えて、其の表を攻めんと欲するは、此れ誤り也。之を得て便ち厥し、咽中乾き、煩躁、吐逆する者は、甘草乾姜湯を作りて之を与え、以て其の陽を復す。若し厥愈で足温まる者は、更に芍薬甘草湯を作りて之を与うれば、其の脚則ち伸ぶ、若し胃気和せずして譫語する者は、少しく調胃承気湯を与う、若し重ねて発汗し、復た焼鍼を加うる者は、四逆湯之を主る。

　重ねて発汗させた場合や、焼鍼にて発汗を加え、亡陽し、手足厥逆を現すに至った場合の処置について述べている。

百十二条
傷寒脈浮、醫以火迫劫之、亡陽、必驚狂、臥起不安者、桂枝去芍薬加蜀漆牡蠣龍骨救逆湯主之。
傷寒脈浮、医火を以て之を追劫し、陽亡び、必ず驚狂し、起臥安からざる者は、桂枝去芍薬加蜀漆牡蠣龍骨救逆湯之を主る。

　焼鍼等による火攻で発汗させたことにより、亡陽、火熱内攻して驚狂を引き起こしたときの処置について述べている。

百十四条
太陽病、以火熏之、不得汗、其人必躁、到経不解、必清血、名為火邪。
太陽病、火を以て之を熏じて、汗を得ざれば、其の人必ず躁ぎ、経に到りて解せざれば、必ず清血す、名づけてを火邪となす。

火熱内攻して清血するものも火邪のためであることを述べている。

百十七条
燒鍼令其汗、鍼處被寒、核起而赤者、必發奔豚。氣從少腹上衝心者、灸其核上各一壯
與桂枝加桂湯更加桂二両也。

燒鍼し其れをして汗ならしめ、鍼處寒を被り、核起りて赤き者は、必ず奔豚を発す。気少腹より上りて心を衝く者は、其の核上に灸すること各一壮なり。桂枝加桂湯を与う、更に桂二両加うなり。

　焼鍼という火攻で奔豚を発する者に、核上に灸し、寒を去り、気を下げる処方で対処することを述べている。

百十八条
火逆下之、因燒鍼煩躁者、桂枝甘草龍骨牡蠣湯主之。
火逆し之を下し、焼鍼に因りて煩躁する者は、桂枝甘草龍骨牡蠣湯之を主る。

　火攻により、煩躁した場合の処置について述べている。以上、『傷寒論』から５例引用したが、全て誤治の例である。

『本草綱目』火部第六巻　神鍼火
「神鍼火とは、五月五日に東方へ伸びた桃の枝を取り、太さ雞子ほど長さ五〜六寸の木鍼に削って乾かしたものである。これを用いるには、まず綿紙三五枚を重ねて患部へ当て、鍼に麻油をつけ、それに火をつけて吹き滅し、熱に乗じて鍼をするものである。
心腹冷痛、風寒湿痺、附骨陰疽、凡そ筋骨に在って隠痛するものにこれを鍼すれば、火気が直ちに病所に達して甚だ効がある。」

　ここでは、神鍼火という桃の枝を焼いて使う方法が、冷えや湿を伴った症状に用いると効果があることを述べている。

『本草綱目』火部第六巻　火鍼
「…鍼を焼き、鍼全体を赤く焼いて用いる。赤くないもの、冷えたものを用いては却って人に害を及ぼし、病を去り得ない。鍼は火筋鉄を用いて造るが佳し。点穴の墨記は明白に、正確にする必要がある。もし其の箇所を差えば功がない。
風寒筋急、攣引痺痛、癱緩不仁のものには鍼を下して直ちに抜き出し、急にその孔穴を押し揉めば疼きが止む。押し揉まねば疼きが甚だしい。癥塊、結積、冷病の者には鍼を下してゆるゆる抜き出し、そして転動して汚濁を発出する。癰疽発背の化膿して頭のないものには鍼して膿を潰出さす。其の場合は孔穴を押し揉んではならぬ。凡そ火鍼を用うるに注意すべきことは、甚だ深過ぎれば経絡を傷め、甚だ浅過ぎれば病を去り得ない。要はその程度要領の適中を得るに在るので、

鍼を用いた後発熱悪寒すれば、それは病に適中したのである。凡そ病の顔面に在るもの、及び夏季に湿熱の雨脚に在るものには、いずれもこれを用いてはならぬ。」

ここでは火鍼について、風寒による筋の痛みや痙攣等には鍼をした後に鍼孔を押し揉んだほうがよいことや、逆に化膿しているような場合には鍼孔を揉んではならないこと等を述べている。

11-4　火鍼具

材質：タングステンとマンガンの合金（Fe、ステンレスも可）。
鍼尖：少し丸く鈍くてよい。
鍼体：赤熱に耐えうる堅硬なもの。
鍼柄：持ちやすさと熱の隔離できるもの。
補助器具：アルコールランプ、鉗子、95％アルコール(燃料用)や消毒用アルコールが必要である。

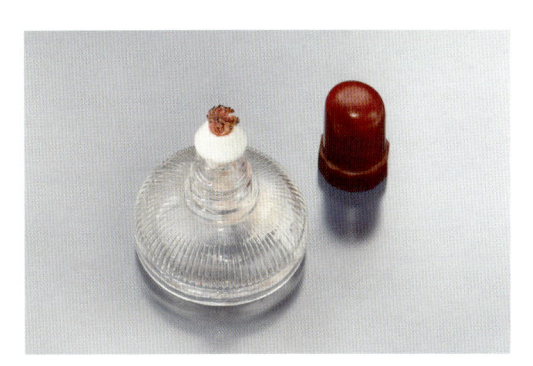

写真 11-1　アルコールランプ　　　　　　　　写真 11-2　鉗子

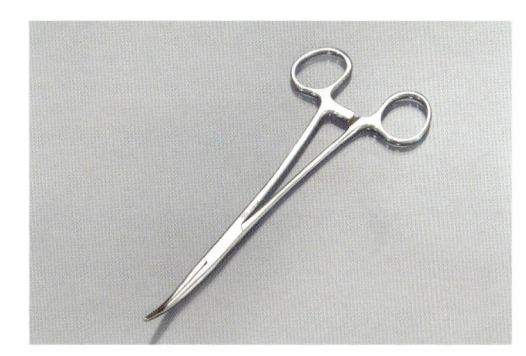

11-5　種類

（1）点刺火鍼：下記の3種類に分ける(北京三通法・賀普仁の分類)。
　　1）細火鍼　：直径＝0.50mm以下。顔面部、四肢で肉肉の薄い部分、老人、小児、体質虚弱な患者に適する。
　　2）中粗火鍼：直径＝0.70〜0.80mm。上述以外に広く利用できるが、日本では細火鍼あるいはそれ以上細い鍼で十分成果がある。
　　3）粗火鍼　：直径＝1.10mm。リンパ結核、乳腺炎、腱鞘膿腫、癰疽、疣等に適する。

（2）散刺火鍼：三頭火鍼が利用されている。直径＝0.75mm。老年班(老人性シミ)、雀班(そばかす)、疣類等に適する。

（3）烙刺火鍼：平頭あるいは鈍円状の火鍼で、平頭火鍼、火錠鍼が含まれる。浅表潰瘍、肛裂、浅表血管瘤、内痔、白斑等に適する。

（4）割烙火鍼：火鈹鍼等が含まれ、外科的に利用。外痔、高凸の瘤等に適する。
（5）電火鍼　：電源を利用した火鍼。

11-6　操作法

(1) 準備段階

1) 鍼を熱する方法 ①／アルコールランプ

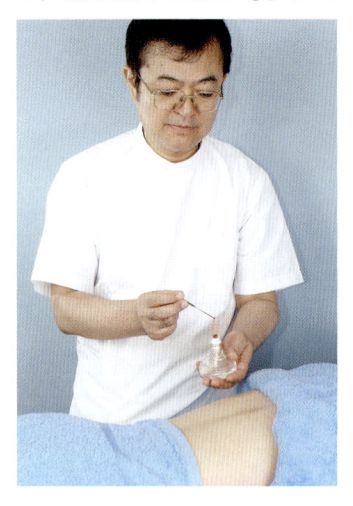

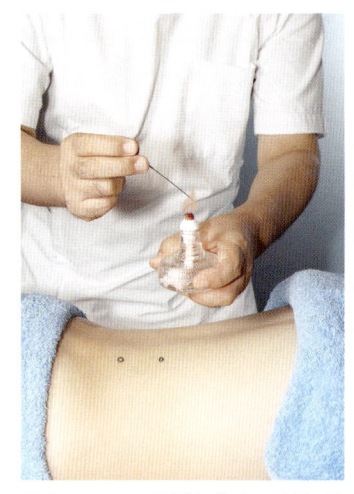

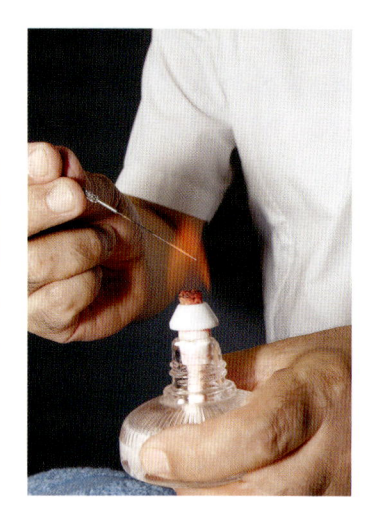

写真11-3　火鍼を熱する方法 ①
①拇指と示指・中指で、鍼を写真のように保持する。
②アルコールランプに点火し、鍼体が赤くなるまで加熱する。

2) 鍼を熱する方法 ②／鉗子

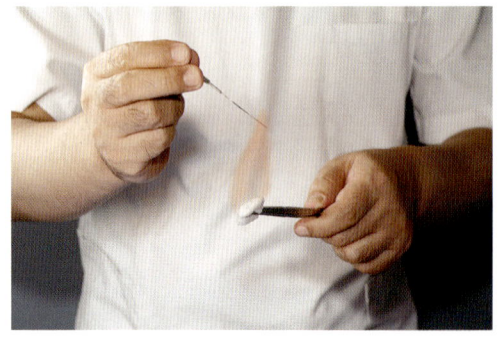

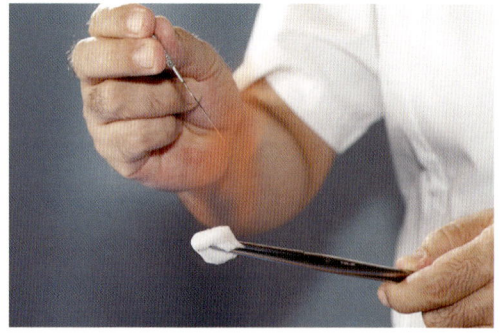

写真11-4　火鍼を熱する方法 ②
鉗子にアルコール綿花を挟み、点火し鍼体が赤くなるまで加熱する。

11 火鍼(かしん)

■悪い例

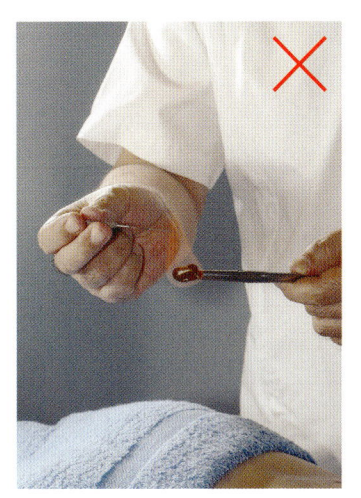

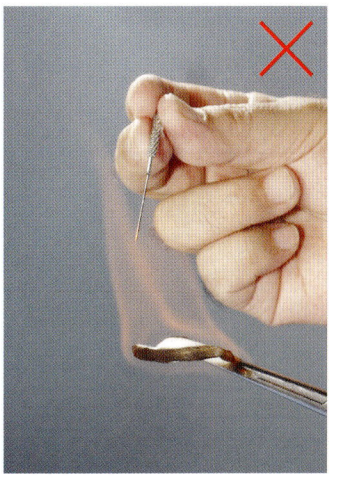

写真 11-5　火鍼を熱する方法の悪い例
- 綿花を黒くなるまで燃やすと、焦げくさい臭いがする。
- 火力も弱くなり、鍼が赤くなりにくいので、新しいものと取り換える。
- 綿花をそのまま使用すると、炎が広がりすぎて鍼が赤くなりにくい。

（2）基本操作

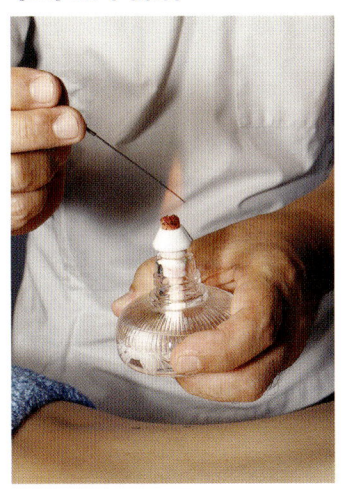

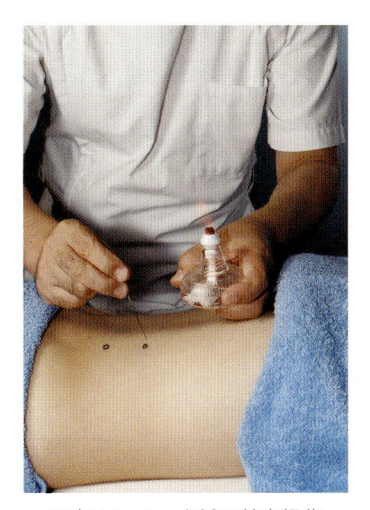

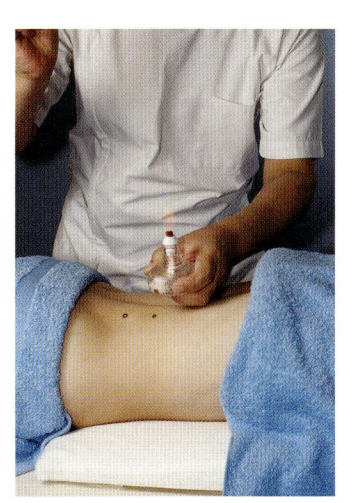

写真 11-6　火鍼の基本操作

①鍼体が赤くなるまで加熱する。
②刺入・抜鍼の動作は瞬時に行う。
③通常、置鍼は行わない（必要な場合でも 1～5 分位でよい）。
④抜鍼の際、出血に備え、ガーゼを用意しておく。出血した場合は、ただちに鍼孔を圧迫する。
⑤刺鍼後、刺入部位に 5～10 分ほど手を当てるとジーンとした疼きが早く寛解する。また、刺入部位を指で圧迫しても疼きが消える。

第2章　九鍼実技（その他の鍼法・灸法）

■じゃがいも練習法

a

b

c

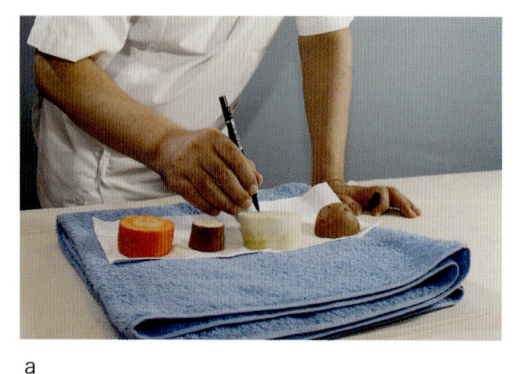

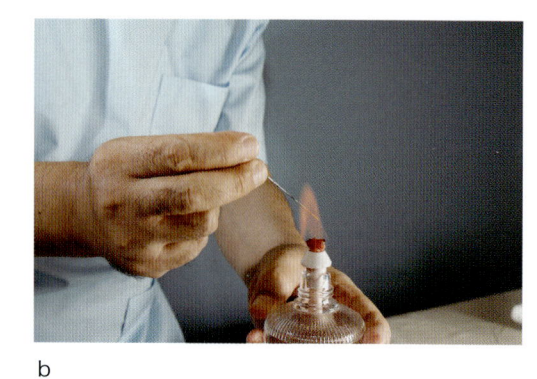

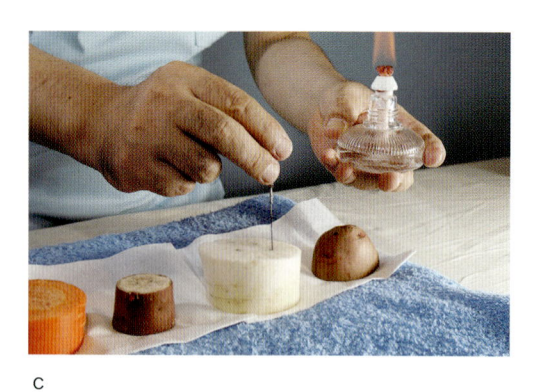

写真11-7　火鍼のじゃがいも練習法（a～c）

①半分に切ったじゃがいも等、野菜にマジックで印をつける（a）。
②アルコールランプに点火し、鍼体が赤くなるまで加熱する（b）。
③「ジュッ」と音がするように鍼尖が熱い状態で、すばやく刺鍼できるように練習する。
④マジックの印に命中するように練習する。
⑤深さをイメージ（1㎜、5㎜、20㎜）して刺鍼練習をする。
⑥火鍼の太さ・長さを変えて③～⑤の練習をする。
⑦じゃがいもに慣れたら、固さの違うもので練習をする（左から、人参・さつまいも・大根・じゃがいも）。加熱が弱いと刺鍼した後じゃがいもからはずれにくい。

11-7　火鍼刺法

（1）経穴刺法：弁証取穴（細火鍼・中粗火鍼が適する）。
（2）痛点刺法：圧痛点の気血疏通により、痛みを緩解できる。筋肉、関節病変、各種神経痛等に適する。ときにやや深く刺鍼する。
（3）密刺法：増殖性、角質化性の皮膚疾患に利用できる（例：魚眼・タコ等）。
（4）囲刺法：病の局部を取り囲む火鍼法の一種である。刺鍼部位は、病の局部と正常組織との境界である。皮膚科、外科疾患によい（例：大きなイボ等）。
（5）散刺法：病の部位に散鍼する。麻木、痙攣、痛証、痒みの疾患によい。1.0～1.5cm間隔で施術する。

11-8　抜鍼速度による分類

（1）快鍼法：赤く正確に。速刺速抜する。多疾患に利用できる。
（2）慢鍼法：1～5分位置鍼する。袪腐排膿、化瘀散結の作用があるため、リンパ結核膿瘤、嚢腫等、各種壊疽組織と異常増生による疾患に利用できる。

11-9　適応病態・治効作用

「寒＋気滞（血瘀）」、気血両虚、気滞＋寒湿＋血瘀・瘀血を兼ねた経筋病・五蔵の病・痺証・痿証・皮膚疾患等に適する。「壮陽・温経散寒・舒筋・行気血」。

11-10　臨床応用

（1）中医弁証による臨床応用
　　1）寒湿痺：寒湿による関節炎、腰腿痛等の痺証
　　2）癥瘕：腱鞘嚢腫、子宮筋腫、卵巣膿腫等
　　3）腎陽虚：腰痛、陽萎（インポテンツ）、遺精、頻尿、痛経等
　　4）痿証：末梢神経炎、肌膚麻木等
　　5）喉喘：気管支喘息、慢性気管支炎、肺気腫等
　　6）気陥：胃痛、胃下垂等
　　7）経筋病：十二経筋による痛み、冷えによる筋肉の痛みとひきつれ

（2）婦人科、内科（消化器・泌尿器・呼吸器・循環器等）、整形外科疾患等幅広く使える。
　　※膿瘍・痙攣・湿疹・白斑・瘡口等にも利用できるが、熟練してから施す。

11 – 11 　注意事項

- 火鍼後の反応として、鍼孔に痒み・ほてり・赤みが出るが、心配ないと患者に伝える。必要に応じて火傷時の軟膏(紫雲膏、太乙膏等)を利用する。
- 火鍼後は清潔にし、感染しないようにする。必要なら火傷時の軟膏を利用する。
- 火鍼治療当日は感染・生活・飲食に注意する。
  - 感染：入浴・運動による発汗等
  - 温熱系飲食：香辛料・肉類・甘味食・酒類等(火鍼痕が熱のため、赤く腫れたり化膿する可能性が大きいため)
  - 寒涼系飲食：生物・果物・生野菜・冷飲・冷食等(火鍼の効果を減退させるため)
  - 痰湿系飲食：乳製品・甘味飲食等(火鍼痕が化膿しやすくなるため)
  - 房事を慎む：腎陰虚・腎陽虚となるため

11 – 12 　禁忌

- 実熱・血熱・表熱・裏熱等には不適である。また、神経過敏・飢餓・過労時・糖尿病の人には適さない。内臓・主要器官は避ける。どうしても必要と考えられるときは、一穴だけ試し打ちを行い、次回その反応をみてから判断する。

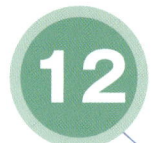

12 打鍼（だしん）

12-1 打鍼について

　打鍼は無分斎（無紛、小河無分）という禅僧が創始したといわれ、圓利鍼から派生したと考えられる。経鍼（けいはり）を小槌で打ち、邪気を払い正気を集めて五蔵六府を調整する鍼法である。

　「打鍼の本意は腹ばかりに用いて外の経にかかわらぬぞ。」（『鍼灸抜萃』）といわれるように腹部の診察により、腹部だけで治療を完結し、手法も槌で鍼を打ち込むという中国にはみられない日本独自の鍼術である。中興の祖といわれる御薗意斎（松岡または山田）によりさらに理論化された。

12-2 打鍼の理論

　意斎は治療によって無分の術を信奉していた大徳寺の沢庵宗彭と鍼術の一助となるものを『医経小学』及び『医学正伝』の中の数言を抄出して一巻とした。これは後陽成天皇の勅命よって、『陰虚本病』として開版された。その内容を要点のみ書き出すと『医経小学』「陰虚本病」は下記のようになる。

（1）陰は虚しやすく、陰虚が病の本である。
（2）病は全て陰虚火動（相火の独り盛んな状態）による。

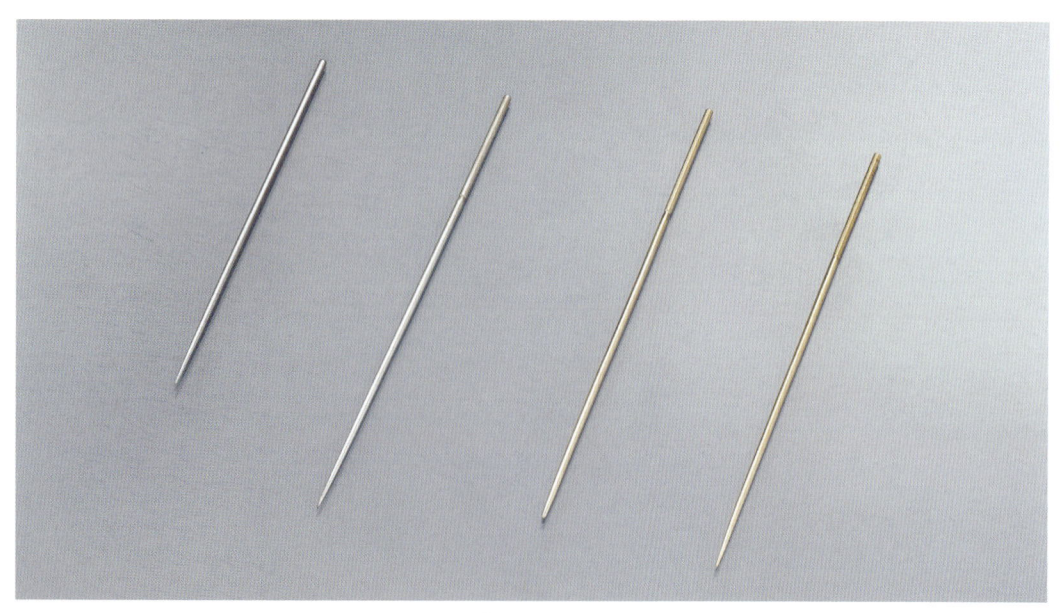

打鍼の形状
左から打鍼（1.50×76㎜、SUS）、打鍼（1.50×94㎜、Ag）、打鍼（1.50×94㎜、Au、卵型）
打鍼（1.50×94㎜、Au、スリオロシ型）

（3）水(腎)火(肝)の変病を治すには虚を助け益せ。
（4）治病の根本は土(脾胃)水を益すことである。

『医学正伝』或問第五条
形診の大事。有余のものは瀉し、不足のものは補すの意。
或問第二十三条
針刺は但だ瀉有りて補無し。

　意斎の高弟であった森家の家伝書『意仲玄奥』には、診察から「人の生命」であり、「十二経の根本」でもある腎間の動気を察知して、邪気を除いていくかを解説している。また、実際の刺法に関しては『鍼道秘訣集』に詳しい。
　その選択理由として、下記のものが挙げられている。

（1）不問診
（2）診断即治療
（3）直観による感ずる手
（4）反応が速い
（5）腹壁への響き、振動の効果

12－3　打鍼の器具

(1) 小槌…槌＋柄
①槌：象牙で作り内部に鉛を詰め、両面に鞣皮を張ったもの、黒檀等でつくられた槌の一面を凹かにして皮を張りつけたもの、黒檀等から削り出したもの等がある。
②柄：昔は、柄の前後あるいは左右に鍼を容れるくり抜きがあり、鍼の長短等で形が異なっていたが、現在は感染症の問題もあって、そのような造りはしていない。

(2) 打鍼
1）打鍼の形状
『鍼道秘訣集』に「鍉鍼・圓利鍼合一」のごとくとの記載がある通り。

2）鍼尖の長さ
鍼の長さは7〜10cm程度、鍼頭の太さは1.0〜1.2mm程度である。

3）打鍼の鍼尖形状
刺入しないものは、鍼尖が卵型になっている。また刺入するものは鍼尖がスリオロシ型になっている。

4）鍼の材質による違い

　打鍼には、金、銀、ステンレス等が使われる。金や銀は刺激の質が穏やかであるので、広く用いられている。これに対してステンレスは硬度が高く、より強い刺激を与えることができるので、気滞血瘀の甚だしい場合等に用いられる。

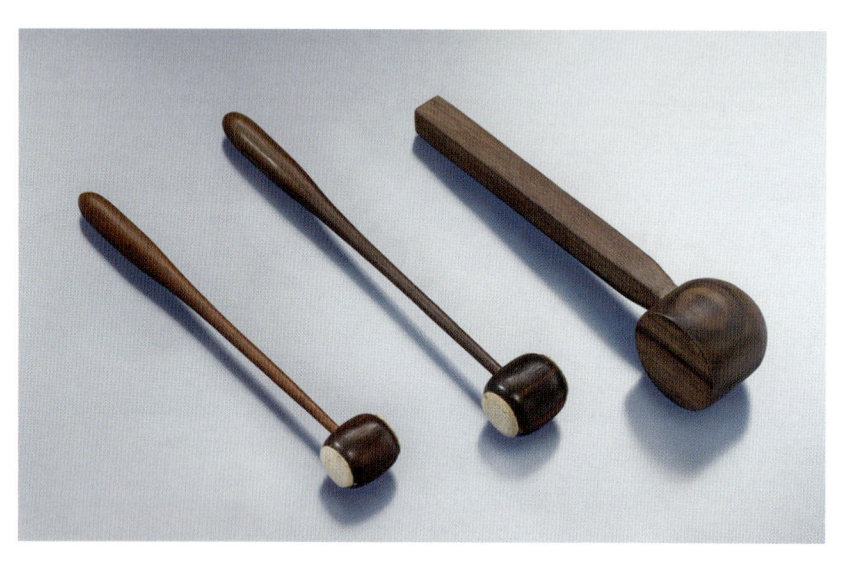

各種打鍼の槌
左から槌（125㎜、鉛入り・小）、槌（140㎜、鉛入り・大）、槌（130㎜、黒檀・無垢）

12-4 操作法

(1) 打鍼の押し手

打鍼の押し手は、鍼を正確に保持し、安定させることが第一の目的となる。鍼の構え方の具体的な手順は下記の通りである。

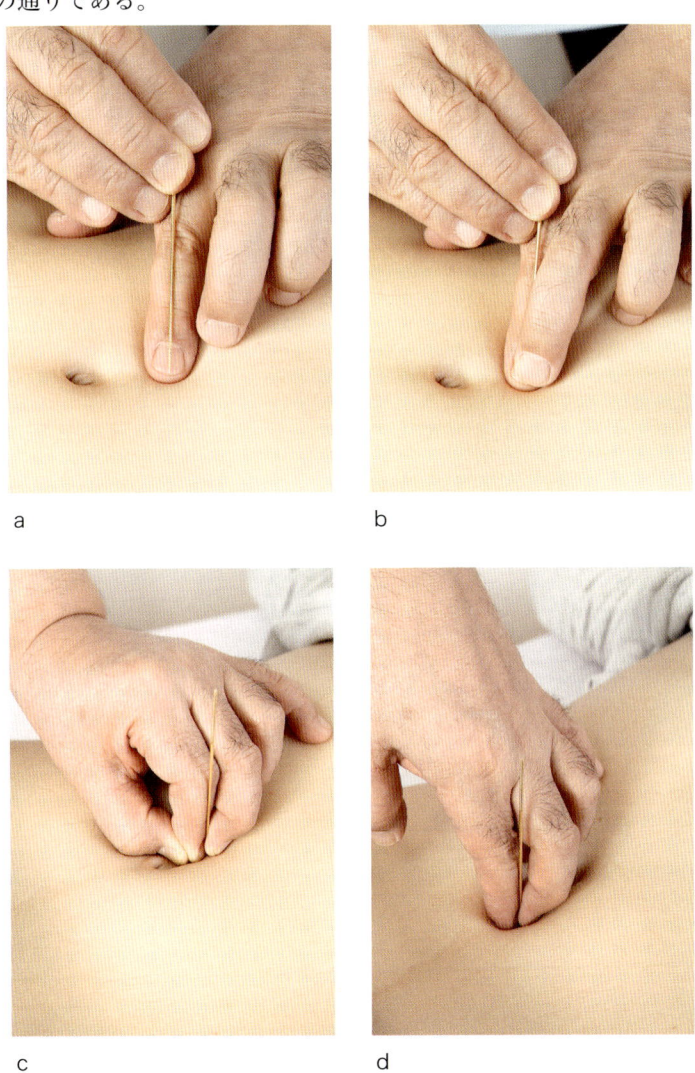

a　　　　　　　　　　　　b

c　　　　　　　　　　　　d

写真12-1　打鍼の押し手（a～d）

① 示指の背面に打鍼を沿わせるように当てる（a）。
② 中指の指腹で上から押さえて固定する（b）。
③ 手首を立てるようにしながら鍼を皮膚面に対して垂直に立て、さらに拇指を当てて安定させる。上下圧を調節し、鍼尖が邪のある部位に近づくようにする（c）。
④ 薬指の力は抜き、軽く屈曲させるようにする（d）。
⑤ 小指は屈曲させても伸展させてもよいが、構えを安定させるために小指をしっかり意識することが大切である。
⑥ 打鍼に慣れてきたら、左拇指をはずして施すと、より強く深い振動を与えることができる。

押し手には、鍼の振動を調節する役割もある。鍼を強く挟めば振動は制限されるが、挟む力が緩すぎると鍼がぐらついてうまく振動が伝わらない。目的とする邪の状態によって変化させることが求められる。

さらに、押し手は施術の結果をフィードバックする役割をもっている。特に示指と中指の指の先端を通じて伝わってくる感覚（バイブレーション）に敏感になる必要がある。

まず、鍼を構えたときに指尖を通じてこれから打鍼を施す場所の状態を確認する（どの位の深さか、どの程度の硬さか、範囲はどの位か等）。そして、鍼を叩打することにより、鍼尖から目的とする邪に向けてバイブレーションを送ると、邪にあたって跳ね返ってくる。その跳ね返りを示指と中指の指尖で捕えながら邪の変化をつかんでいく。

弛緩している部位に打鍼を行うと、指尖には緩いバイブレーションが伝わってくるが、しばらく叩打していると弛緩部位が締まってきて、張りがあるバイブレーションに変化する。例えていうと、叩いている太鼓の皮が、緩んでいた状態からきちんと締まった状態に変化したような感覚である。

硬結部位に打鍼を行うと、指先には広がりのない一点に集中するようなバイブレーションが伝わってくる。例えていうと、壁に向かって投げたボールがそのまま戻ってくるような感覚である。こうした部位に手技を施していると、硬結が緩んできて、それとともに指尖に伝わるバイブレーションも広がりをもち、適度に張った太鼓を叩くような感覚に変化する。

（2）打鍼の刺し手（小槌の使い方）

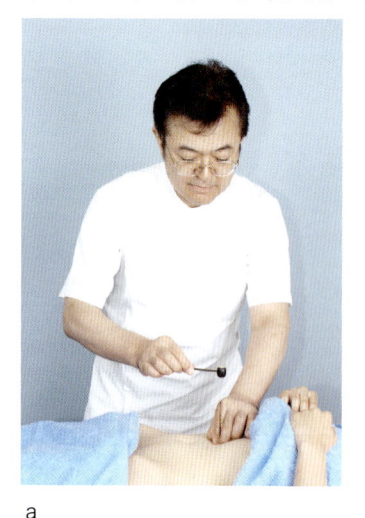

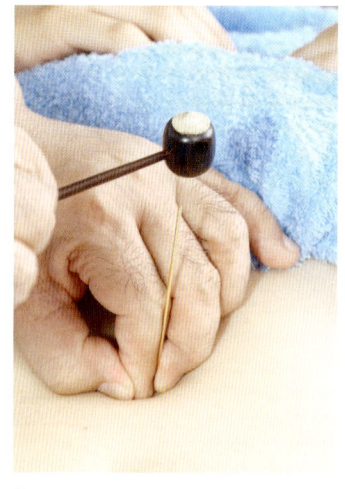

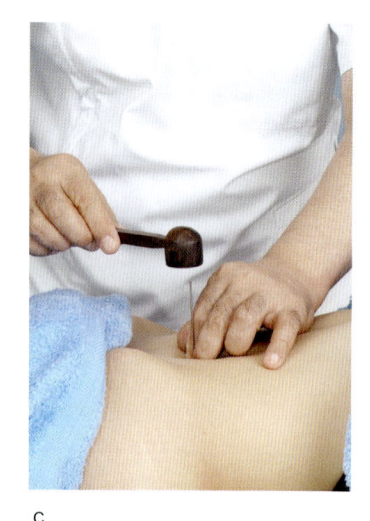

写真12-2　小槌の使い方（a〜c）

打鍼では、他の鍼とは違い、小槌で鍼頭を叩打する。

小槌の柄は、拇指と示指、中指でつまむように保持し、薬指と小指は添える程度にする。あまり強い力でつまむと上肢全体に力が入ってしまうので、軽い力できちんと保持できるようにすることが大切である。

鍼を叩打するときは、肘を支点にしながら、小槌の重みを利用して、前腕全体で打つようにす

る。正確に鍼頭の真上から垂直に打つようにする。手首のスナップだけで打つと、打つ方向と強さが一定になりにくいので、避けたほうがよい。

　鍼を打つときには、管鍼法の弾入のように、リズムよく打つ。また、軽く打つか重く打つか、速く打つか遅く打つかという区別がある。軽く打つのを陽打、重く打つのを陰打というが、これは治療対象とする邪の存在場所と性質によって、臨機応変に刺激の仕方を変える必要があることを意味している。常に同じリズムと強さで打つのではなく、その場の相手の状態にあわせて、刺激量を決定していかなければならない。

(3) 打鍼の実際

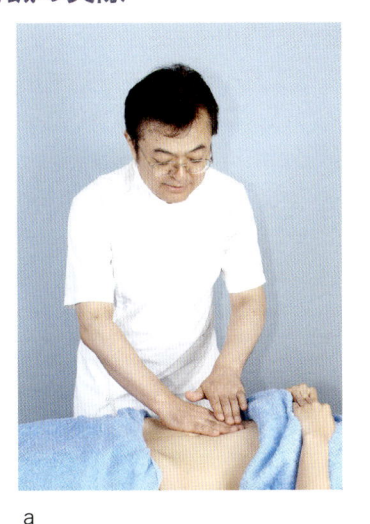

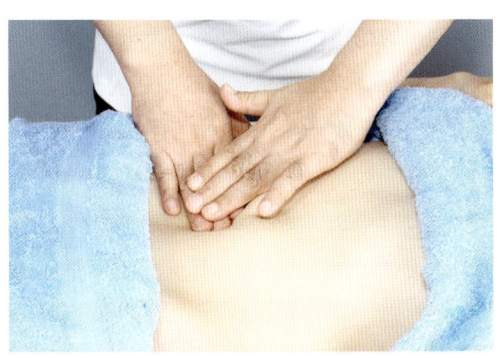

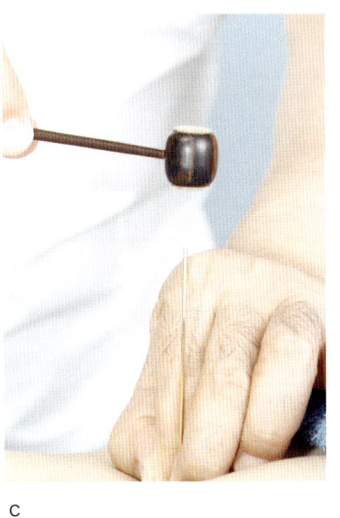

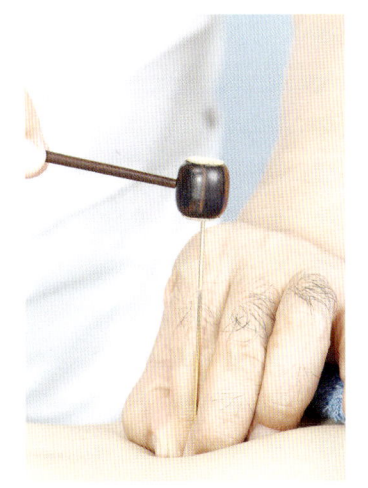

写真12-3　打鍼の実際(a～e)

①まず腹診を行い、腹部の状態を把握する。
②次に穴処を定め、押し手にて鍼を立てる。
③「皮を出ずるに痛まざるように打つ」ごとく、ちょうど管鍼法の弾入のときのように打つ。
④軽軽、重重、軽重のごとく、リズムをつけて調子よく打つ。

12-5　打鍼の施術対象

　打鍼は腹部のみを施術対象とする特殊な鍼法であり、腹部に全身を投影し、そこに治療することで効果を全体に及ぼしていく。そのため、後述するように、打鍼特有の腹診法が発達してきた。

　では、打鍼は腹部のどのような場所に用いるとよいのだろうか。主たる対象は気血の鬱滞に伴う緊張や硬結、圧痛等がある場合、即ち邪が存在する場所である。ピンポイントの一点というよりは、面的な広がりをもつことが多い。また、平面的な場所を特定するだけでなく、三次元的に場所を把握していく。

　表皮から蔵府までの間を、表層、中層、深層の三層に分けて考えていくと便利である。どの層に邪があるか、別の層はどうなっているか等を総合的に判断し、施術をする場所を決定していく。邪がどの層に存在するかによって、押し手の圧や叩打の強度が変わってくる(表12-1)。

　図12-1は、押し手は中按で、上下圧をしっかりさせ、鍼の尖端が目的とする邪に近づくようにしてから叩打する。そして、音が軽快に変化したところを刺激の限度とする。

　このように、押し手の圧は、邪の存在する深さによって変えていく。これと同時に、小槌を打つ力やリズムを変化させる。

表12-1　邪の存在場所における押し手の圧と叩打の強度

邪の存在場所	押し手の圧	叩打の強度（気滞血瘀の程度によって変わる）
表層	軽按	軽打〜中打
中層	中按	軽打〜重打
深層	重按	軽打〜重打

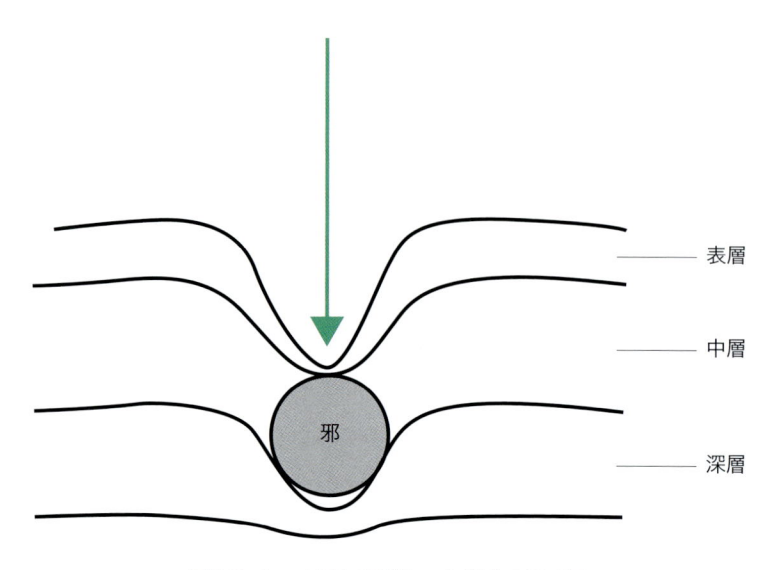

図12-1　中層に邪があった場合の模式図

12−6 打鍼の診察法

　前述の通り、打鍼を施すときには診察から診断、治療に至るまで全て腹部で完結する。診察法は腹診を意味するが、流派によって臓腑の配当は若干異なる。夢分流臓腑の図は、取り上げられることが多い(図12-2)。

　また、刊行されることがなかったため、多賀法印流の臓腑配当はあまり知られていないが、腎通りや腹筋等の独自の診断・治療点があるので図12-3、図12-4を参照していただきたい。

　また多賀法印流の諸写本には、夢分流の『鍼道秘訣集』には具体的記載がない、診断・治療点別の対応する症候が書かれている[1,2]ので、臨床に際してはこれを症候別にまとめ直すと使いやすい。例えば食欲不振ならば、上脘、胃腑、左右脾募(脾補)、左右腹筋、肩痛ならば左右脾募(脾補)、左右腹筋、左腎という具合である。

　初学者でまず打鍼を導入してみたいと思われている方は、『鍼道秘訣集』の次の二つの腹の診方から習得していけばよいであろう。

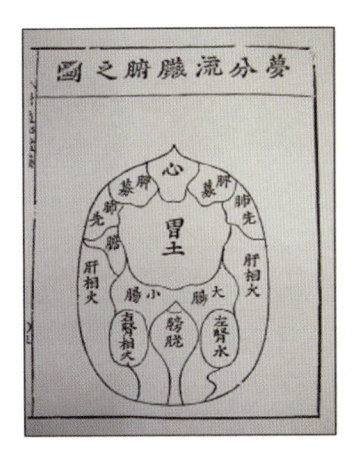

図 12-2　夢分流臓腑の図

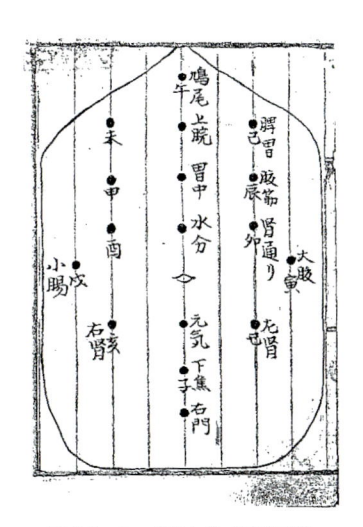

図 12-3　『宗与法印流医道』腹位図
（森ノ宮医療学園はりきゅうミュージアム所蔵）

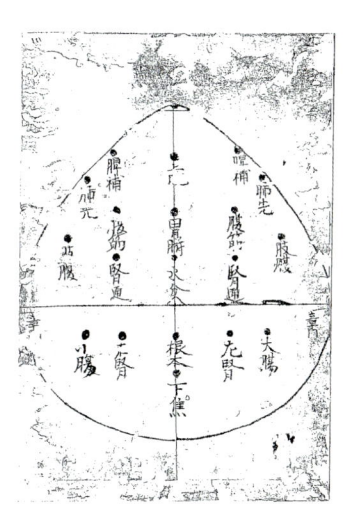

図 12-4　『医書(本無生死論)』腹位図
（大塚修琴堂文庫所蔵）

(1) 臓腑診法

臓腑の配当とその特徴については、表12-2を参照のこと。

(2) 上下診法

臍を基準に水平線を引き、その上下の状態を比較する腹診である。上下を虚実で分類するため、四つの状態に分類される。

1) 実之虚(上実下虚)

上気して息が短い、食後の居眠り、肩や胸の痛み、ため息やあくび、腹が気持ち悪い。

2) 虚之実(上虚下実)

無病ならば問題なし。

下痢、腰痛、排尿困難、淋病、便秘、婦人病、月経困難、下腹部の痛み。

表12-2 臓腑分類

臓腑	場所(穴も含む)	臓腑に邪気在るときの疾患	特徴	その他
心臓	鳩尾、巨闕中心 両脾募に挟まれた広がり (鳩尾を心臓と號す)	目眩、頭痛、舌の障害、不眠、心悸、胸痛、心痛、感冒、喘息、肺気腫、人事不省(胃土、脾募から心を衝く)	剣状突起から上に上げると邪気がわかる。胃土の邪と重なることあり	邪の区別 色・圧痛で判断
脾募	不容を中心に肋骨弓上にも出現 (鳩尾の両傍を脾募と號す)	脾募の病として手足口唇の煩い、肩痛、肩腕症候群、脾胃病、瘧疾等	腎臓病(中・末期)(脾胃⇔膀胱腎)表層から深部	首肩関節は同側の不容へ
肺先(はいさき)	期門中心、期門上1横指まで邪気が広がる (脾募の両傍なり)	息短く、喘息痰出、感冒(風寒：心下より) 喘息(脾胃、腎、肝相火に出やすい)上半身の病へ(肩、肘、手指)	右に出やすい (妊娠中、この邪を除くと流産のおそれあり)	肝相火 (手指の病)
肝臓 (肝相火)	左右章門〜居髎 (両章門・並びに章門の上下)	眼痛、疝気、淋病、胸脇攣痛、短気、腰痛、耳病、転筋、中風後遺症、眩暈、耳鳴、耳聾、寒気伴う	左右一方に緊張出やすい 上部の邪：上半身 下部の邪：下半身	足厥陰、少陽、帯脉 肝は実しやすい
胃土 (胃脘)	鳩尾下と臍上(上脘〜水分)	脾胃病、自閉、うつ病、精神不安定、狂病	最も広い部分。肝相火とともに多くの病の反応が出るところ	脾胃は邪気出やすく実しやすい
腎	水道、大巨中心	咽、耳病、眼病、婦人病、腰痛、冷え等	邪不明確	原著記載なし
膀胱	両腎の間(関元軸)	月経痛、子宮の病、膀胱、前立腺	火曳之鍼、腎と同様	原著記載なし
大腸 小腸	臍と天枢を含む	消化器疾患		原著記載なし

3）実実（上下実）

大病、心痛、大食傷。いずれも急に発病したり急死することがある。

4）虚虚（上下虚）

虚労、衰弱。

12－7　手技の分類について

打鍼は、施術対象となる邪を探し、そこに対して施術を行うことによって、邪を解消させることを目的とする。そのため、基本的には邪の場所を特定し、それに応じた強さで鍼を打っていくことができれば目的を達することができる。

参考までに、『鍼道秘訣集』に書かれている手技を表12-3（次頁参照）にまとめたので、各自で研究してほしい。

12－8　音の変化について

打鍼を行った際、刺激の限度を把握するためには、前述の押し手の指先に伝わってくる感覚とともに、鍼を打ったときの音の変化をとらえることも重要である（図12-5）。

実系統の音：鈍く、固い音がする。あまり響きは感じられない。
虚系統の音：緩んで力がなく、音を吸収してしまい、響きが出ない感覚。

こうした病的な状態が、打鍼によって改善してくると、適度に響く軽快な音に変化してくる。望ましい音に変化したところが刺激の限度である。

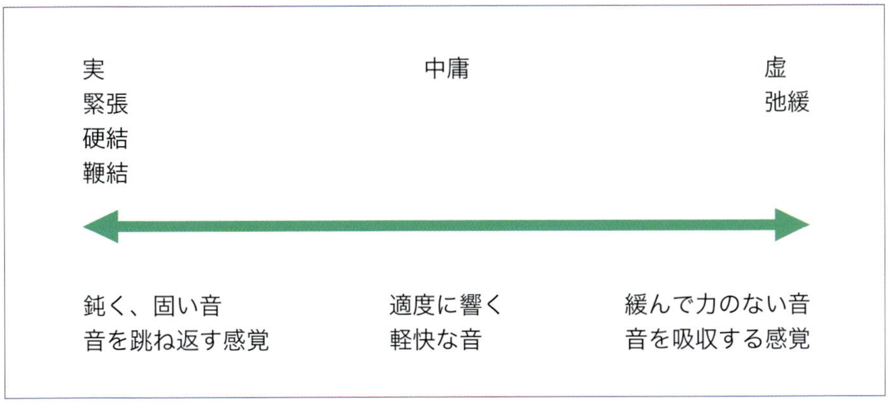

```
実              中庸              虚
緊張                              弛緩
硬結
鞭結

←――――――――――――――――――→

鈍く、固い音    適度に響く       緩んで力のない音
音を跳ね返す感覚 軽快な音         音を吸収する感覚
```

図12-5　体表部の状態と音の変化

表 12-3　手技分類

手技	目的	応用	特徴	その他
火曳之鍼	上実下虚「関元穴へ」（卵型）	産後血量、目眩、上気　月に産後3回位施す	多くの病の始めに使用、補法　上る気を曳き下す鍼	衝脉、肝・脾・任脉入る　「産後鍼の大事」参照
勝曇之鍼	大実証（圓利型）の養生鍼　寒傷の大熱・傷食	喘息、人事不省、心痛（浅深厚く邪気を伴う）	邪気あるところ、どこでも穴処定めず邪気を打ち払い、鍼を引きぬく。虚労・老人には使用しない	「実之虚」「実実」参照　「瀉鍼」
負曳之鍼	本態不明（卵型、圓利型）	慢性、難病、憑依病（諸病の問い鍼）	邪気不明確、深く沈んでいる　打鍼⇒順：邪気浮上⇒邪気抜く　逆：変化なし⇒打鍼の効果は望めない	問い鍼で穴処定めず鍼を施す
相曳之鍼	虚証（卵型）腹部全身弛緩、和する鍼	虚証、老人、養生鍼	接触鍼のごとく移動し邪気緩解後、すぐ抜鍼する（邪気と鍼：相曳に引く鍼）	補鍼　穴処定めず鍼を柔和に施す
止鍼	腎虚（卵型、圓利型）	腎陰虚火旺、腎陰陽両虚、両腎に施す	軽い邪に応じる（命門の相火の亢ぶりを鍼にて止める）	左腎→右腎へ鍼を施す
胃快之鍼	大食傷（圓利型）	胃腑に鍼、吐法（水分穴不使用）　腫気の人（水分穴）→手法は口伝	鍼尖上に向け荒々と刺す、自ら吐けぬ人、食を吐くと胃腑くつろぎ快となる。故に胃快の鍼という	
吐かす鍼	胃土、両脾募	吐法（1→2、3本）　胃土→脾募	鍼尖を上に向け深く刺す	傷寒に利用（邪気あるときのみ）
散ずる鍼	処不定（卵型、圓利型）	老人、小児等の虚証　気血の不順にて滞る病　気血を解く鍼	軽微な鍼、邪自ら緩解するのを待つ（大風吹き浮雲払うごとく）	心・気も軽く諸病に用いる　穴処定めず鍼を施す
瀉鍼（くだす）	下焦の邪（圓利型）	生殖器疾患、傷寒	臍下2～3寸両腎の間へ下に向けて深刺	瀉鍼
車輪之法	不可分性を徹底させる	慢性、難病（邪気ある所のみ鍼）	両脾募、肺先、章門、腎、胃腑の邪を少しずつ取る（ここにて療治すると車輪のごとく療治早まる意）	章門・両腎・胃土、見分けて療治

12-9　刺入する場合と刺入しない場合

　打鍼には刺入するタイプ（スリオロシ型）、刺入しないタイプ（卵型）がある。いずれを用いるかにかかわらず、鍼尖を邪の近くまで持っていくことには変わりはない。そのためには、上下圧を調節する必要があることはすでに述べた。

　卵型の打鍼は、表層や中層部を中心に、弛緩している部位や比較的柔らかい硬結・鞭結部位、

軽い気滞血瘀に用いるとよい。スリオロシ型の打鍼は、層にとらわれず、強い緊張や固い硬結・鞭結部位、重い気滞血瘀に用いるとよい。

いずれの鍼を使う場合でも、単に硬結・鞭結部位まで鍼を刺入すればよいわけではない。刺入の深さは1～2分程度でよいが、押し手の上下圧を調節することで、硬結・鞭結の際まで鍼尖を送り、硬結・鞭結全体にバイブレーションを送るように手技を施していく必要がある。

12−10　臨床応用

最近の傾向として、次のような状態が多くみられる。

（1）実之虚（上実下虚）

この場合には、火曳の鍼を施した後、上実の部分に軽く瀉法をする。

（2）腹部全体に邪気充満し、丹田が虚している

この場合には、火曳の鍼の後、車輪の法を施す。

（3）下腹部に気滞血瘀がある

この場合には、瀉す鍼を施す。

（4）呼吸器や循環器の疾患をもっている

この場合には、心、脾募、肺先、胃土、膀胱へ鍼をする。

12−11　注意事項

●心持ちの大切さ

（1）禅の境地の重要性（無心）
（2）三つの清浄（真我の重要性）
　①貪欲の心（むさぼり）：病が心の鏡に映って観えない。
　②瞋恚の心（いかり）　：心の鏡を暗くする（身体は天からの借りもの）。
　③愚癡の心（おろか）　：無我の心・仏の心からの分離。

人間の五感（視、聞、臭、味、触）に、思いを加えて六根という。何かに対して「いいなぁ」と思うことは全て貪欲の心につながっていく。「嫌だな」と思うことは全て怒りの心につながる。ここでは、医療者の基本的な心構えを禅の立場から述べてあり、参考になる。

■脚注
1）「医書（本無生死論）」『多賀法印流医書集成1』、和方鍼灸友の会、2004
2）「宗与法印流医道」『多賀法印流医書集成3』、和方鍼灸友の会、2006

13 灸法（きゅうほう）

■ 13-1　灸法にまつわる字義

(1)「灸」の字義
　会意兼形声文字。火と久(つける、押し当てる)を組みあわせて、火を押し当てて病を拒ぐものの意を表す。字義は、「やいと。艾を肌に点じ。之に火をつけて焼き、その熱で療病する法」、「つける。ふさぐ。支える」等。『説文解字』に「灸、灼也。从火灸聲。」とある。

(2)「壮」の字義
　一般的には、灸をすえる数のこと(例えば灸七壮や多壮灸等)であるが、ほかにも、壮人(30歳・健康な成人男性のこと)の意や、「灸」と同様の意(「壮は灼也」:『説文解字』)、さらに、「創」の意(灸で皮膚に創傷をつくること)も有する。

■ 13-2　古典の記載

『馬王堆漢墓帛書』足臂十一脉灸経
足泰陽温．出外踝窶中．上貫腨．（中略）．其病．病足小指廃．腨痛．（中略）．諸病此物者．皆久泰陽温．

足の泰陽温。外踝の窶中に出で、腨を貫いて上がり、（中略）。其の病、足の小指廃するを病み、腨痛み、（中略）。此の諸病のものは、皆泰陽温に久す。

『馬王堆漢墓帛書』陰陽十一脉灸経
鉅陽脈．潼外踝婁中．出郄中．（中略）．是動則病．潼．頭痛．××××．脊痛．（中略）．此爲踝蹶．是鉅陽脈主治．其所産病．頭痛．耳聾．項痛．（中略）．爲十二病．

鉅陽脈。潼の外踝の婁中、郄中に出で、（中略）。是れ動ずるときは則ち病む。潼、頭痛、××××、脊痛、（中略）。此れ踝蹶と爲す。是れ鉅陽脈が治を主る。其の産ずる所の病、頭痛、耳聾、項痛、（中略）、十二病を爲す。

『素問』異法方宜論第十二
北方者．天地所閉藏之域也．（中略）藏寒生滿病．其治宜灸焫．故灸焫者．亦從北方來．

北方は天地の閉藏する所の域なり。（中略）藏寒えて満病を生ず。其の治、灸焫に宜し。故に灸焫は亦た北方より来たる。

『霊枢』経脉第十
為此諸病．盛則寫之．虚則補之．熱則疾之．寒則留之．陥下則灸之．不盛不虚．以経取之．
此の諸病を為し、盛んなれば則ち之を寫し、虚すれば則ち之を補い、熱すれば則ち之を疾かにし、寒なれば則ち之を留め、陥下すれば則ち之に灸し、盛んならず虚せざるは経を以って之を取る。

『霊枢』官能第七十三
鍼所不為．灸之所宜．（中略）陰陽皆虚．火自当之．
鍼の為ざる所に灸の宜しき所あり。（中略）陰陽皆虚するは火自ずから之に当る。

『医学正傳』巻之一・或問第二十二
其灸法不問虚実寒熱悉令灸之．其亦有補瀉之功乎．曰虚者灸之使火気以助元陽也．実者灸之使実邪隨火気匙而発散也．寒者灸之使其気之復温也．熱者灸之引欝熱之気外発．火就燥之義也．
其の灸法に虚実寒熱を問わず、悉く之を灸せしむ。其れ亦、補瀉の功有りや。曰く、虚する者は之を灸し、火気を以って元陽を助けしむるなり。実するものは之を灸し、実邪をして火にしたがって隨いて発散せしむるなり。寒る者は之を灸し、其の気をして温に復せしむるなり。熱する者は之を灸し、欝熱の気を引きて外に発す。火は燥に就くの義なり。

『霊枢』背兪第五十一
以火補者．毋吹其火．須自滅也．以火寫者．疾吹其火．傳其艾．須其火滅也．
火を以て補う者は、其の火を吹くことなかれ。須らく自ら滅せしむべきなり。火を以て寫する者は、疾かに其の火を吹く。其の艾に傳え、須らく其の火を滅すべきなり。

13－3　施灸の順序・壮数について

(1) 施灸の順序

　施灸の順序について、『備急千金要方』には「先陽後陰」とある。
　これは、「まず、陽の部位(上、左、背、頭、陽経等)から施灸して、その後に陰の部位(下、右、腹、四肢、陰経等)に施灸せよ」ということであろう。
　なお、深谷伊三郎は自分の臨床経験から、「胃の六つ灸等に施灸するときは、すじかえ(①左膈兪 → ②右肝兪 → ③左脾兪 → ④右膈兪 → ⑤左肝兪 → ⑥右脾兪)にすえるとよい」との教示を残している。
　また、顕著な反応(圧痛、硬結、陥下、陥凹等)のあるツボから施灸する方法(最初に一番強い反応のあるツボに施灸すると、その時点で第二、第三の反応が消失することを多く経験している)もある。臨床では、これらを参考に適宜使い分けるとよいだろう。

（2）灸の壮数

　灸の壮数については、文献により三壮、七壮等の少壮から、数百壮以上等の多壮灸まで、様々な記載がある。また、「急性病には少穴多壮、慢性病には多穴少壮」という考え方もある。

　十壮以下の場合は、三、五、七等陽である奇数の壮数をすえる。

　なお、「機械的に選穴・取穴した全てのツボに同じ壮数をすえる」という方法は、およそ実践臨床的ではないので、施灸時の壮数を決めるいくつかの方法を紹介しておく。これも、臨床では適宜使い分けることをお勧めする。

1）灸熱が深部に浸透するか、患部に伝わる（ひびく）まで施灸する。なお、最初から患部にひびいているときは、伝わらなくなった時点でやめる場合もある。
2）施灸しているツボ周囲の発赤（フレア現象の様）の程度で判断する方法。
3）艾炷の燃え方で判断する方法。燃えている艾炷の火（赤い色）が皮膚に吸い込まれているようにスーッと消えていく場合（このとき、患者さんは灸の熱感を気持ちよく感じていることが多い）は、まだ施灸が必要である。艾炷の火（赤黒い色）が皮膚上で長時間灯っているような場合（このとき、患者さんは灸の熱感を堪えがたいことが多い）は、それ以上の施灸は必要ない。
4）症状の改善を目安にする方法。灸熱の浸透がなくても、症状が消失、またはある程度軽減した時点を限度とする方法。

13－4　灸の補瀉

　古典の記載では、前述の『霊枢』背兪第五十一の方法（補は火を吹かず自然に消えるのを待つ。瀉は火を吹いて疾く燃焼させる）がある位で、灸の補瀉についてはあまり言及されていない。

　一般的には、補法は「良質の艾を用いる。艾炷を軟らかくひねる。小艾炷。灰の上に重ねてすえる。火を吹かない」、瀉法は「良質艾でなくてもよい。艾炷を硬くひねる。大艾炷。灰を取り除いてすえる。火を吹く」等とされているが、現在でも定説はないようである。

　基本的には、「虚の状態の穴処に施灸すれば補法」であり、「実の状態のツボに施灸すれば瀉法である」と考えるが、刺激（灸熱）の緩急（与え方）によっても補瀉は違ってくる。

　「温和な灸熱を徐々に（ゆっくりと長時間かけて）与えるのが補」であり、「強い火で表面をさっと炙るように急激に強い熱感を与えれば瀉」となる。

　即ち、軟らかくひねった小艾炷での多壮灸は補法となる。なお、打膿灸等は艾炷を軟らかくひねったとしても、おそらく瀉法であろう。

13−5　有痕灸

(1) 透熱灸

　皮膚上(ツボ)に直接、艾炷を置き、これに線香等で点火し皮膚を焼く(小火傷をつくる)灸法。現在では、半米粒大〜米粒大(必要に応じて糸状灸等)の艾炷が用いられることが多い。艾は最高級〜上級の品質のものを用いる。

施灸の手順(施術者が右利きの場合)

① まず、施灸するツボの選穴・取穴をし、墨や灸点ペン等で印をつける。
② 次に、左手で艾を揉み、施灸するツボの場の状態(虚実寒熱等)に応じて、目的にあった艾炷をひねり出す(補瀉等目的により、艾炷の大きさ・長さ・硬さ等を適宜変化させる)。
③ 続いて、右手で艾炷をちぎり、ツボに置く。このとき、艾炷の底面を左手の拇指の爪甲部に軽く押し当てて平らに整えてから置いてもよい。また、艾炷が立ちにくい場合は、灸点(印の部分)を微量のアルコールで湿らせてから艾炷を置くとよい。
④ そして、艾炷に線香で点火する。艾の点火の際、線香の灰は必ず落とすこと。灰が付いていると、艾が線香に付着してしまう(いわゆる提灯になる)ことがある。また、点火の際、線香を少し回転させるとよい。なお、線香はあまり長くないほうが使いやすい。
⑤ 必要な壮数をすえ終えたら、灰を取り除く。壮数が多くなるときには途中で灰を取り除くとよい。これは、灰の量がある程度以上になると必ずしも同じ点にすえられていない危険性もあり、灸痕が大きくなることを防ぐためである。

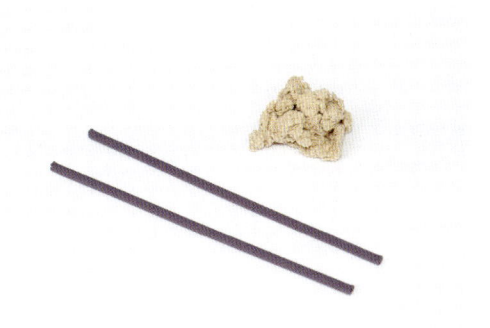

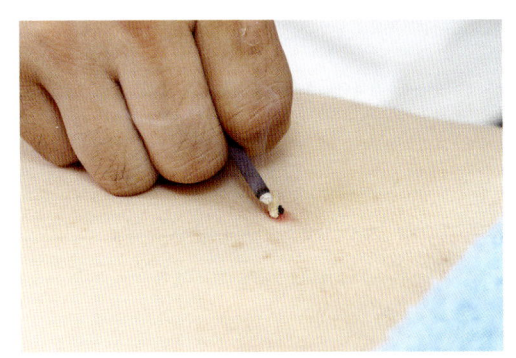

写真 13-1　艾と線香　　　　　写真 13-2　透熱処の施灸法

（２）灸熱緩和法
１）手指による方法

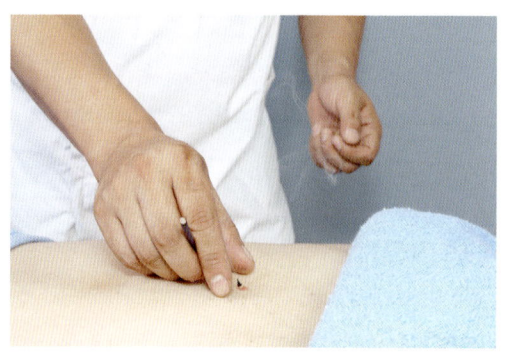

写真 13-3　透熱灸の灸熱緩和法

①艾炷が燃え尽きる直前に、艾に拇指と示指を近づける。
②艾炷が燃え尽きる直前に、拇指と示指で艾の周囲の皮膚を外側に引きながら強く押さえる。

２）竹筒を用いる方法（深谷灸法）

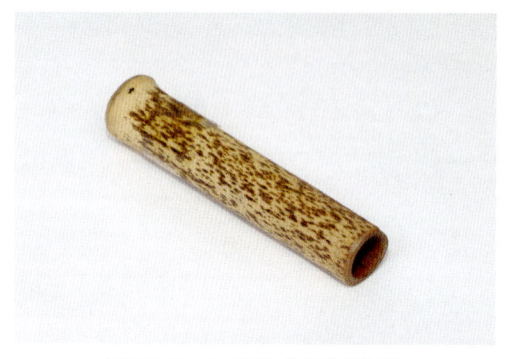

写真 13-4　深谷式灸熱緩和器

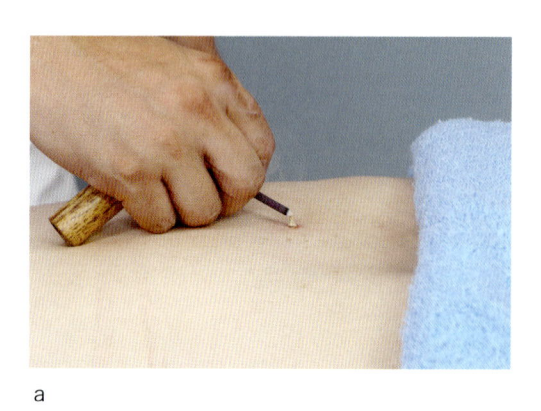

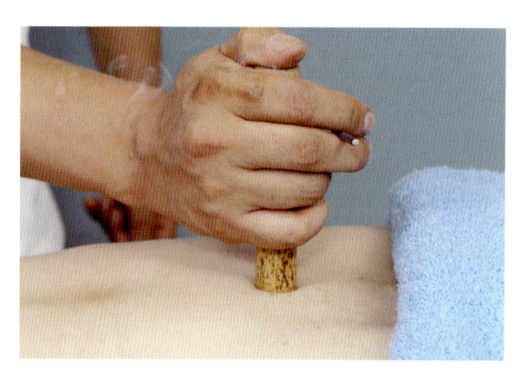

a　　　　　　　　　　　　　　b
写真 13-5　深谷灸法（a、b）

①施灸する穴処、あるいは部位に艾炷を置き、線香で点火する。
②艾炷が８〜９割ほど燃焼した時点で、竹筒を艾炷にかぶせ、ゆっくりと（約５秒間）押圧する（このとき、患者に息を吐かせるとよい）。

（3）焦灼灸

イボ・タコ・ウオノメ等の患部に直接、艾を置き病的組織を焼き破壊する灸法。用いる艾は、透熱灸に用いるものよりはやや粗悪艾のほうがよい。もし、効果が弱いときは火鍉鍼を施すとよい（⑪「火鍼」の項を参照のこと）。

13-6　無痕灸

（1）知熱灸

穴処または患部に小指頭大の艾炷を置き、点火し、患者が熱感を感じたら取り除く施灸法。

■知熱灸での補瀉

1）補的に用いるとき：患者が温かさを感じた時点で、艾炷を取り除く。
2）瀉的に用いるとき：患者が熱さを感じた時点で、艾炷を取り除く。
3）強めの瀉的に用いるとき：患者が熱いと言ってから1秒ほどして、艾炷を取り除く。

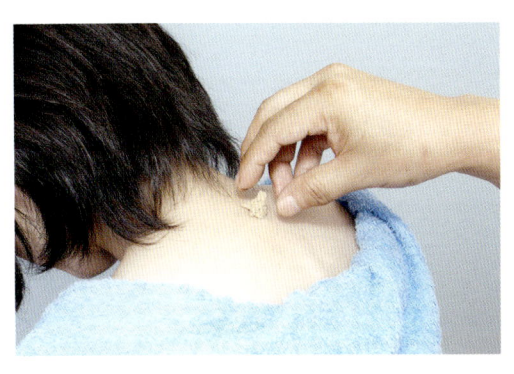

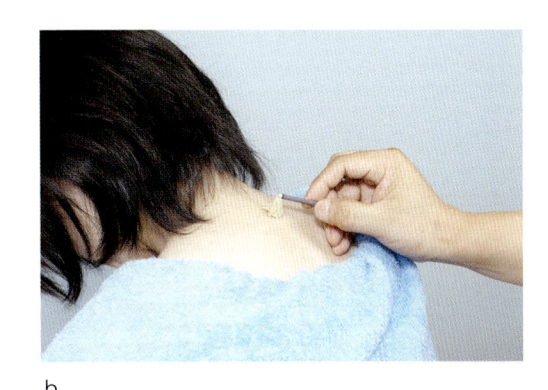

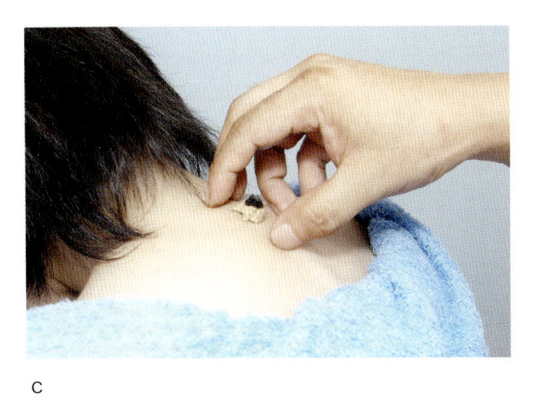

a

b

c

d

写真13-6　知熱灸の施灸手順（a〜d）

①凝りのひどい部分に施灸するときは、艾が3分の2位燃えたところで艾を取る。患部が少し発赤する程度がよい。
②打撲捻挫で患部が腫れているときは、その部位の圧痛を何ヵ所か取り、患者が熱いと言うまで施灸して取る。施灸部が少し黄金色に変色するのがよい。翌日には、腫れが引くものである。

（2）隔物灸

隔物灸には、にんにく灸、みそ灸、塩灸等、多種多様な隔物を用いる方法がある。

1）生姜灸

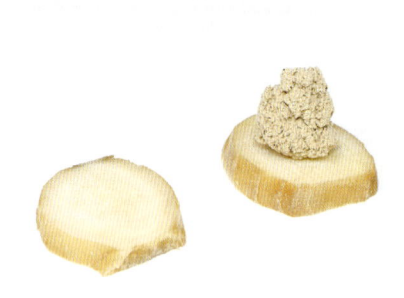

拇指頭大の艾と生姜

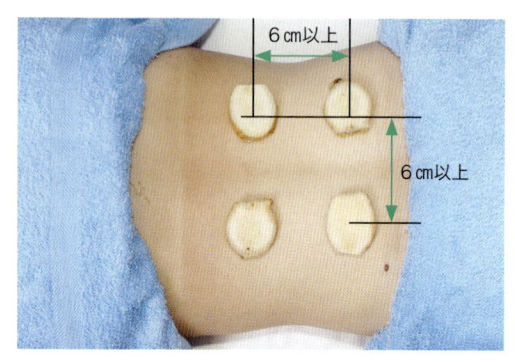

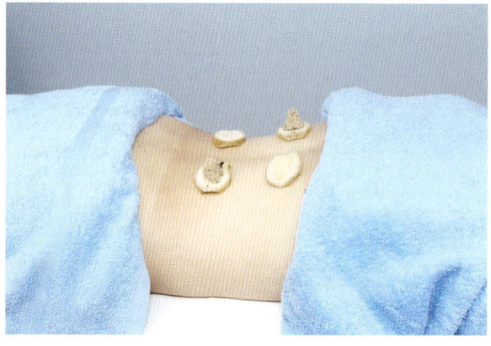

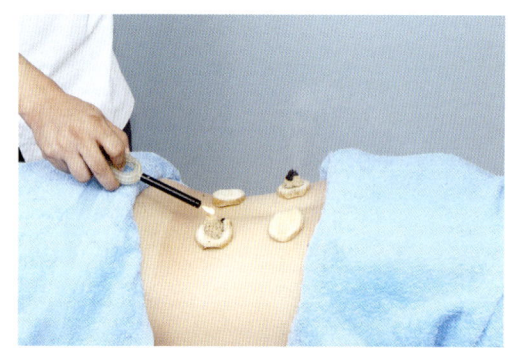

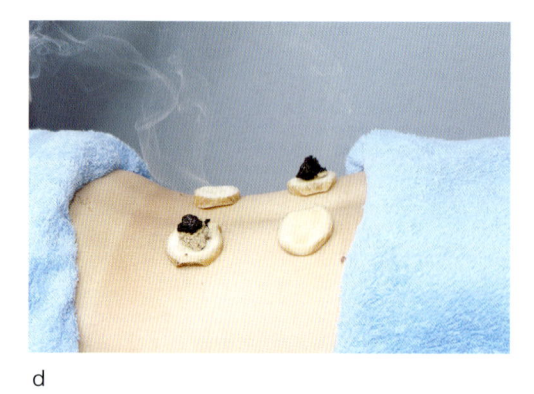

写真13-7　生姜灸の施灸手順（a〜e）

①厚さ6mm以上に輪切りにして、6cm以上の間隔で部位に置く。
②拇指頭大の艾を乗せ、2回施灸する。
　※生姜の間隔が近いと火傷をする恐れがある。
　※生姜を使用する際、少し微温湯で温めて使用したほうがよい。
③熱くなったら、生姜を移動する。

(3) ガーゼ灸

a

b

c

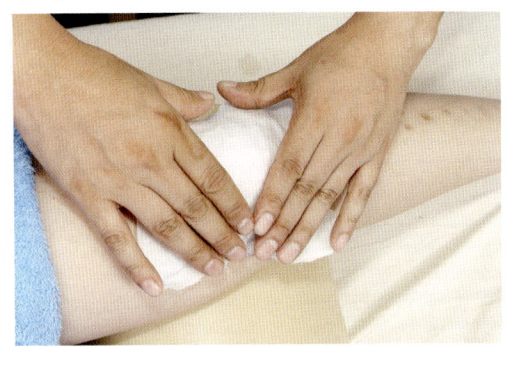

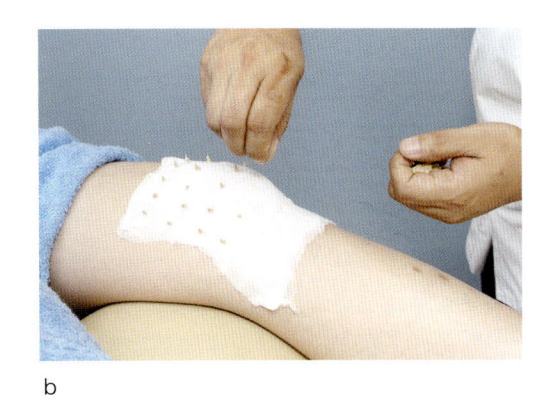

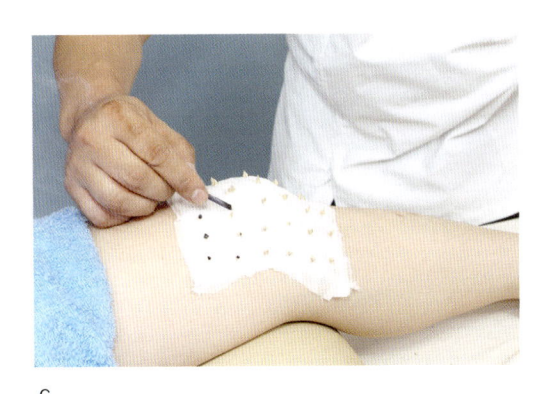

写真13-8　ガーゼ灸の施灸手順（a～c）
①ガーゼを2枚重ねて微温湯で濡らし、少し湿り気がある位に絞り、患部に当てる。
②次に、1～1.5cm間隔で米粒大の艾を並べていく。
③端から施灸していく。患部の広さによって、ガーゼの大きさを調整するとよい。

　ガーゼ灸は熊本の丸山衛により考案される。慢性の腰痛や膝痛に効果がある。また、リウマチによる関節の痛み（熱をもっていないもの）にも効果がある。2枚で熱がる人には3枚重ねでもよい。患部の大きさによってガーゼの大きさを調整する。
　操作が簡単であるため、指導のうえ、患者に自宅で施灸してもらうのもよい。

(4) 棒灸（艾条灸）

　棒灸（艾条灸）とは、艾をタバコのように紙で巻いて棒状したものを用いて、主に温熱刺激を与える灸法である。

1) 棒灸をかざす方法：施灸部の皮膚から数センチ離して棒灸をかざして、患者が熱感を感じたら、棒灸を遠ざける。
2) 棒灸で押圧を加える方法（押灸）：施灸部に新聞やタオル等を当て、その上から、棒灸を押し当てる。患者が熱感を感じたら棒灸を離す。これを数回繰り返し、他の部位に移動する。
3) 畑美奈栄氏による方法：施灸部にタオルを当て、その上から火を付けた棒灸を1秒ほど当

てて離す。これを2～3回繰り返した後、その上から別のタオル（または、ミトンのようなものを用いてもよい）を当て、左手の四指でゆっくりと圧をかけていく。温かさが身体の深部まで浸透するように圧との強さと時間で加減する。これを数回繰り返し、気持ちの良い温かさになったら、別の部位に移る。凝り等に対しては、拇指でやや強めに（指圧のように）押圧してもよい。

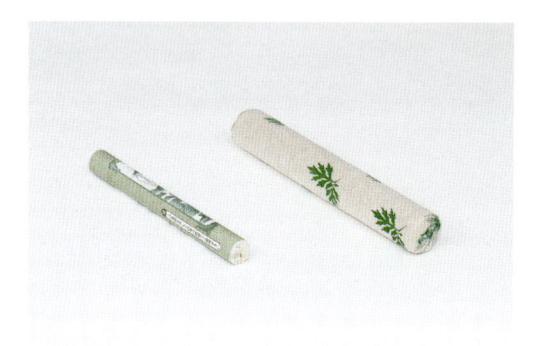

写真13-9　左：棒灸（中国）、右：棒灸（ネパール）

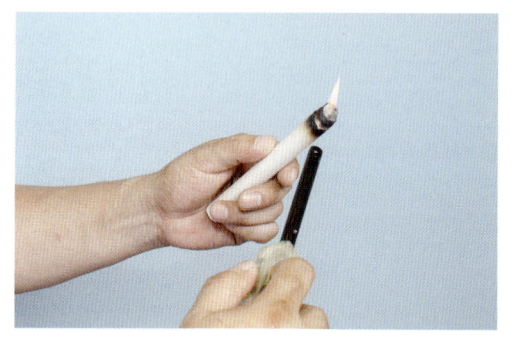

a

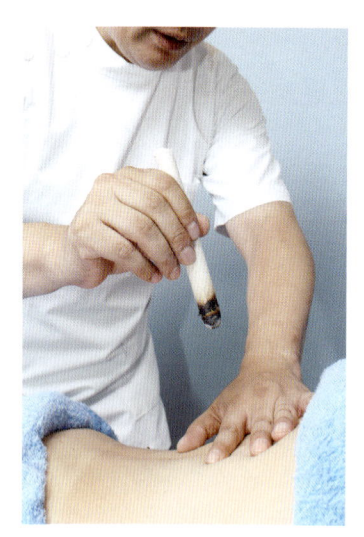

b

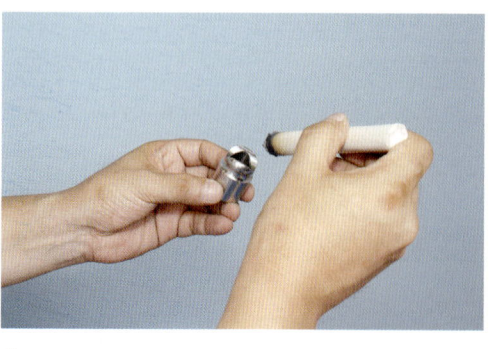

c

写真13-10　棒灸の施灸手順（a～c）
①ライター等で棒灸に点火をする。
②体表に直接触れないように艾状灸で温める。
③棒灸を持っていない手を体表に置き、棒灸の温度を確認する。
④火を消すときは、火消しツボを用いると便利である。
⑤確実に火が消えていることを確認する。

■畑美奈栄氏(ネパール)による方法

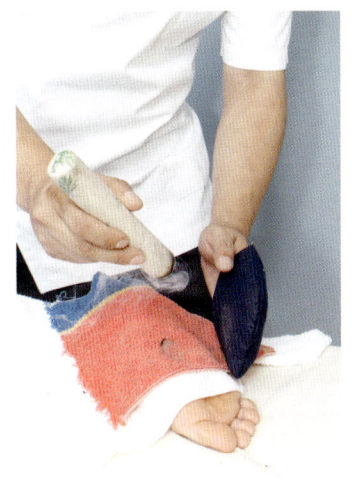

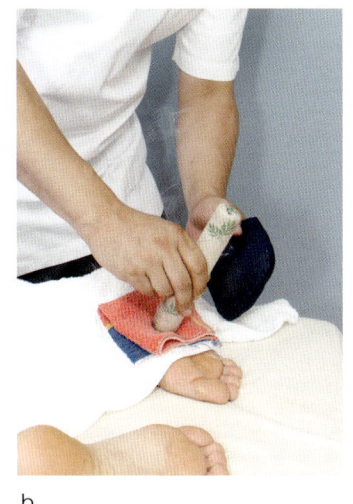

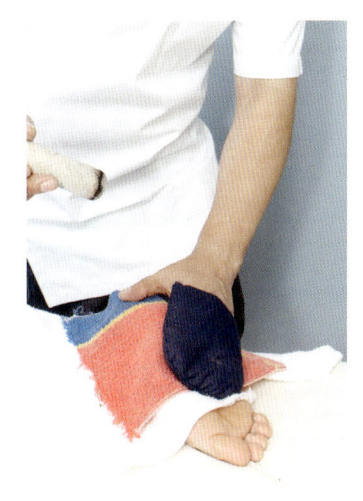

a　　　　　　　　　　　　b　　　　　　　　　　　　c
写真13-11　施灸手順(a～c)

(5) 竹の輪灸

　竹の輪灸とは、直径2.0～3.0cm・長さ3.0～4.0cmの竹筒の中に艾を入れて燃焼し、温熱刺激を与える灸法である。主に、患部の熱を取るのに用いるが、補的に使ったり、凝りに対しても対応可能である。

1）竹筒をスライドさせる方法：竹筒の側面を皮膚に当て、そのまま移動させる。
2）竹筒を転がす方法：竹筒の側面を皮膚に当て、手のひらでコロコロと転すように用いる。凝り等に対して用いるときは少し圧をかけてもよい(写真13-13参照)。
3）竹筒で軽く叩く方法：竹筒の節を抜いた部分で軽くポンポンと叩くように用いる。患部に熱がある場合は、患部の周囲を1～2周(あまり長時間は用いない)する(写真13-14参照)。

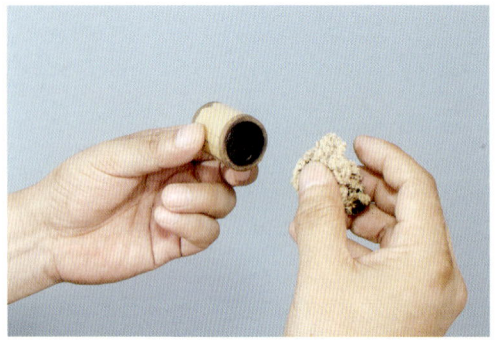

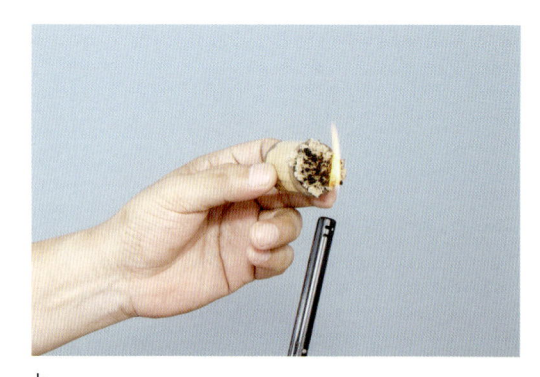

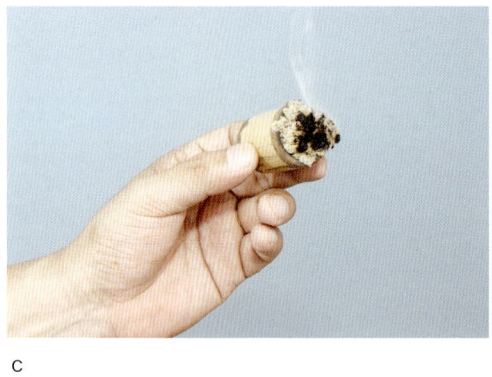

写真13-12　竹の輪灸の点火方法の手順（a〜d）

①竹筒に適量の温灸用艾を軽くつめる。
②艾に点火する。
③艾にきちんと点火できたことを確認する。
④竹筒から艾がはみ出ないように木の棒等で軽く押し込む。

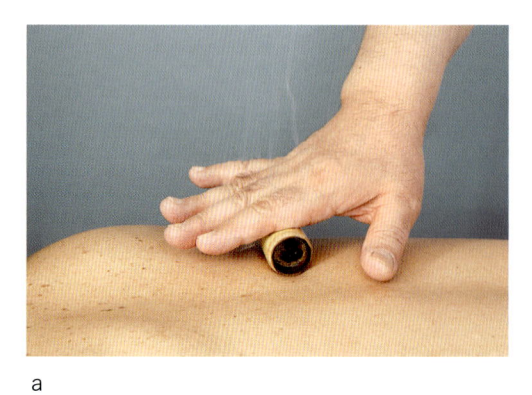

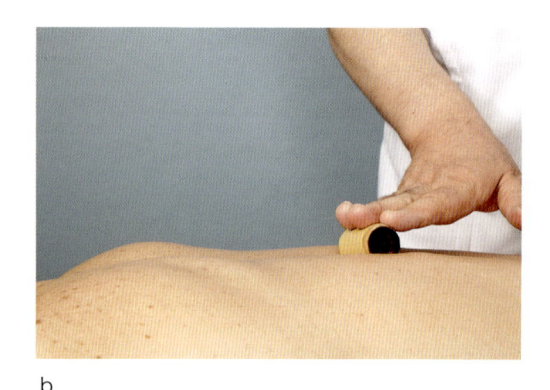

写真13-13　竹筒を転がす方法（a、b）

13 灸法（きゅうほう）

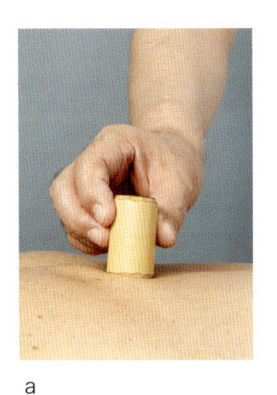

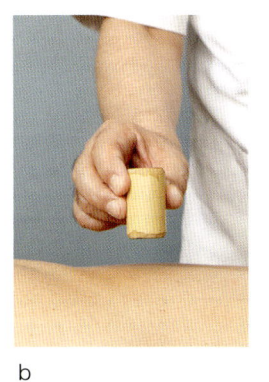

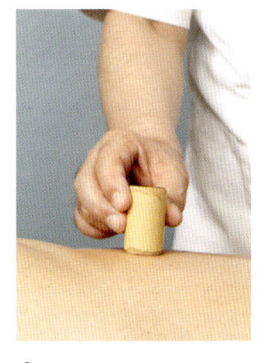

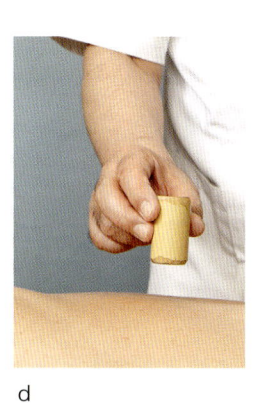

第2章 九鍼実技（その他の鍼法・灸法）

a　b　c　d

写真 13-14　竹筒で軽く叩く方法（a～d）

（6）灸頭鍼

笹川智興が創始。置鍼と温熱刺激の相乗効果を期待できる。

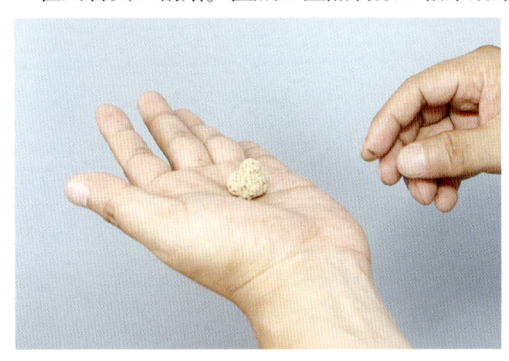

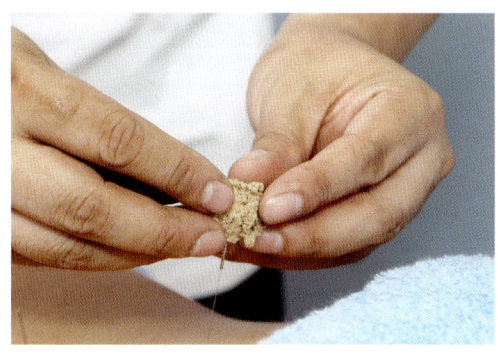

a　b

c

写真 13-15　灸頭鍼の施灸手順（a～c）

①灸頭鍼に用いる艾は、あまり硬くならないように丸める。大きさは各自の好み（用いる艾の質、治療の目的、患者の感受性等で適宜勘案する）でよい。あまり硬く丸めると落下しやすいので、注意が必要である。
②灸頭鍼を穴処または患部に刺入し、丸めた艾を二つに割り、鍼を左右から包むようにゆっくりとあわせる。落下するおそれがあるため、必ず鍼柄の先が艾から出ないようにする。
③すじかえ（対角線）に点火していく。
　※鍼と鍼の間隔があまり近いと、艾に点火した後、鍼と鍼の間が熱くなり火傷することがあるので、注意が必要である。

d

e

f

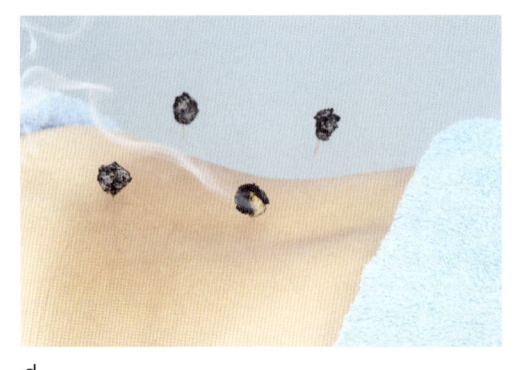

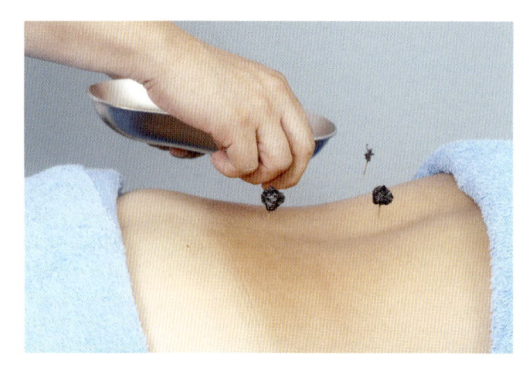

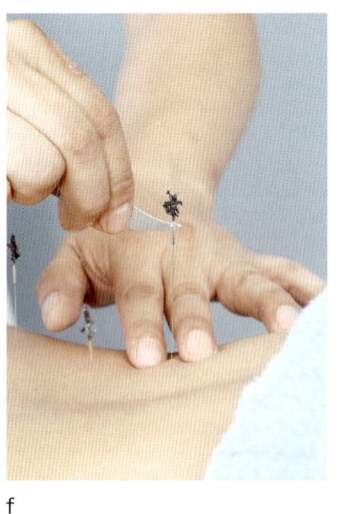

写真 13-15　灸頭鍼の施灸手順（d～f）

④皮膚の反応(発赤状態・温熱の浸透力等)により、数回施灸する。
⑤灰は手指または器具により取り除く。
　※必ず、火が消えてから抜鍼する。万が一、落下した場合には、手で取ろうとせずに、一気に吹き落す。また、濡らしたタオルを近くにあらかじめ用意しておくとよい。
⑥鍼は熱くなっているので、直後は手で触らずにピンセットで抜鍼するとよい。

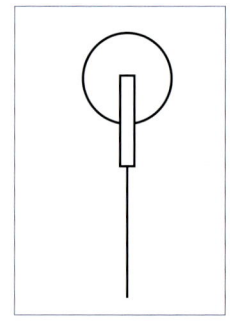

■良い例　　■悪い例

図 13-1　正しい艾と鍼の位置。

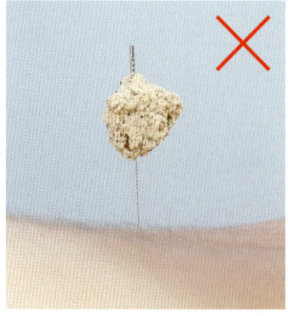

写真 13-16　艾から鍼柄が出ていると、燃えている途中で落下しやすい。

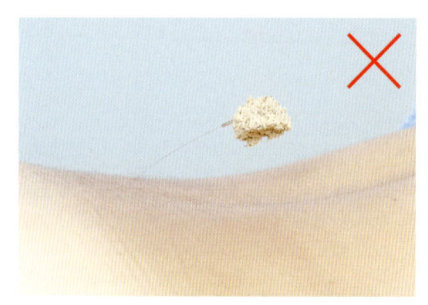

写真 13-17　鍼の刺入が浅いと艾を取り付けたときにその重さで撓み、火傷の原因となる。

13-7　適応病態・治効理論

■ 灸法の作用及び適応範囲

1）中焦虚寒
嘔吐、腹痛、泄瀉。

2）風寒湿痺
寒凝血滞、経絡痺阻により起こる各種病証、関節痛。

3）脾腎陽虚
久泄、久痢、遺尿、遺精、陽萎、早泄、虚脱、ショック。

4）気虚気陥
胃下垂、腎下垂、子宮脱、脱肛、慢性的な崩漏。
※『霊枢』経脈：「陥下者灸之」(陥下する者はこれに灸す)

5）衝任不調
産婦人科病証(経痛、閉経、胎位不正)。

6）気逆
肝陽上亢、動悸、嘔吐。

7）養生
免疫力増強、病気予防、長寿不衰。
※『備急千金要方』巻二十九・灸例第六：「凡呉蜀地遊官．体上常須三両処灸之．」(凡そ呉蜀の地に遊官せば、体上常に須らく三両処之に灸すべし)

13-8　臨床応用

(1) 透熱灸
　顔面部以外、全部位に利用できる。いわゆる、お灸のひびき(灸熱の伝わり方)の方向を自由自在に変える方法に口伝あり。ちなみに、後藤(艮山)流の流儀書である『五極灸訣』の中で示されている壮数は、「(書中の)一壮」＝「三十壮」である(前述の「壮」の字義を参照のこと)。
　もし、同書の灸法を臨床で応用する場合、病人、女性、老人、子ども等に対しては、それなりに壮数を加減する必要があることは言うまでもない。

■ 糸状灸の使い方
1) 捻挫、打撲等の炎症(腫張、熱感、疼痛等)部位や、腫物等の周囲を囲むように灸をすえる(四畔の灸)。
2) 筋緊張が取れないとき等に、患部(筋緊張のある部位)に約1.0〜1.5cmほどの間隔ですえていく。

(2)焦灼灸
主に、ウオノメ、タコ、イボ等に用いる。患部を直接焦がし、組織を破壊する。

(3)知熱灸
患部の熱を取る。凝りのひどい部分に施灸するときは、患者が「熱い」と感じたときに(拇指頭大の艾炷の場合、およそ三分の二ほど燃えた位のタイミングで)艾炷を取り除く。施灸部が少し、発赤する程度がよい。また、打撲・捻挫等で患部が腫れているときは、その部位周囲の圧痛を何ヵ所か選び、患者が熱を感じた1秒後(拇指頭大の艾炷の場合、およそ四分の三ほど燃えた位のタイミングで)艾炷を取り除く。施灸部が少し褐色(黄金色)に変色する(艾のヤニがつく)のがよい。翌日には、腫れが引くものである。

(4)隔物灸
1) 生姜灸：主に、胃弱、冷え性等に用いる。
2) にんにく灸：主に、できもの、腫れもの等に用いる。
3) 塩灸：主に、臍灸として下痢等に用いる。
4) ガーゼ灸：慢性の腰痛・膝痛に効果がある。また、リウマチ等の関節の痛み(熱をもっていないもの)にもよい。

(5)棒灸(艾条灸)
慢性の関節痛、筋肉痛、冷え、眼精疲労、タコ等に用いる。

(6)竹の輪灸
筋緊張、関節の腫脹、浮腫等に用いる。また、刺絡の後に用いてもよい。

(7)灸頭鍼
慢性の関節痛(ただし、炎症のある部位には用いない)、胃腸疾患等に用いる。

13－9　注意事項

■ 禁灸穴についての文献的記載

『鍼灸甲乙経』(二十四穴)

頭維、承光、風府、脳戸、瘂門、下関、耳門、人迎、絲竹空、承泣、脊中、白環兪、乳中
石門(女性のみ)、気衝、淵液、経渠、鳩尾、陰市、陽関、天府、伏兎、地五会、瘈脈

※他書では、『鍼灸大成』(四十五穴)、『医宗金鑑』(四十七穴)、『鍼灸集成』(四十九穴)等である。

　古代の灸は直接灸が主流であり、艾炷の大きさもかなり大きかったようである(『備急千金要方』等に底面の大きさ三分等の記載あり)。また、主に眼球に近い部位や動脈の上、等が挙げられている。

　鳩尾、心兪等を禁灸穴にしている文献もあるが、実際にはこれらの穴を使用しても問題はない。無痕灸(知熱灸、間接灸、棒灸等)の場合は禁灸穴に拘らなくてもよいだろう。

　有痕灸(透熱灸)の場合は、あらかじめ患者への灸痕についてのインフォームド・コンセントが必要である。

13－10　澤田流太極療法と深谷灸法の比較

表13-1　澤田流太極療法と深谷灸法の比較

	澤田流	深谷灸法
灸の大小	艾炷の大きさは普通米粒大の半分位を適当とする。 しかし、極めて敏感な人、衰弱している人、重篤な症状の人、熱の高い人、高齢者や小児などではそれ以下とし、ゴマ粒大位を適当とする。 乳児では糸状灸で十分に奏功する。 ただ農村の人で筋肉の逞しい人、慢性病で虚証の人には、あまり小さな灸では効果が少なく、米粒大が適当なこともある。	施灸の場合にも艾の大小からひねり方の硬軟がある。 太く大きくひねった艾で施灸すると、熱さが広がっていく感じがするから、表在部の疼痛を緩解する目的で行うことが多く、細く小さくひねった艾は直進的に深部へ通っていくから、深部の疼痛緩解のために行う。 ひねり方を硬くすると、艾の塊の組織密度が固くなるのでいつまでも長く燃焼するから神経痛のような疼痛のある疾患に効くことになり、硬結の強いものを融解するのにも有効であり、瀉の目的として利用される。 反対に軟らかくひねれば火熱も弱く短い時間に燃えてしまうから刺激度も弱く、慢性疾患に適してなお補の作用が期待できる。
灸の壮数	大人は五ないし七壮、小児は三ないし五壮。これが一般かつ標準的である。	施灸のときは、壮数の多少は経穴の選定と同じように治療上の問題となる。 取穴した所へ一律に全部七壮とか五壮施灸するのではなく、ある穴には三壮、ある穴には五壮と壮数を加減して施灸するとき、患者は非常に快い熱刺激を受ける。左右へ同じように取穴しても、左右いずれかが特に熱く感じ、一方の熱さが鈍いことがある。これは指頭で按圧すればわかることだが、こういうときは鈍いほうへ多く、鋭いほうは少なくしなければならない。 また、一穴、二穴という少数取穴の場合は多壮、数多く取穴したときは壮数を少なくすることは、例外を除いて常識的なものである。 また灸熱刺激に非常に弱い人がある。こういうのは少壮で十分効果が出てくる。反面、灸刺激に強い人や愛灸者で長く利用している人は、熱に耐えられるから多壮灸とするべきである。また穴処に強い反応を現していても、衰弱していたり食欲がなくてあまり食事をしないとか、手術後の身体には多壮は禁じるべきである。
灸療のドーゼ	灸療にも一定の分量（ドーゼ）がある。この分量を誤ると、患者は治癒に向かうどころか、かえって疲労倦怠を感ずるようになったり、衰弱を加えて病症が悪化したりすることがある。これは多すぎた場合であるが、少なすぎても効果が十分に上がらない。 だが一般的に言って、多すぎるよりも少なすぎる程度のほうがよいように思う。効をあせってむやみにたくさんに灸をすえ、灸療のドーゼを増やすとかえってよくない。 病には一定の経過というものがある。その経過に従いながらあせらずに徐々に落ちついて治癒の時節を待つという方針で手を下すのがよい。	灸熱の浸透を限度とする（熱くないときは熱さが透るまで根気良く続け、熱さが透ったときに中止するということ）。 熱さを強く感じる場合は少壮にすることが壮数決定のポイントであり、施灸療技のひとつである。

表 13-1（つづき） 澤田流太極療法と深谷灸法の比較

	澤田流	深谷灸法
施灸回数と期間	1日1回、毎日継続。	1日1回を原則とするが、場合によって、隔日施灸・3〜5日の間隔・1週間行って1週間休むなどの方法で行う。 外科的侵襲を受けた人、胃潰瘍、子宮筋腫、卵巣膿腫等で手術をして年月を経ている人、あるいは非常に衰弱している人に施灸するときは3〜5日の間隔をおくことにしている。
施灸の順序・姿勢		陽（左）を先にして陰（右）を後にし、上から下への順、私は一対になって6つ8つと並んでいるのはすじかえ（胃の六つ灸の場合：左膈兪→右肝兪→左脾兪→右膈兪→左肝兪→右脾兪の順）に施すことにしている。また、取穴時の姿勢と施灸時の姿勢は、同じ姿勢で行う。
施術時の注意点	高熱の場合に特定の穴以外に灸すること。法定十種伝染病、急性の湿疹、衰弱の甚だしい場合、妊娠の疑いのある人の下腹部、甚だしく酒に酔っている人、血圧の非常に高い場合等には禁忌。	熱のある場合、感冒のときは別として38度以上のときは中止する。 感冒のとき、発熱の高い場合は、他の穴は一切使用せず大椎だけ使用する。炎症性のものは、患部近接部位を避けて、遠隔部位に取穴施灸すること。 必要以上に多壮施灸して刺激過量にならないこと。 脳溢血発作直後は施灸しないこと（2週間位経てからは施灸可）。 過度の飲酒や労役の後は避けるべき。入浴によって疲労をおぼえるような病み上がりや、疲労の大きい病気の施灸はもちろん慎むべきである。
特徴	太極療法。 【基本穴】 中脘・身柱・脾兪・腎兪・次髎 曲池・左陽池・足三里・太谿 ※代田文誌は、百会を加え、左陽池、太谿を除くとしている。	基本十項 ①経穴は効くものではなく、効かすものである ②成書の経穴部位は方角を示すのみ ③経穴は移動する ④名穴を駆使して効果を挙げよ ⑤少穴で効果を挙げるべきである ⑥反応のない穴は効きめが少ない（効きめの出ないものは出すようにする） ⑦そこが悪いからとそこへすえても効果はない ⑧名穴であってもただそれだけに効くのではない ⑨艾炷の大小、壮数は患者の体質にあわせよ（熱くないところは熱くなるまですえる） ⑩経穴は手際よく取穴せよ

■参考文献

柳谷素霊『図説鍼灸実技』、医道の日本社、1948
丸山昌朗『鍼灸医学の古典の研究』、創元社、1977
丸山昌朗『黄帝素問・黄帝鍼経の栞』、日本内経学会、1995
藤木俊郎『素問医学の世界』、績文堂、1976
藤木俊郎『鍼灸医学源流考』、績文堂、1979
丸山昌朗・工藤訓正『刺絡療法』、績文堂、1976
日本刺絡学会編『刺絡鍼法マニュアル』、緑書房、1996
角田章『図説挫刺鍼法』、謙光社、1982
塩沢幸吉『挫刺針法』、医道の日本社、1969
深谷伊三郎『名灸穴の研究』、刊々堂新社、1978
入江靖二『深谷灸法』、緑書房、1980
山下詢『針灸治療学』、医歯薬出版、1975
代田文誌『鍼灸治療の実際(上)』、創元社、1966
澤田健先生校訂　代田文誌『鍼灸治療基礎学』、医道の日本社、1940
代田文誌『鍼灸真髄』、医道の日本社、1941
小野文恵　他『鍼灸治療室　第1集〜第5集』、医道の日本社、1985〜1986
奥田意伯「鍼道秘訣集」『鍼灸医学典籍集成.7』、オリエント出版社、1985
中神琴渓「生々堂医譚」大塚敬節・矢数道明編『近世漢方医学書集成.17』、名著出版、1979
藤本蓮風『弁釈鍼道秘訣集』、緑書房、1977
柳谷素霊『鍼灸の科学(実技篇)』、医歯薬出版社、1959
芹沢勝助『鍼灸の科学(理論篇)』、医歯薬出版社、1959
小曽戸洋監修『日本腹診の源流』、六然社、2003
石田秀実監訳『現代語訳◎黄帝内経素問　上巻・中巻・下巻』、東洋学術出版社、1991〜1993
石田秀実・白杉悦雄監訳『現代語訳◎黄帝内経霊枢　上巻・下巻』、東洋学術出版社、1999〜2000
賀普仁『鍼具鍼法』、科学技術文献出版社、1998
賀普仁『毫鍼療法図解』、山東科学技術出版社、1998
賀普仁『火鍼療法図解』、山東科学技術出版社、1998
賀普仁『三稜鍼療法図解』、山東科学技術出版社、2000
刈保延主編『火針』、中医古籍出版社、1994
柳谷素霊　鍼灸実技教科書委員会編『鍼灸の実技』、東洋鍼灸専門学校、2007
石原克己「火鍼法の総論と経験」『鍼灸OSAKA』、Vol.12、No4　pp.40-44、1996
石原克己「刺絡鍼法の理論と応用」『日本刺絡学会基礎講習会資料』、1997

第3章

九鍼の治療指針

1 広義の経絡系統
2 経穴の形態的特性（按圧反応も含む）
3 痛みを軽くする切皮法及び刺入時の注意点
4 刺鍼テクニックをマスターするための修練法

1 広義の経絡系統

　広義の経絡系統は、経穴の構造、面としての皮部の状態を踏まえたうえで、部位、治療対象とする気の状態、場、及び九鍼を始めとした鍼灸具等の関係を整理すると、表1-1のようになる。しかも、皮部から骨、蔵府までは各部位かつ全体であり、不可分一体となっている。

　したがって、臨床では皮部や経脉の一点を調えることで肌肉・筋・蔵府まで大きな場の改善をみることもある。

　また、肌肉・筋・蔵府等に関係する場へ直接アプローチしたほうがより速く改善したり、直接その場にアプローチしないと改善しない場合も生じてくる。

　実際は、四診情報と直観・直感に基づいて、部位（1～数部位の場合もある）、鍼灸用具等とともに経穴・手技・手法等を選択する。

　ここでは、腰痛を例にとり、(1)治療と経絡、(2)鑑別・診断と経絡、(3)治療方針と経絡の関係、(4)選穴と経絡、(5)経絡の実体について(仮説)、(6)賀普仁の三通法分類と九鍼、(7)鍼具からみた適応病態、(8)イメージ九鍼、(9)病と癒し・気づきの順に述べていく。ただ多角的な視点から述べているので大変困難と思われるが、参考にして取り組んでいただきたい。

表1-1　広義の経絡系統

部位	皮部	経絡	肌肉(筋肉)	筋(腱)	骨	蔵府
対象部位	表皮 (衛気)	孫絡 (瘀血・邪気) 経脉 (営衛の気)	肌肉 (営衛の気) 経筋 (営衛の気)	経筋 (営衛の気) 経脉 (営衛の気)	血絡 (瘀・邪気) 阿是穴 (営衛の気)	蔵府 (精気) 経脉 (営衛の気)
鍼灸具	接触鍼系 鑱鍼 圓鍼 鍉鍼 毫鍼 火鍼 皮内鍼 カラーテープ 王不留行	刺絡＋浅鍼 ＋接触 圓鍼 鍉鍼 三稜鍼 毫鍼 火鍼 灸法 皮内鍼 カラーテープ 王不留行	肌肉・脾胃 圓鍼 鍉鍼 圓利鍼 毫鍼 長鍼 巨鍼 大鍼 挫刺鍼 火鍼 灸頭鍼 吸角	経筋・経脉・肝 鍉鍼 圓利鍼 長鍼 巨鍼 大鍼 挫刺鍼 火鍼 灸法 灸頭鍼 皮内鍼	腎・阿是穴・ 任脉・督脉 三稜鍼 長鍼 巨鍼 大鍼 圓利鍼 挫刺鍼 火鍼 灸頭鍼	経脉・兪募穴 圓鍼 鍉鍼 三稜鍼 圓利鍼 毫鍼 大鍼 打鍼 灸法 灸頭鍼

(1) 治療と経絡

　治療にあたっては、四診情報と直観により弁証論治へと進めていくわけだが、精気の虚と自己治癒力の発動による真気の働きを基盤に置き、「病態把握による腰痛の鑑別・診断」→「季節・年齢・肥痩・感受性・病の深浅等を基に対象とする部位(皮部・経絡・肌肉・経筋・骨・蔵府)と鍼の深浅の関係」→「鍼灸用具の選択及び選穴、補瀉手技」等を考慮する。

　したがって、治療にあたっては、経絡を視野に入れるが、経絡を利用するかどうかは一概に言えない(約90％は経絡的考察の基に治療を行っている)。さらに、意念の働きを利用したり(気功鍼法等)、イメージを利用(イメージ鍼灸)することもある。

(2) 鑑別・診断と経絡

　ここでは、腰痛の原則・分類・診断について簡単に述べていくことにする。

1) 原則：腰痛では『素問』脉要精微論の「腰は腎の府」に従い、腎の精気の虚を基本におく。

2) 分類
- ●分類1（①～⑤は相関関係にある）：臨床では、①～⑤の中から1つか2つ組み合わせて利用する。

①外感内傷に関係した腰痛(表1-2)
　外感では臨床上、寒湿、風寒等があり、外因による気の阻滞した経絡を選ぶ。内傷では、久病・過労・老化等からくる腎虚、情志失調による肝鬱気滞、飲食不節・思慮過多による脾鬱・脾虚に分類でき、各臓と関係する陰陽経絡を選択する。
　また、挫閃(ギックリ腰)・瘀血は足厥陰・少陽・太陽経と阿是穴を考慮する。

②経脉の変動に関係した腰痛：主に足三陰経・三陽経と手太陽経・少陽経が関係する(表1-3)。
　＜例＞
　足少陰経：痛み脊の内廉に引く。内熱による喘等を伴う。
　足厥陰経：腰中弓弦を脹ったごとく脇痛伴う。少腹満、痛所熱しやすい等を伴う。
　足太陰経：腰に横木あるごとく、重く、圧迫感あり。臍部痛、肌肉軟等を伴う。
　足太陽経：前後屈伸困難、項背から殿部へ重苦しく痛む等を伴う。

③奇経の変動に関係した腰痛：＜例＞督脉：脊中強直し、角弓反張等を伴う(表1-4)。

④経筋の変動に関係した腰痛：『霊枢』経筋に基づくが、主に足三陰三陽経筋を利用する(表1-5)。
　病理：病理は「経筋の病は、寒するときは則ち反折し、筋急す。熱するときは則ち筋弛緩して収まらず、陰痿して用いられず。陽急なるときは則ち反折し、陰急なるときは則ち俛して伸びず。焠刺は、寒急なるを刺すなり、熱ありてすなわち筋縦みて収まらずは燔鍼を用うることなかれ、名づけて季冬痺と曰うなり。」
　治則：治則は「治は、燔鍼刧刺にあり、知るを以って数と為し、痛を以って輸と為す。」に従う。

⑤その他：肉里脉・解脉・同陰脉・衡絡脉・会陰脉・飛陽脉・冒陽脉・散脉等あり[1]。

●分類2（治療パターン）

　分類1と重なるが、臨床の中で腰痛に即応していくためには、直観、体表反応（視診・舌診・切診等）と自覚症状を基に、素因、体質、現在証、あるいは本標を瞬時に判断していく必要がある。

　まず、直観・体表反応で蔵府経絡学説を利用していくのか、上下・左右・前後・捻じれのバランスを調えていくのか、経筋を利用していくのか…を決定するので、これらの視点について述べていく。

　第1の視点として、蔵府経絡学説を利用する場合は、気色・脈・舌・腹診・切診と主訴から弁証論治へと進めていくが、ここに九鍼弁証も関わってくる。

　第2の視点として、まず身体の上下のアンバランスである。上熱実・下寒虚や腎陰虚火旺等の場合は、下部（腰仙部・下肢）及び腎陰を補い、上部（頚肩部・頭等）の瀉法につなげていくことになる。ここでは、腰仙部・丹田につながる系統の補法として金の大鍼・火鍼・丹田への多壮灸、あるいは補腎では太谿・三陰交等に補法を施していくことになる。
　一方、上部の瀉法では、軽ければ散気鍼を施し、少し重ければ刺絡等を施していくことになる。稀に外関・臨泣等の奇経を利用することもある。
　次に、身体の前後のアンバランスである。前後ともに虚、前虚後実等の場合は、正経の足の太陽経と足の陽明経、奇経の任脈と督脈の状態把握により調整していくことになる。
　さらに左右のアンバランスの場合は、正経の手足少陽経と手足厥陰経で調整していくのか、奇経の外関・臨泣、後谿・申脈、内関・公孫、列欠・照海のいずれかを利用して左右の調整をしていくことになる。
　捻じれでは、足の少陽・陽明経・督脈の調整か、奇経の4つの組み合わせの左右を逆調整（例えば左外関―右臨泣等）してバランスをとっていくことになる。

　第3の視点として、経筋を利用していく場合は『霊枢』経筋に従い、反応点に火鍼・灸等を施すことになる。ときに刺絡・圓利鍼・挫刺鍼等を利用することもある。

　第4の視点として、腰痛の治療においては巨刺（互刺）や繆刺を利用することも時々生ずる。これは、精気の虚の反応と逆（患側）、あるいは上部に痛みを感じている場合が結構あるためである。この場合は、精気の虚の反応の現れている場に補法を施し、充実してくると、上部や患側の気血の滞りによる痛みの反応点が身体にとって不必要となり、消失するためである。

3）診断（弁証）：診断では、外感内傷弁証と経絡・経筋系の融合に帰結したほうがよく、例えば、足少陰・太陽・腎虚腰痛、足太陽経筋腰痛等に帰結していく。

表1-2 外感内傷分類（参考『実用中医内科学』『鍼灸学（臨床篇）』）

	病因		脉状	舌診	症状		病機	
外感	風熱		浮数	苔黄 舌辺紅刺	腰痛し、熱有、小便熱赤 身熱微汗、咽喉紅腫		風熱が表を犯す	
	風寒		浮緊	苔薄白	腰痛拘急、あるいは背骨に連なり、あるいは膝脚に及び、寒熱伴い腰冷え温めれば痛み減ずる。暴痛が主で慢性へ移行しやすい		風熱が表を犯す 寒の性は吸引、風の性は流走故に拘急痛移動する	
	風湿		浮渋 浮弦 而緩	苔薄膩	腰背拘急、酸重疼痛、発熱、悪風、甚だしきときは面、四肢浮腫。風雨、湿度高い環境に出やすい		風湿が腎経を阻むため浮腫生ずる	
	寒湿		沈緊 沈遅緩 沈弦	苔白膩	冷痛、重着し、寝返困難、痛み悪化しやすい。安静時も痛く、寒冷雨の日は激しくなる、温めると楽		寒湿の邪、腰部を犯す。経絡阻害し気血通暢しない	
	湿熱		濡数 滑数	苔黄膩	腰骨疼痛、痛処熱感伴う。梅雨暑い日痛み増し、煩熱、口渇、小便短赤		湿熱足太陽経に及ぶ。湿熱の季節、美食は悪化しやすい	
内傷	湿痰		沈滑	苔白膩	冷痛沈重、背脇に引き、大便泄、雨の日悪化しやすい		痰飲体質の人が外湿を受け、腎に影響する 脾に及んで便泄しやすい	
	脾湿		滑 濡	苔白膩	重痛、面白、食欲不振、大便溏泄、肌肉に出やすい		脾虚で痰湿生じ、腰に及んで重痛、脾虚湿盛のため便溏	
	肝鬱		弦細 弦沈	苔薄 質辺紅	腰〜脇腹に連なり、脹満し、身体の随所痛み、久立、歩行困難になる。筋・腱に出やすい		肝気不舒で腰脇に気滞生ずるため、左記の症状が出る。少腹へ及びやすい	
	腎虚	陽虚	沈細 細弱 虚軟	淡、 苔薄白	腰痛酸軟 按揉を好む 腰脚無力 過労で悪化	少腹拘急 面白 手足冷	腰は腎の府 腎は骨髄を主る 腎精虚すれば腎髄養われず、無力になる	温煦作用減弱により筋養えず、手足温養できない
		陰虚	弦細数 （力無）	紅、少苔	横臥で軽く痛み 深く骨にくる 脊痛脊屈	心煩不眠 口燥、面紅潮 手足心熱		陰虚による津液不足 虚火上炎
	瘀血		渋 沈弦実	質紫暗 瘀斑	刺痛、定処あり、軽きは俯仰不便だが重きは痛み激しく寝返り困難。痛処は拒按、昼軽く夜重い。打撲、挫閃含む。局所血腫、圧痛、索引痛有		瘀血が経絡を阻滞し、気血通暢できない故、左記の症状が出る。夜陰盛ん、血行緩慢故重くなる	
その他	大まかな分類だが、1つの目安に利用する 外感、内傷分類に経脉、奇経、経筋等をあわせていく							

表1-3　経脉分類（参考『素問』刺腰痛、厥論、繆刺論～『霊枢』経脉、雑病、『景岳全書』）

経	症状	治療法
足太陽経	項背部から臀部にかけて重苦しく痛む 背を挟んで痛み、頭に至り倒れんとす 折れるごとく痛み、前後屈伸困難、腰上げられぬ 痛所冷える	委中、太陽経上を刺す 委中、刺絡 太陽経上刺絡 太陽経上を刺す
足少陽経	鍼で皮中を刺すように痛む、前後屈伸困難 左右回旋困難 脇痛み、斲いて運ぶこと困難（厥） 腰以て行くこと困難、項以て顧ことできない（厥逆）	陽陵泉付近の刺絡
足陽明経	左右回旋困難、悲しむ 痛所冷える	足三里付近の刺絡 陽明経を刺す
足太陰経	痛所熱する。斲急攣する（厥逆） 腰に横木あるがごとく重く圧迫感あり、 筋肉軟、四肢重、臍部圧痛	太陰経を刺す
足厥陰経	腰中弓弦を張った如き、脇痛あり 少腹満伴う、痛所熱する 斲内熱す（厥） 腰痛虚満し前閉じ譫語する（厥逆）	蠡溝付近を刺す 厥陰経を刺す
足少陰経	痛み脊の内廉に引く 脊痛、脊屈する（折脊） 内熱のため、喘する 大便難	内踝上、少陰経の刺絡 少陰経を刺す、委中刺絡 少陰経を刺す
手太陽経	腰俛仰困難（厥逆）	養老、後谿

表1-4　奇経分類

経	症状
任脉	腰痛とともに滔々と汗出る（任脉は一身の汗を統括） 疝気発することがある
衝脉	腰から下に木が横たわっているようで煩熱遺溺がある
督脉	脊柱が強直し、角弓反張し左右上下に動かすことができない
帯脉	俯仰できず瘀血伴い、上下不通し陰陽分離 腰中脹満、腰が抜けて水中に座している感じ
陰蹻脉	腎経と連なり下腹痛み腰骨、陰中痛む
陽蹻脉	腰骨に痛み走り、身体強直する
陰維脉	心痛、脇下実し、腰痛、陰中痛む
陽維脉	寒熱に苦しむ

表1-5　経筋分類(参考『霊枢』経筋)

足太陽之筋	其の病は、足の小指支え、跟腫れ痛み、膕攣れ脊反折し、項の筋急れ、肩挙がらず腋支え、欠盆の中、紐痛し、左右に揺するべからず。
足少陽之筋	其の病は、足の小指の次の指支え、転筋し、膝の外に引き転筋し、膝は屈伸すべからず。膕の筋急れ、前は髀に引き、後は尻に引く。
足陽明之筋	其の病は、足中指支え、脛転筋し、脚跳ねて堅し。伏兎転筋し、髀の前腫れ、癀疝す。腹の筋急つれ、欠盆及び頬に引く。
足太陰之筋	其の病は、足の大指支え、内踝痛み、転筋して痛む。膝の内輔骨痛み、陰股より髀に引いて痛む。陰器紐痛し、臍と両脇を下に引きて痛み、膺の中に引き、脊の内痛む。
足少陰之筋	其の病は、足の下転筋す。及び過ぎる所に結ぶ者は皆痛み、転筋す。病の此に在る者は癇瘈及び痓を主どる。外に在る者は俛すること能はず。内に在る者は、仰ぐこと能わず。故に陽病む者は、腰反折して俛すること能はず。陰病む者は、仰ぐこと能わず。
足厥陰之筋	其の病は、足の大指支え、内踝の前痛み、内輔痛む。陰股痛み、転筋し、陰器用いられず。

(3) 治療方針と経絡の関係

治療方針と経絡の関係については、「(2)の鑑別・診断と経絡」に基づき、次の六部位との関係を考慮に入れて治療方針を考える(表1-1参照)。

1) 皮部系対象：皮膚面及び線(経絡系)の衛気に対して接触的刺激を施す。
　①背腰下肢皮膚面への接触的補瀉(毫鍼・円鍼・鍉鍼・鑱鍼等より選択)：「(2)-2)分類①～⑤」全てに対応する。
　②足三陰三陽経への接触的補瀉(毫鍼・鍉鍼)：「(2)-2)分類③～⑤」以外に対応する。
　③五行穴・原絡穴・八総穴中1～2穴(皮内鍼、王不留行の種子、あるいはカラーテープの貼付)：「(2)-2)分類①～⑤」全てに対応する。

2) 経絡系対象：『素問』血気形志の「凡そ病を治するには、必ず先づ其の血を去りて乃ち其の苦しむ所を去る。…然る後に有余を写し不足を補う。」や『霊枢』九鍼十二原・経脉の治則に基づき、視覚、触覚反応で孫絡脉に血の鬱滞があれば、三稜鍼でこれを除いてから必要があれば経脉の補瀉を施す。毫鍼の深さは、真皮結合組織までの浅刺で営衛の気の疏通を主とする。

3) 肌肉系対象(経筋の一部含む)：外感内傷分類の脾虚(兼腎虚)に足太陰・少陰・陽明・太陽経を選択し、腹部への接触鍼、背腰部の虚穴は、刺鍼吸角法(5～10分)で集気、あるいは灸頭鍼・灸法で補気し、連なる軟弱肌肉には刺鍼吸角法か金の長鍼を施し、補気健筋する。

4) 筋系対象：経筋あるいは経脉に応対する。
　①経筋：『霊枢』経筋篇の「経筋の病は、則ち反折し筋急し…治は燔鍼却刺にあり…」に従い、経筋上の反応点に火鍼で壮陽舒筋を試みる。また、気滞血瘀のときは、三稜鍼で刺絡し、硬結が甚だしいときは、挫刺鍼(浅い部位)や圓利鍼(深い部位)で破気舒筋する。
　②経脉：経筋と関連経脉で、経筋の際あるいは遠隔部の虚穴の程度により、毫鍼・灸頭鍼・

大鍼・鍉鍼等を選択し、連なる虚には、長鍼・巨鍼を施す。これは経脉中の営気が行うことで、経筋も舒筋できるためである。

5）骨系対象：狭窄・変形・ヘルニア等の周辺の硬結・腫脹には、刺絡後、周辺の虚なる阿是穴に大鍼・毫鍼の補的置鍼(深鍼)あるいは、補陰補陽のため、大鍼・灸頭鍼・火鍼を施す。また、補腎には、腎兪・太谿等を用い、督脉の疏通には、後谿・人中・阿是穴等を用いる。

6）蔵府対象：弁証に基づき腎肝脾に関連する経脉を選択し、補瀉による経絡への疏通を施し、蔵府の虚を補う。

（4）選穴と経絡

1）選穴と経絡に関しては、経絡系(経脉上)から選穴する場合と阿是穴や微鍼取穴を用いる場合がある。
　①経脉上から選穴：皮部系(衛気の疏通が主)、経絡系(営衛の気の疏通)、肌肉系(営衛の気の疏通)、筋系(営衛の気の疏通)、骨系(阿是穴の補瀉が主)、蔵府系(営衛の気の疏通)
　②阿是穴：経筋系(腰下肢の舒筋 → 経絡の疏通)、骨系(腰仙部・脊際・督脉の補瀉 → 経絡の疏通)
　③微鍼取穴：頭皮鍼、耳鍼等を利用

2）経絡と孔穴の多面的特性

　人体は小宇宙の側面をもっている。このことは、宇宙と人間はホログラム・フラクタル(相似)の関係性になっているためである。このことを人体に当てはめると、人体の多くの部分にフラクタルな関係が投影されていることになる。最もミクロの単位では、DNAから素粒子まで関係している。これらの概念で体験からわかったことを以下に7つ挙げる。

　①一穴あるいは数穴に全身・蔵府経絡の状態が現れる場合がある。
　②「井に出で、滎に溜…」のごとく、経脉中を営気が流れる場合がある。
　③一経あるいは、数経の五行穴の場が全身の場を投影している場合がある。
　④十二経絡上あるいは無関係な穴に情報伝達系のポイントが現れる場合がある。
　⑤局所と遠隔部に同じ場(虚実の程度)が出現しているとき、遠隔部のほうが弱刺激で効果が出やすい傾向がある。
　⑥虚なる生命場は、浅刺においてはどの穴に補っても経絡と無関係に虚を埋める力を有する場合が多い(生命の法則)。
　⑦蔵府と経絡を切り離して考えたほうがよい場合がある。
　　＜例＞：(足少陰腎経⇒足少陰経は、肺・腎と親和性がある)

（5）経絡の実体について（仮説）

1）『漢書芸文志』に「医経は、人の血脉、経落（経絡）、骨髄…を原ね」と血脉・経絡を区別する記載がある。しかし、『素問』『霊枢』を調べると、「経絡」「経脉」といいながら、営気の流れるラインの経脉系ではなく、気血の行る血脉を指している篇がすこぶる多い。さらに『銅人兪穴鍼灸図経』、李時珍の『瀬湖脈学』でも経絡と血脉を混同しているようである。今後、人体解剖からわかる血脉（血管系）と営気の流れる経脉系は全く別の概念として整理していく必要性を感じている。

2）鍼灸臨床や経絡実験で体験したことから経絡系統の仮説を下記に述べる。

  ＜仮説１＞経絡系とは、神智学でいうエーテル体・アストラル体（幽体）と人体（body）がおりなす超感覚的知覚領域でのシステム系と考えられる。[2]

  ＜仮説２＞第33回日本伝統鍼灸学会・特別講演で話された本山博氏の解説のごとく、目に見える人体では真皮層・結合組織（電解質の貯水池）が経絡に相当すると考えられる。このことを前提に経絡敏感人50名以上の調査をしたところ、全員が表皮下・真皮層で経絡現象を知覚できた。もちろん深い部分では、連続的つながりとしての経絡は、知覚できなかった。ただ、オーラ系・チャクラ系の活性化している人においては、人体（body）の外層（エーテル体・アストラル体・メンタル体）にもエネルギーの流れを感じる結果を得ることができた[3、4、5]（ただし、回数を重ねていくうちに、至る所に二重螺旋が出現している）。

  ＜仮説３＞人体内においては、第一に真皮層で経絡現象を知覚できること、第二に真皮層内には、毛細血管が多数入り込んでいることの二点を考慮すると、経絡系の鍼は浅くてよいことになる。さらに経脉ライン及びその近隣に鬱血があった場合、経脉系の営気の疏通は、その鬱血のため、経脉への補瀉だけでは困難になる（鬱血のため、営気の行りは、絶えずブロックを受けているため）。そこで、まず鬱血を取り去り、その後、蔵府・経絡の虚実に従い補瀉を施せば、良い結果が出やすくなる。このことを古典では次のごとく述べている。

『霊枢』九鍼十二原第一

凡用鍼者．虛則實之．滿則泄之．宛陳則除之．邪勝則虛之．

凡そ鍼を用うる者は、虛なれば則ち之を実し、満つれば則ち之を泄し、宛陳なれば則ち之を除き、邪勝ればすなわち之を虛す。

『素問』血気形志第二十四

凡治病必先去其血．乃去其所苦．伺之所欲．然後寫有餘．補不足

凡そ病を治するには、必ずまず其の血を去りて乃ち其の苦しむ所を去る。之が欲する所を伺いて、然る後に有余を瀉し、不足を補う。

＜仮説4＞実際の臨床では、浅刺でもかなり効果を上げることができるが、肌肉・筋・骨・蔵府等の深いものには、深刺、大虚には、太めの鍼が短時間で好結果を得やすい。その場合、経脉の浅い流注を深い部分にも投影し、蔵府・経絡系の大虚は、体の一点に投影していることを前提に考える。

＜仮説5＞「（4）選穴と経絡」でも述べたが、もう一度、蔵府経絡学説の見直しが必要である。特に経絡現象を追求すると、蔵府と経絡系を分けて考えたほうが、生命体に引き起こされる自然なエネルギーの流れを、論理的に蔵府と経絡に解釈できるためである。

（6）賀普仁の三通法分類と九鍼

賀普仁による三通法分類では、微通法（毫鍼による補瀉法で気血を疏通）・温通法（火鍼による気血の疏通）・強通法（刺絡による気血の疏通）に分けている。

この分類に九鍼を融合させると表1-6のようになる。臨床で九鍼弁証を的確に使いこなすには時間がかかる。したがって、太極的視点に立脚して九鍼を利用するためには便利と思われるので参考にしていただきたい。

（7）鍼具からみた適応病態

九鍼と巨鍼・挫刺鍼・火鍼・打鍼・梅花鍼・皮内鍼・円皮鍼等のサイズ・材質・適応病態・治効作用は表1-7の通りである。これは、腰痛という疾患を通じて整理したものである。

（8）イメージ九鍼

最近では、イメージ九鍼の講習において、参加された臨床家・学生の8〜9割が効果を上げている。

イメージ九鍼には次のような方法がある。第1は、目前あるいは遠隔地にいる人へ全てイメージ九鍼で行う場合、第2は、刺入した鍼を変える場合（例：一寸・2番銀鍼⇒六寸・30番金鍼）、第3は、必要な経穴に指でタッチしながら鍼具をイメージする場合である。イメージ九鍼（灸法も

表1-6　賀普仁・三通法分類と九鍼

1．微通法（毫鍼の補瀉を中心に、比較的軽い鍼で気血を疏通する方法）
　①接触：毫鍼、圓鍼、鑱鍼、鍉鍼、打鍼、吸角法
　②刺入：毫鍼、打鍼、鑱鍼、梅花鍼、円皮鍼、皮内鍼

2．温通法（温熱刺激にて気血を疏通する方法）
　①鍼法：火鍼、灸頭鍼
　②灸法他：透熱灸、焼灼灸、打膿灸、棒灸

3．強通法（三稜鍼及び特殊強刺激の鍼にて気血を疏通する方法）
　①刺絡鍼法：三稜鍼
　②特殊鍼法：大鍼、長鍼、巨鍼、圓利鍼、挫刺鍼

表1-7　鍼具からの適応病態

	サイズ・材質　他	適応病態・治効作用
鑱鍼	・一寸六分 ・Ag・Au・SUS	・浅刺して血と共に肌の熱邪を出す(古典) ・圓鍼に同じ 　弱疏通：刃を皮膚に平に接して施す 　強疏通：刃の先端で断続的刺を施す
圓鍼	・一寸六分 ・Ag・Au・Pt・SUS・Ti ・鍼尖円い	・皮、肌の衛気、脉中の営気を疏通 　弱疏通：接触的刺激(随) 　強疏通：接触的刺激(迎) ・風熱、風寒、風湿、脾湿、腎虚
鍉鍼	・三寸五分 ・Ag・Au・Pt・SUS・Ti ・尖円く刺入せず ・刺入して邪気出す	・気虚、気滞、経筋病への疏通経脉、舒筋作用 ・風寒、風湿、脾虚、腎虚、温熱、寒湿
鋒鍼	・一寸六分 ・SUS	・邪気を除き、瘀を去る ・実熱、気滞、血瘀、瘀血、血熱へ疏通、行気、祛瘀作用 ・風熱、湿熱、肝鬱、瘀血
圓利鍼	・一寸六分 ・SUS ・スリオロシ型	・急性の気滞血瘀に行気活血、止痛、止痙作用 ・瘀血(挫閃)
毫鍼	・一寸六分 ・Ag・Au・SUS	・疏通経脉 ・外感内傷全てに可能
長鍼	・五寸以上 ・0.80 mm未満 ・Ag・Au・SUS	・甚気滞、甚気虚による肌肉軟弱、筋腱緊張への大補気、大行気疏通、舒筋作用 ・斜刺、横刺(深、慢性に良) ・寒湿、湿熱、肝鬱、腎虚、瘀血
巨鍼	・五寸以上 ・0.80 mm以上 ・Ag・Au・SUS	・長鍼に同じ 　補：随、閉、提、右回転、緩進、留める(10分以上) 　瀉：迎、開、插、左回転、早進、留める(5分以内) ・寒湿、腎虚、瘀血
大鍼	・一寸三分以上 ・0.75 mm以上 ・Ag・Au・SUS ・尖員	・補(Ag・Au)：大虚に大補気作用 ・瀉(Au・SUS)：経筋、積聚等へ行気、舒筋、破堅作用 ・寒湿、肝鬱、腎虚、瘀血
挫刺鍼	・SUS	・経筋病の甚硬結、緊張への舒筋、行気活絡作用 ・肝鬱、瘀血
火鍼	・タングステン合金(W+Mn)・SUS ・点刺、散刺、烙刺、割刺火鍼等有り	・「寒＋気滞(血瘀)」気血両虚に対する温経散寒、舒筋、通経活絡行気血活作用 ・風寒、風湿、寒湿、湿痰、脾虚、腎陽虚、瘀血(経筋、硬結)
打鍼	・一寸六分以上 ・Ag・Au・SUS	・気滞、瘀血、積聚、気血虚損等への行気活血、破堅、補気作用 ・内傷に可能
梅花鍼	・SUS	・気滞(軽打) ・気滞血瘀(重打) ・行気活血、疏通経脉 ・外感、肝鬱
皮内鍼	・Ag・Au・SUS	・行気活血、舒筋作用 ・気血虚損、気滞による疼痛の硬結、圧痛点に施す ・外感内傷全てに可能
円内鍼	・1.0〜2.0 mm ・SUS	
吸角法	・ガラス、プラスチック	・集気、祛湿、健筋作用(肌肉軟弱に良) ・風湿、湿痰、脾湿、寒湿、湿熱
灸頭法	・SUS	・「陰、裏、寒、虚」性に対する補気、行気活血、散寒、温裏作用 ・寒湿、脾湿、腎陽虚、瘀血(経筋、硬結、冷感部、肌肉軟弱)

157

含む)を施すにあたり大切な事は、効くか効かないか判断しないで純粋に体験するという意識で取り組むことと、イメージ力である。この２点さえしっかりしていれば、誰でも効果を上げることが可能である。

また九鍼の中で、例えば圓利鍼と金の大鍼、どちらをどの経穴にどれ位の深さで刺入するのか、手技は…といった問題は、フィンガーテストやローリングあるいは、イメージ鍼で患者さんの反応を聞くことで全て選択可能である。そして、必要に応じて実際の鍼で手技・手法を施せば、イメージ通りの効果を発揮することができる。

(9) 病と癒し・気づき

病という現象は、人・動物にとっても自己治癒力の発動で、心身とも元気に回復していくために出されている症状である。これは、感冒・嘔吐・下痢から癌まで、全て含まれる。当然、軽い症状では気づきも小さいが、癌を始めとした難病では、号泣とともに命の根幹につながる気づきが得られている患者さん達が多い。真理は、病も健康も自己治癒力の表現であるので「病即健康」である。

ここでは、「(1) 病と癒しのプロセス」「(2) 病からの気づき」「(3) 治療を通じてわかったことについて」を表1-8に箇条書きで示したので参考にしていただきたい。

表1-8 病と癒しのプロセス・病からの気づき

(1)病と癒しのプロセス

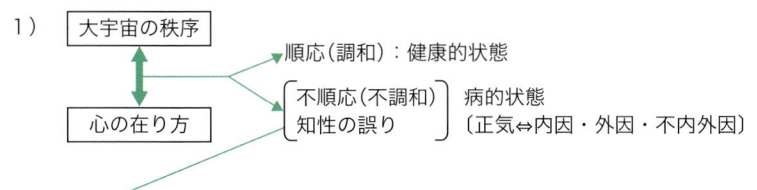

1) 大宇宙の秩序 ⇔ 心の在り方
　→ 順応(調和):健康的状態
　→ 不順応(不調和)・知性の誤り } 病的状態(正気⇔内因・外因・不内外因)

2) 病的状態(虚、満、宛陳、邪勝)
　↓
3) 呼吸・波動が狂う
　↓
4) 生命を維持している働きが阻害(心身の弱点へ:腎虚+病因⇒腰痛)
　↓
5) 自己治癒力発動(生命力・復元力・ホメオスタシス・フィードバック)
　↓
6) 病気という現象・浄化反応(最高の療法)
　↓
7) 浄化・治癒力完了
　↓
8) 正しく理解(メッセージからの気づき)・本来の知性を取り戻す(感謝、喜び……)
　↓
9) 真自己を知る(自己と宇宙の同一化)

※人が病になる←浄化の力・自己治癒力の働き→人が治る

(2)病からの気づき
①関係性の回復(母子関係、上司と部下の関係等)
②初期警告としての病
③ライフスタイルの変換としての病
④自己、霊的真理への目覚め
⑤自己表現、魂の成長の場としての病

(3)治療を通じてわかったこと
①自己治癒力発動による病からの気づきに感謝できるような生活へ
②感謝から、関係性の回復、成長、自己実現の場となるような生活へ
③病を包み込み、病と一緒に生活できるように
④かなりひどい腰痛でも、良い方向にベクトルが進めば、治癒の方向へ
⑤患者の苦痛、不安、恐怖を速く除去できるように努めるが、速い回復が地球環境、あるいは患者にとってよいかどうかは別問題のこともある(真の回復)
⑥生き方、心のもち方という「因」は、それに見合う「縁」に恵まれ、それに合う「結果」を引き出せる
⑦良き条件の中で、患者の治す気、及び生かされていることへの感謝と治療家の誠意の合流は、素晴らしい効果を生むことが多い
⑧病む側も、治療側もともに癒され、癒す関係である
⑨宇宙、地球、社会、家族、環境等の中で、条件さえ調えば、生命の営みは生かされる方向へ向かう(地球・水の生命、米の生命、雑草の生命、昆虫の生命、人の生命、皆同源)

■脚注
1)『素問』刺腰痛篇を参照のこと
2) 石原克己 他「刺絡鍼法と棒灸による経絡に関する一考察」『日本伝統鍼灸学会雑誌』26(3)pp.19-24、2000
3) 石原克己 他「鍉鍼による経絡現象の一考察」『日本伝統鍼灸学会雑誌』27(3)pp.7-22、2001
4) 前掲文献、28(1)pp.38-53、2001
5) 前掲文献、28(3)pp.47-50、2002

2 経穴の形態的特性（按圧反応も含む）

（1）経穴の構造

　古典をひもとくと、未整理ではあるが人体の構造として皮部・孫絡脉・経脉・血脉・肌肉・筋・骨・五蔵六府等の用語がみられ、部位・場に応じた診察・診断・治療法が展開されている。これに基づき、経穴の構造を図で示すと下記の2つの型にまとめることができる。

　体表観察においては、「体表 → …骨」（図2-1）、「体表（腹皮）→ …蔵府」（図2-2）にみられるように図の深さの所見を考慮して多くの情報をつかんでいくことになる。

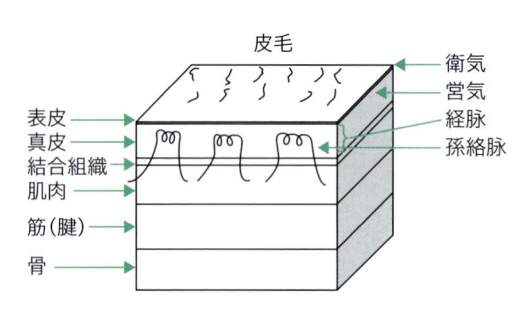

図2-1　体表 → 骨

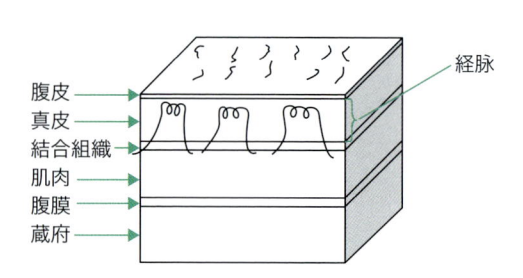

図2-2　体表（腹皮）→ 蔵府

（2）実穴の形態学的特性と九鍼

　実穴の形態学的特性は、①表実型、②表実際虚型、③表実・中深虚型の三つに分類できる。この三つの経穴の特性に、寒熱、気滞血瘀等が絡むので、それぞれについて視診・触診・按圧診の順に整理したものを図表2-1に説明する。ただし、鍼灸具は、経穴の形態・病因等により必要な道具を選択し、手技・手法を施していく。

①表実型
　表実型は図表2-1のように、生命体固有の自己治癒力（生命力）の発動による真気と、寒邪・熱邪・気滞の関係性の中で自己治癒力旺盛の人にみられる。寒実・熱実・気滞血瘀の視診・触診・按圧診も図表2-1のごとくである。
　治療としては、瀉的手技が主となる。ただ、初めに精気の虚があるが、表実を瀉した関係上、休息と表実の治療で良い場合もある。しかし、精気の虚を表現している場があれば、それに対する鍼灸治療で精気を補う必要がある。

②表実際虚型
　表実際虚型は図表2-1のように、実への対応は基本的に①表実型と同じであるが、虚実への対

2 経穴の形態的特性（按圧反応も含む）

図表2-1　実穴の形態学的特性

①表実型 寒熱による気滞・気滞血瘀	②表実際虚型 （経筋緊張・営衛の虚）	③表実・中深虚型 （衛気実・営気虚）
■寒実 視　診…青・白・緊張・毛穴閉 触　診…寒涼感・緊張・鞕結 按圧診…緊張・鞕結・不快痛 鍼灸具…毫鍼(接触鍼・瀉)・灸法・ 　　　　火鍉鍼・鍉鍼・鑱鍼 ■熱実 視　診…黄・赤・緊張・隆起・毛穴 　　　　(開・閉) 触　診…温熱感・緊張・鞕結・膨隆・燥 按圧診…緊張・鞕結・不快痛 鍼灸具…三稜鍼(刺絡)・鍉鍼・鑱鍼・ 　　　　毫鍼(接触鍼・瀉) ■気滞血瘀：(寒熱兼では寒実・熱実 　　　　参照) 視　診…褐・黒・緊張・燥・粗・ 　　　　毛穴(閉多い) 触　診…燥・粗・緊張・鞕結・硬結 按圧診…緊張・鞕結・硬結・不快痛 鍼灸具…三稜鍼(刺絡)・接触(刺入・ 　　　　瀉)・挫刺鍼・圓利鍼・鍉鍼 　　　　・鑱鍼	■実 ①に同じ ■虚 灸法・灸頭鍼・火鍼・毫鍼の補・ 鍉鍼・大鍼 ※虚実両方に対応するか、虚実一方 　へ対応(虚を優先) ※虚の大・深により鍼の太・長さを変 　える 図表2-1① 表実型 ┐ 　　　　　　　　　├参照 図表2-2① 表虚型 ┘	■先瀉後補法 三稜鍼(刺絡)・毫鍼(瀉法)＋灸頭・ 灸法・火鍼・毫鍼・大鍼・長鍼(置 鍼深) ■補法 大鍼・灸頭鍼・火鍼・灸法 図表2-1① 表実型 ┐ 　　　　　　　　　├参照 図表2-2②③④　　┘ ※臨床の中では、先瀉後補の場合が 　多い

応は虚を優先する。人体は、精気が虚して虚の場が生じると、自己治癒力を発動し、人体の虚の場への対応として真気を誘導して実なる場をどこかにつくり、バランスを取っていくメカニズムが働く。その中のひとつに、虚の際へ実や経筋の緊張の場が生ずることがある。

③表実・中深虚型

　表実・中深虚型は図表2-1のように、実への対応は基本的に①表実型と同じであるが、実が緩解変化した後、その実の場の下に虚が出現した場合(実際は、実の場を触れる・叩く事で下に虚があるのかわかる)、その虚への対応は図表2-2に従い、鍼灸の道具・手技・手法にて真気を誘導することで虚の場の精気は充実してくる。

（3）虚穴の形態学的特性と九鍼

　虚穴の形態学的特性は、①表虚型、②表虚・中実型、③表中虚・深実型、④表中深虚型の4つに分類できる。この4つの経穴の特性に応じて、視診・触診・按圧診の順に整理したものを参考（図表2-2）に以下に説明を加える。

①表虚型（狭寒）

　表虚型（狭寒）は図表2-2のように、生命体固有の自己治癒力の発動による真気が弱いため、表虚の現象が出現する。ここでは、表を補う手技・手法で真気を誘導し、自己治癒力を高めることが主となる。それには、毫鍼の接触・刺入・浅刺の補法、あるいは鍉鍼・圓鍼等がよい。ただ、陥下の程度がひどいときや、虚の中に寒を強く感じるときは、灸法や火鍼がよい。

図表2-2　虚穴の形態学的特性

	①表虚型 （営衛虚）	②表虚・中実型 （営衛虚・気滞）	③表中虚・深実型 （営衛虚・気滞血瘀）	④表中深虚型 （気血虚損）
皮膚	虚	虚／実	虚／実	虚
鍼灸具	◎表補法 視　診…白・陥凹・痩・ 　　　　弛緩 　　　　湿・密 触　診…弛緩・陥凹・萎縮 　　　　冷感・自汗・指引 　　　　かれる 按圧診…弛緩・気持ちよい 　　　　くすぐったい 鍼灸具…毫鍼（接触・刺入 　　　　浅刺の補） 　　　　鍉鍼・圓鍼 　　　　火鍼（接触・浅刺） 　　　　灸法	◎中瀉表補法 視　診…①に同じ 触　診…①に同じ 按圧診…軽圧：①に同じ 　　　　中圧：硬・鞭結 　　　　不快痛或快痛 鍼灸具…毫鍼（接触・刺入 　　　　浅刺の補） 　　　　火鍼（浅刺） 　　　　灸頭鍼（浅刺） 　　　　灸法 　　　　圓利鍼＋灸 　　　　大鍼（浅刺）	◎深瀉表中補法 視　診…白・黒・黄・ 　　　　陥凹・痩 　　　　弛緩 触　診…弛緩・陥凹・痩・ 　　　　弛緩 按圧診…軽中圧：弛緩 　　　　　　　　気持良い 　　　　重　圧：硬・不快 　　　　　　　　痛或快痛 鍼灸具…毫鍼（中深刺） 　　　　火鍼・灸頭鍼 　　　　大鍼（中深刺） 　　　　灸法 補優先	◎表中深補法 視　診…白・黒・黄・痩 　　　　弛緩・陥凹 触　診…弛緩・陥凹・指引 　　　　かれる 按圧診…弛緩・気持ちよい 鍼灸具…毫鍼（置鍼） 　　　　火鍼・灸頭鍼 　　　　大鍼（置鍼） 　　　　長鍼（深刺或横刺 　　　　　で置鍼 　　　　巨鍼（深刺或横刺 　　　　　で置鍼 　　　　灸法（多壮）

※虚の大きさ⇒鍼の太さへ
　虚の深さ⇒鍼の長さへ
　連なる虚⇒長（巨）鍼へ

②表虚・中実型

表虚・中実型は①と同様、表虚への対応は、中実や冷えの程度により温補法が必要となる場合がある。

中実へは実の程度により毫鍼で瀉法を施すか、圓利鍼で大瀉を施すことが必要な場合もある。逆に、虚へは補法を丁寧に施す。

③表中虚・深実型

表中虚・深実型は①・②より、虚の程度が少し悪化してきたときにみられるが、まだ自己治癒力による真気の誘導がある。ここにも陰虚・陽虚に応じて寒熱が生まれる。

深部の実は、上中への補法で消失する場合もあるが、原則として深部の実には毫鍼・大鍼で瀉法を施し、上中への虚へは、瀉法後陰虚に傾いていればそのまま置鍼を行う。

また、陽虚に傾いていれば灸頭鍼・火鍼・金の大鍼を深部の硬結に当て、表中部位は温熱、または金鍼の材質の鍼で陽気を補う。

④表中深虚型

表中深虚型は、③よりさらに精気の虚が進行して、気血虚損の状態である。全身に気血虚損がみられる場合は、陽気が衰えていれば火鍼・灸頭鍼を深めに刺す。

また、棒灸あるいは多壮灸(五十壮以上)等を施すことも有効である。全身の気血は充実しているが、局所の経穴に著しい虚があれば大鍼、虚が連なっていれば長鍼・巨鍼を置鍼する(5〜20分位)。

陰気が衰え、全身に気血虚損がみられる場合は、金鍼を末端の経穴に置鍼し(5〜20分位)、局所の経穴にのみ著しい虚があれば、金の大鍼を施す。虚が連なっていれば、長鍼・巨鍼(金鍼・銀鍼のほうがよい)で置鍼する。

(4) 病理状態に応じた経穴の形態学的特性

弁証上、脾気虚証の場合は、脾気を補う必要上、足の太陰脾経の五行穴や郄穴・絡穴・兪募穴等から、気虚の反応が出ている穴を見つけ、その経穴への補法で経穴の気が充実してくれば脾の気も充実してくる。

また、脾の陽虚では内寒が生じてくるので、経穴に虚寒の反応のある場を求め、ここに温補を施し、虚寒が取れると脾陽虚も改善してくる。さらに、気滞血瘀が患部にある場合は、使用経穴も気滞血瘀を投影している場を選択し、そこへ刺絡、あるいは必要により毫鍼の瀉法・圓利鍼・挫刺鍼等で、その硬結を砕いたりする必要性が生じてくる。これは病の状態と身体の反応(虚実等)がホログラム・フラクタル原則と重なっているためである。

3 痛みを軽くする切皮法及び刺入時の注意点

　九鍼による切皮法・進鍼法の基本は毫鍼の操作法にある。九鍼を用いるには、まず、鍼管を使用せずに毫鍼を扱えること及び毫鍼の鍼尖で表皮・表皮下の状態と刺入時の変化（気至・気聚・気散・破気・舒筋・寒温等）をつかめることが前提である。

　患者に刺痛を与えないことはもちろんであるが、直刺・斜刺・水平刺等、目的の方向・深さに正しく操作ができることが必要である。

　鍼によっては、鍼尖が卵型・スリオロシ型、毫鍼に比べて鈍角なもの等様々あり、切皮や進鍼が困難なことがある。

　姿勢と集中力、大胆さと繊細な意識の合一、補瀉に応じ丹田を利用した呼吸法等が上達の秘訣となる。

　以下に8つの鍼における刺入時の注意点を述べていく。

（1）毫　鍼：集中力、上下・左右・周囲（固定）圧のバランス、すばやく刺入または、呼吸を意識した交流の中でゆっくり刺入する。

（2）鋒　鍼：バネ式：上下・左右・周囲（固定）圧のバランス、すばやく刺入する。
　　　　　　手打式：上下・左右・周囲（固定）圧のバランス、すばやく刺入、引きを強くする。
　　　　　　　　　　深刺ししないように注意する。

（3）圓利鍼：上下（皮膚を圧し、戻る力を利用）・左右・周囲圧のバランスを大切にする。慣れてきたら左拇指・示指で刺入部位の皮膚を緊張させ相手の呼吸を伺いながらすばやく刺入する。
　　　　　　呼気時に刺入（術者は刺入時丹田に気を降ろす）するとよい。
　　　　　　鍼尖へ意識（鍼尖と硬結・鞭結との対話）を集中し、必要に応じて刺鍼転向法・雀啄法・盤揺法等を施す。

（4）大　鍼：上下（圓利鍼に同）・左右・周囲圧のバランスを大切にし、すばやく刺入する。
　　　　　　呼吸の補瀉にあわせる（術者は刺入時、丹田に気を降ろし、金銀の材質では一瞬で皮下結合組織を通過させる）。
　　　　　　鍼尖へ意識を集中する（鍼尖と虚・実の場との対話）。

（5）長　鍼：大鍼に同じ（斜刺・横刺では、必要な角度で刺入する）。
　　　　　　※鍼尖への集中力が弱まると、長いため、鍼の方向が歪むので注意が必要である。

（6）火　　鍼：赤く、正確(経穴と深さ)、速く(速刺速抜)、引きに重点をおく。ただし寒湿がひどいときには、置鍼(1〜5分位)する場合もある。

（7）挫刺鍼：中指を梃にすばやく刺入する（結合組織の線維を表皮上に引き出すことが最も困難であるが、恐れを捨て大胆に施す。痛みに弱い患者さんには副挫刺法を用いる）。

（8）打　　鍼：示指・中指・拇指を密に腹皮に重ね(慣れてきたら示指爪と中指のみで施すとより振動が伝わってくる)、腹皮・皮下の状態に応じて軽(陽打)・重(陰打)でリズムをつくる。
　　　　　　　気血の滞りにはスリオロシ型打鍼、虚や気血の軽い滞りには卵型打鍼を用いる。深い瘀血には1〜10mm位刺入する場合もある。

4 刺鍼テクニックをマスターするための修練法

（1）視診

視診においては、修練法により通常気づきにくい皮膚の変色・精気の状態に気づけるようになってくる。人によっては、人体の外に広がっているエネルギー（オーラ系）まで見えてくる。修練法として、2つの方法を紹介する。

①蒙診：薄暗い所で皮膚を見ると光線下より、皮膚の色・状態が鮮明に見える。
②一点凝視：線香、あるいは蝋燭の炎を、暗い部屋で数分間凝視する。炎の周囲の光の色が鮮明に見えてくる。

（2）触診・按圧診

掌・手指の感性を磨く方法には様々なものがあるが、ここでは松本道別の『霊学講座』[1]から、合掌行気法を紹介する。

■合掌行気法：手指・掌の感性
1）姿　勢……正座し、深息法と同じ状態・姿勢で行う。
2）方　法……①口・目を閉じ、手のひらをあわせ、鼻先一寸位の所で保持する。
　　　　　　　②精神を合掌内にもっていき、集中する。
　　　　　　　③息の出入りが指頭、手掌面から行うと観念（想像）して深息する（10〜20分間）。
3）期　間……21日〜1ヵ月行う。
4）修練中の注意事項……「（3）直観力」に準ずるが、厳密でなくてもよい。
5）結　果……①手がだんだん熱くなり、指頭がズンズンしたり、蟻走感覚（ムズムズ）が起こってくる。
　　　　　　　②この指頭、手のひらを患部へ当てれば、軽い病、痛みは即効を期待できる。また、多くの情報をキャッチできるようになってくる。
6）考　察……感ずる手づくりを達成できたら、その手、手指で経穴の探索や経穴の状態把握等に利用したり、病んでいる人の必要な場所（手、手指に感じるところ）に手や手指を接触したり、近づけたり（3〜10cm離す）して変化を観察する。

（3）直観力

松果体については、現代医学でもまだ明確にわかっていない。しかし、先人の修練の体験から、松果体を活性化すると直観力・霊能力がつくことがわかっているので、「松果体開発法」を次に紹介する。

1) 姿　　勢……正座あるいは結跏趺坐(足の甲を反対の足の太腿に乗せるあぐら座り)で行う。
2) 方　　法……①アジナチャクラ(第3の眼・両眼の間の中央あたり)に意識を集中する(5分位)。
　　　　　　　　②百会穴に意識を集中する(5～10分)。
　　　　　　　　③会陰(男性は尾骨の前)に意識を集中する(5分位)。
3) 期　　間……21日～1ヵ月間行う。
4) 修練中の注意事項……①浄化(部屋、身、心、魂…)する。
　　　　　　　　　　　　②水浴(早朝が良い)を行ったほうがよい。
　　　　　　　　　　　　③日当たりの良い部屋・縁側に座する。
　　　　　　　　　　　　④修練法は毎日続けること(1～2回／日)。
　　　　　　　　　　　　⑤少食、少欲、敵をつくらないよう行動する。
　　　　　　　　　　　　⑥内に正義・勇気、外に温良・謙譲を心がける。
　　　　　　　　　　　　⑦五戒(殺生、偸盗、邪淫、妄語、飲酒)を守る。
　　　　　　　　　　　　　※食禁……香辛料、甘味食、乳製品、肉類、タバコ等
　　　　　　　　　　　　⑧修練の前に、大いなる光、leader spirit、guardian spirit、ancestor spirit、身のまわりの人々に感謝とともにハイヤーセルフによろしくと依頼する。修練後はハイヤーセルフ等に感謝して終了する。
5) 結果……①はじめ、第3の眼及び百会周辺にムズムズ感、重圧感等を感じてくる。
　　　　　　②続いて第3の眼の奥に光を見る(白光、紫光等)。
　　　　　　③第3の眼・百会に光とともに清らかな風が吹くような心地よさを感じる(直観力が向上しているということ)。
　　　　　　④第3の眼の奥に小緑豆大の光が見え、やがてそこに自らの姿や顔が映し出される。
　　　　　　⑤さらに次の段階があるが、ここでは省略する。

(4) 指力

特に拇指・示指の指力を鍛えることになる。ここでは賀普仁の『針具針法』[2]より抜粋し、私見も加えて紹介する。

1) 第一段階(二指禅)

この練習法では、まず机の前にきちんと立ち、吸気を丹田にまで沈め入れ、両腕を伸ばして垂直にまで上げ、腰を曲げて前に屈み、両手の拇指腹を机の淵に当て、丹田に納めた気が、肩・上腕・肘・前腕を通って、指先までくることを自覚することが必要である。

練習を始めたばかりは、この体勢が耐えられなくなったら、示指に交換して同じように行う。

この練習を日々行っていると、だんだん楽にできるようになり、できる時間も伸びてくるはずである。

このような鍛錬は、一朝一夕にできるものではないので、焦らずに続けることが重要である。初めの頃は毎回5分間、毎日1～2回行うとよいが、それぞれ体質体力は異なるので、毎日練習して徐々に10分～15分位まで続けていくとよい。これをだいたい100日位続けていると、確実にできるようになってくる。

ただ、通常の臨床で九鍼を使えるためには、毎日１～３分、１日１回から始めて、５分位できれば大丈夫である。

２）第二段階(頂指法)

これは何も持たずに練習する。まず示指、中指を鈎型にして力を入れ、拇指を曲げて示指・中指の間に置いて、三指の尖端をきつくしっかりとあわせて虎口を円形にし、１～３分、力一杯あわせる。毎日、時間があるときは回数を限らずに行っていくことが必要である。

３）第三段階(狭木錐)

この方法は２つの木片を用いて、左右の拇指、示指、中指腹の間で力を加える。木片は長さ三寸、太さ一寸、根本が太く先が細い形で、紫檀質の硬いものを用いるのがよい。毎日、時間をつくっては繰り返し、半年間(１ヵ月でも可)きちんと続ければできるようになるであろう。

これらの練習は、継続することで鍼灸の治療効果を上げることに貢献できるとともに、術者自身の身体も健康で強くなってくる。

(５)丹田力

丹田の力は、健康や力強い日々を送っていくためにも大切である。鍼の刺入においては、毫鍼・大鍼・長鍼等全て肚で刺すようにすると、一日治療しても疲れなくなるとともに、大鍼・長鍼等も、簡単に刺せるようになってくる。丹田力をつける方法を紹介するが、具体的には専門書が多くあるので参考にしていただきたい。

１）腹式・逆腹式、丹田式呼吸法の修練
２）西医学の背腹運動の修練(できれば、金魚・毛管・合掌合蹠運動も併用するとよい)

(６)指の運動

五指全て大切であるが、接触鍼等においては拇指・示指が特に重要となる。具体的運動に関しては、中国に伝わる手の訓練法や長野仁氏の提唱している「唯掌論」に基づく手の訓練法等が参考になる。

■脚注
１）松本道別『霊学講座』p.31、人体ラヂウム学会本部、1927
２）賀普仁『針具針法』pp.109-113、科学技術出版社、1998

■参考文献

石田秀実監訳『黄帝内経素問、上巻・中巻・下巻』、東洋学術出版社、1992～1993
石田秀実監訳『黄帝内経霊枢、上巻・下巻』、東洋学術出版社、1991～2000
柳谷素霊『図解鍼灸実技』、医道の日本社、1948
本山博『東洋医学　気の流れの測定・診断と治療』、宗教心理出版、1985
形井秀一『治療家の手の作り方』、六然社、2001
松本道別『霊学講座』、人体ラヂウム学会本部、1927
賀普仁『針具針法』、科学技術出版社、1998
石原克己「中医学による腰痛治療」『疾患別治療大百科・腰痛』pp.45-60、医道の日本社、2000
医道の日本社編集部編『ベテラン治療家に学ぶ　鍼灸臨床のコツ』、医道の日本社、2008
石原克己　他「刺絡鍼法と棒灸による経絡に関する一考察」『日本伝統鍼灸学会雑誌』26（3）pp.19-24、2000
石原克己　他「鍉鍼による経絡現象の一考察」『日本伝統鍼灸学会雑誌』27（3）pp.7-22、2001
石原克己　他「鍉鍼による経絡現象の一考察」『日本伝統鍼灸学会雑誌』28（1）pp.38-53、2001
石原克己　他「鍉鍼による経絡現象の一考察」『日本伝統鍼灸学会雑誌』28（3）pp.47-50、2002
石原克己　他「教える鍼灸・学べる刺鍼テクニック」『日本伝統鍼灸学会雑誌』36（3）pp.78-84、2010
戸ヶ崎正男・奥村裕一「実技共覧『押し手の役割』」日本伝統鍼灸学会雑誌35（2）、2009
戸ヶ崎正男「四型分類(異常な場の形態と特性)と診断、治療との関係について」『鍼灸OSAKA』pp.73-78、2003

※第3章の内容は『日本伝統鍼灸学会誌』及び『疾患別治療大百科・腰痛』に掲載したものを訂正・加筆したものである。

第4章

九鍼発矇

九鍼の変遷から得られる
臨床のヒント

1　鑱鍼の変遷
2　圓鍼の変遷
3　鍉鍼の変遷
4　鋒鍼の変遷
5　鈹鍼の変遷
6　圓利鍼の変遷
7　毫鍼の変遷
8　長鍼の変遷
9　大鍼の変遷

第4章 九鍼発朦―九鍼の変遷から得られる臨床のヒント

1 鑱鍼の変遷

　鑱鍼は、『素問』刺瘧篇でも明らかなように、元々は鑱石つまり石器がルーツであり、さすって出血させていた道具と考えられる。石器がルーツであるとすれば、最も古い九鍼図がヘラ状であるのも納得できる。

　形状及使用目的に関しては、『鍼経摘英集』『鍼灸素難要旨』『類経図翼』『鍼灸大成』『医宗金鑑』等に記載があるが、大きな違いはみられない。また、『鍼灸大成』は別名として「箭頭鍼」を挙げている。

　図としては『鍼経摘英集』に代表される裁縫に用いる筋立てのヘラ状のものと、『鍼灸大成』に代表される矢尻のような形をしたものとの二種類に分けられるようである。

　さて、本論の目的は現代に伝わる手法が中国から朝鮮を経由して日本に伝来し、さらに日本的に変化してきた過程を認識し、新たな臨床応用の可能性を探ることにある。それぞれの九鍼についても日本で新たな使用目的や手技がないかを検討し、臨床のヒントになるように整理してみたい。

　そこで鑱鍼に対して現代の我々がもっているイメージを思い出して欲しい。先に述べた『素問』『霊枢』のような皮膚をさすって出血させるという使い方ではなく、なでる・さするを主体とした「小児鍼」というイメージが先行するのではないだろうか。そうであればどこかで使用方法が変化したからであり、鑱鍼の場合、最近の研究により変化の過程が判明しつつある。

　それは字義のところでも触れたが、既に柳谷素霊が『図説鍼灸実技』の中で再三にわたって指摘しているように「うさぎ鍼」の存在である。

　「うさぎ針」は享保4年創業といわれる大阪の岡島家の商標？であり、自身も小児鍼の老舗で、日本最初の鍼博士(学位取得者の意味)でもあった藤井秀二が『医道の日本』に書いた小論でも「大阪では私の藤井はりの外、昔から市川のはり(市川隆助)うさぎばり(岡島瑞軒)等は私の家同様、門前市をなしていましたが、後継者がなく、絶えました。」と紹介されている[1]。

　この岡島家、元は杉原という家で、1855年(明治18年)の医師番付には「杉原うさぎ針」「江村うさぎ針」と併記されていて、うさぎ鍼を名乗っていたものがいくつかあったようである[2]。

　『鍼灸老舗の人々』には「明治に入って患者の家から番(つがい)の白兎を貰い受けてあったのを軒下に金網を張って飼っていたことがあり、それ以来子ども達がうさぎ鍼というようになったというのである。」[3]と書かれており、商標の由来は意外とシンプルなものだったのかもしれないが、鑱鍼の字義に基づく由来があるように思われてならない。

　うさぎ鍼はイチョウ鍼の刃の部分をさらに左右に広げた、振り子刃のような形状で、前述の藤井秀二の小論では「中でも岡島瑞軒氏のうさぎ鍼は、九針の内のザン針という有刃の針で、皮膚の表層に極軽い、即ち極浅い切創を作る。血は出ないが、わずかなりんぱ漏が起こる。ここがうさぎ針の要領である。すぐその跡へ、即ち瞬間の隙もなく、手早く、絆創膏ようの薄い小さい、一子相伝の秘法で作られた膏薬を貼付ける。この膏薬が曲者で一旦はれば、入浴しても二三回は

はげぬというしろもの。私は、この膏薬にも刺激を考えている。ただし膏薬の下には、充血は起っていない」と述べている[4]。

これを読んで気付かれた人もおられるだろうが、今判明している事実を以下に整理してみる。

1. 柳谷素霊が『図説鍼灸実技』の中で、うさぎ鍼として使われているのは、他にも鋒鍼(三稜鍼)、鈹鍼を挙げている。なでさする鍼なら、なぜ元々皮膚を破り出血させる鍼をわざわざ使うのか。
2. 大阪の小児鍼の大家谷岡賢德氏は、切れなく加工した三稜鍼を「弱三」と呼び、小児鍼として用いている。
3. 菅沼周桂の『鍼灸則』小児科にも「疳疾癖疾の二症は肝兪・膈兪・脾兪・胃兪及び身柱・腰眼に至るまで血を出して之を治す。効有らざるは無し。攝州中野村の一醫この法を行い最も経験あるなり。俗に中野の一本鍼と称す。」とあり、大師流と供に現在も残る小児鍼の老舗、中野はりも江戸時代には出血を伴う手技をしていた[5]。
4. 『鍼灸抜萃』には「小児鍼とは鍼尖を三角の錐のようにして、管に入れてはじき、血を抜くと奇験あり。」と記載されている[6]。

以上のことから、かつて小児鍼は出血することもあり得る強刺激の手法であったということを長野氏の論文では類推している。これは使用していた鍼の種類もそうであるし、藤井が柳谷に送った書簡からも裏付けられる[7]。

弱刺激が当たり前になってしまった我々からみると、その手法が180度も変わってしまうのはいささか解せないが、鑱鍼の本来の効能を考えると、あながち間違ってはいないと思われる。

関西の漢方の大家・細野八郎氏は「本来子供は陽(火)の塊で、大人より熱が多い状態がふつうで、子どもが半袖・半ズボンでいるのは当然のことである。昔の子どもが着ていた服は、いろいろ隙間があって熱が中にこもらなかったが、最近の子どもは親も過保護で、熱が逃げない服を着ているから熱がこもりやすく、この熱がいろいろ悪さをしている」と述べていた。

「うさぎ鍼」についてまとめると次のようになる。

江戸時代まで鑱鍼は『素問』『霊枢』にあるような本来の使われ方をしていたが、明治時代に入り、何らかの理由で手技を変更せざるを得ない事態が起きた[8]。これによって鑱鍼等をなでさする鍼として使ってみたが、以前と変わらない効果を確認して、接触鍼として使う者が増えていった。

その後、柳谷素霊が『小児絶対健康法』を出版すると、藤井秀二が柳谷素霊に伝えた「軽い刺激」の方法を井上恵理・本間祥白が古典で理論武装をし、同じような根拠で使える鍉鍼・圓鍼を復活させることになった[9]。

くどいようだがたまたま柳谷素霊に伝えたのが、藤井秀二であったため、藤井式の名が残っているが、最初に小児鍼を「軽い刺激」に変更したのが、誰なのかは不明である。

いずれにしても『霊枢』九鍼論の作者でさえ、鑱鍼が方法を変えても、同じかそれ以上の結果を出せる道具であったとは、夢にも思わなかったに違いない。

■脚注
1）藤井秀二「[小児はり]について知られざる事項」『医道の日本』34巻1号　p.63、医道の日本社、1975(昭和50年)
　　七代目瑞軒(または瑞顕)本名亀太郎は子どもがなく、弟子の安永政氏を養子に迎えて八代目を継がせたとあるが、その後家は絶えたようである。
2）長野仁、高岡裕「小児鍼の起源について」『日本医史学雑誌』第56巻3号　p.395、2010
3）上地栄「山本新梧」『鍼灸老舗の人々』p.400、續文堂、2000
　　この稿で上地はうさぎ針の由来の根拠を提示していないため、検証のしようがない。
4）前掲文献1）p.64
5）菅沼周桂「鍼灸則」、オリエント臨床文献研究所監修『鍼灸流儀書集成10』p.250、オリエント出版社、2004
6）拙稿「刺絡手技の起源と変遷」『刺絡』第12巻1号　p.39、日本刺絡学会、2009　これを書いた時点では小児鍼にあまり関心がなかったため、拙稿では触れていないが、前掲文献2）によればこの部分が「小児鍼」という単語の初出ということである。記してお知らせする。
7）前掲文献2）p.388
8）前掲文献2）p.406　明治45年に施行された内務省令第11号「鍼術、灸術営業取締規則」にあった「瀉血…電気、烙鉄の類」という事項は、昭和22年、現在のあはき師法が制定されるときに禁止事項から削除されている。
9）前掲文献2）

2 圓鍼の変遷

　寺島良安の『和漢三才図会』では「いわゆる員針とは阿蘭陀からきた石針である。正黒色で長さは二寸ばかり。やや卵に似た形をしていて、積塊を揩摩るのである。」と説明されている。

　また、宮脇仲策の著した『鍼学發矇訓』(本文序1714年)第十五食傷腹痛刺訓には、食あたりの腹痛の治療としていくつかの方法でも痛みの止まらないときは、寒邪が滞るためであるとして「背十の椎二行通に灸すべし。あるいは温鍼を用い木鍼を用いて宜し。総て一切の痛む所の底に硬肉あり、刺して和らぐれば多くは治す(口伝)」とあり、また「木鍼を用ゆる業品々あり詳しく記すこと能わず、修練して知るべし。鍼治の前後に用い大いに益あり。其の外常に怠らず用いて可なり。石鍼一に砭鍼と名ずく、軟なる石を鶏卵の形に長さ四、五寸程に削り、紙にて数十遍はり、帛に包み杵にて舂が如く痛む処を擣べき也、撲法といえるも是なり、詳らかに口訣抄に見えたり。」とある[1]。

　さらに効能を追加したものも登場する。それは文政の初め頃(1818～1834年頃)に記録された用途不明の鍼石という道具である。これを幕府の鍼官であった栗本丹州、石坂宗哲、山崎宗修らが鑑定した記録が残っており、彼らはこれを「温石」と俗称される鍼具の一種であると鑑定している[2]。

　「温石」は「雷火鍼」「太乙神鍼」のことで、鶏卵のように丸くした石や鉄等を熱し、肌着の上に載せた数種類の薬や香と蓬の繊維を混ぜたものの上から患部に当てる道具のことである。この「温石」は本体と円蓋状のキャップからなっており、本体の内部に熱源が入る構造になっていたらしく、現代ではまさにテルミーが最も近いと思われる。

　著者は頸部の頑固な凝りに筋肉と筋肉の間隙と解釈して圓鍼を用い、著効したことをしばしば経験しているが、これに熱刺激を加えればさらに効果があるであろうことは容易に想像できる。

　また圓鍼も鑱鍼と同様に江戸時代の知識は伝承されず、特に戦後になって、名称及び形状に圓利鍼との混乱がみられるようなので、その背景を考察して、注意を喚起したい。

　現在販売されている鍼の中に図2-1のような形状の「員利鍼」なる奇妙な鍼がある。この鍼が圓利鍼でなく、圓鍼であることは古典の記述を調べれば明白であるが、圓利鍼自体が江戸時代後期には使われなくなってしまうために、圓利鍼の形状が不明になったこともひとつの要因かと思われる。

　さらにこの鍼が圓鍼であることは、井上恵理が『経絡治療』に連載していた鍼の種類と使用法に関する論文で判明する[3]。この論文には1940年頃から岡部素道や本間祥白らと九鍼の再検討を行っていた井上恵理が、入手し難くなっていた鍼を医道の日本社から販売するために、新たに形状を追加した経緯が書かれているので、引用しておく。

　井上恵理は「この員鍼の先端を擬宝珠型としたのは、古今医統の型式を取ったもので、瀉法にも応用出来るようにしたのである」と述べている[4]。実はこの文章と『古今医統大全』と『鍼灸重宝記』の九鍼図によって、今まで悩んでいたことが一挙に解決したのである。

では『古今医統大全』の図を見ていただこう(図2-2)。九鍼図というのは、どれも刺す側(先端)が下にくるように書かれているのが通例である。『古今医統大全』の図は『鍼灸大成』と同様に鍼柄等が装飾的で、『鍼経摘英集』のようなシンプルな形状ではない。特に圓鍼は顕著だが、九鍼図の通例からすれば、井上がいうところの擬宝珠型は先端ではなく鍼柄なのである。

これから瀉法も可能な擬宝珠型を思いついたのであれば、けがの功名といえなくもないが、上下逆に描いているわけではないが、先端を丸くするという着想は『鍼灸重宝記』からではないだろうか(図2-3)。

それは『鍼灸重宝記』に先行する『鍼灸抜萃』においては、『鍼経摘英集』に忠実に作図しているようにみえるからである(図2-4)。

『鍼灸重宝記』は昭和の経絡治療家に多大な影響を与えている書なので、擬宝珠型が先端であるという着想を『鍼灸重宝記』から得たといってもあながち間違いではないと思われる。

さらに井上恵理は講演で「『小児鍼法』の本の中には多くの種類が挙げられております。この中には鍉鍼や員鍼を小児鍼なりと称して図まで載せてある。甚だ迷惑な話で何を基準にしてこんな

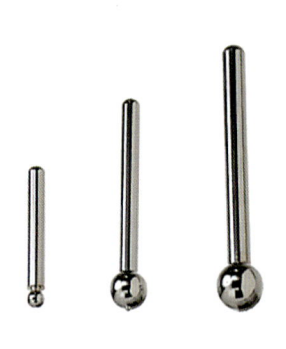

図2-1　員利鍼

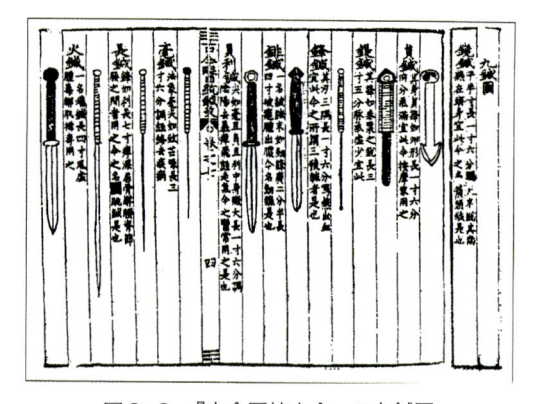

図2-2　『古今医統大全』の九鍼図

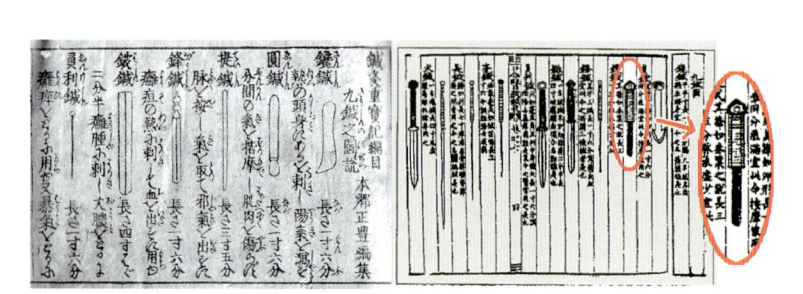

図2-3　『鍼灸重宝記』の九鍼図

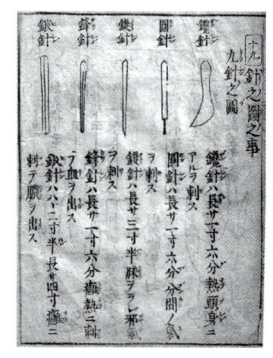

図2-4　『鍼灸抜萃』の九鍼図

ものを載せたのかと抗議しておきましたが、明らかに間違いです。…（中略）しかも員鍼を員利鍼なんていう名前にどこで変えたのか勝手に変えてしまった」と述べている。この発言を信ずるなら、圓鍼を圓利鍼としたのは森・米山共著の『小児鍼法』からということになる[5]。

　圓鍼の適応に関して柳谷素霊『図説鍼灸実技』[6]によれば、補的応用と瀉的応用があり、「補的応用は鍼体及び鍼柄頭を用い、敏速に摩擦する。広い部分は鍼体側で行う。瀉的応用は珠の先端で揩摩もしくは接触的刺激を与えるのである」とある。そして、汎発性の神経痛・急性慢性のリウマチ・痙攣・掻痒・痛み・異常感覚を除くのによいとし、刺鍼困難や抜鍼後の疼痛にも効ありとする。

　一方で岡部・井上共著と思われる圓鍼の説明書[7]では、絮鍼を医療用の鍼と考え、「筋肉の絮の如く虚して居るのに用ふと云ふ意で、肌肉が軟らかく、皮膚色が黄色く…」と説明するが、必ずしも虚証ばかりに用いるわけではなく、臨床的には柳谷素霊の説明のほうがしっくりする。

■脚注
1）宮脇仲策「鍼学發矇訓」『臨床実践　鍼灸流儀書集成14』p.311、オリエント出版社、2004
2）長野仁「温石」考『鍼灸OSAKA』16巻1、2合併号　pp.69-74、2000
　※元の論考には鍼石のカラーの絵図が載っているので、関心がある方は、『鍼灸OSAKA』の該当号を参照していただきたい。
3）井上恵理「経絡治療・治療篇7」『経絡治療』7号　pp.27-28、経絡治療研究会、1966
4）前掲文献3）
5）井上恵理「小児鍼について」『鍼灸臨床講義第一巻』pp.78-79、古典鍼灸研究会刊行部、1971（非売品）
6）柳谷素霊『図説鍼灸実技』pp.76-77、医道の日本社、1948
7）医道の日本社　員鍼（説明書）

3 鍉鍼の変遷

『素問』・『霊枢』等の難問に答える「難問奇答集」で、神麹斎氏は「九鍼について述べた『霊枢』九鍼十二原、官針、刺節真邪、九鍼論等のうちで、患部から離れたところに施すのは、もともとは官針篇の鍉針だけのようです」と述べている[1]。

かつては砭石が治療の中心であり、刺して血をとるのが常識だったところに、遠隔から気を処理できる鍉鍼を使って新しい鍼術を提唱したにもかかわらず、『内経』以降の文献にはあまり鍉鍼の臨床記述はない。これは毫鍼でも患部から離れた所から、気を患部まで流していくことが可能になったからと思われるが、日本においても状況は同じであった。

寺島良安の『和漢三才図会』巻15の「鍼」は九鍼の概要を説明した後に、良安自身の按語がある。この書き出しは「思うに現今では九鍼どれをもみな用いることはない。」で始まっており、当時使われていた鍼に関してはコメントが書かれている。

このコメントの中に鍉鍼は触れられていない。現在の隆盛を考えると書き忘れたのではないかと思いたくもなるが、接触鍼が市民権を得るのは明治時代以降のことであるので、少なくとも江戸初期にはほとんど使われることはなかったのではないだろうか。

ではなぜ、現在のような鍉鍼の隆盛が訪れたのであろうか。話を一気に現代に進めれば、その発端がみつかる。

現在行われている鍼灸の実技は、柳谷素霊から始まっているとしても間違いではない。そして柳谷素霊と弟子達の施術方法の温度差についても、色々な文献をあたっていくと判明してくる。特に鍉鍼に関しては、その記載を比較していくと興味深いことがわかる。

まず、柳谷素霊の『図説鍼灸実技』では『霊枢』や『古今医統大全』の引用に続き、「このような鍉鍼は現代あまり使い手がない」とし、構造も井上説とは異なる『類経図翼』のものをとり、実技においては完全に刺入する方法が述べられている[2]。

それに対して井上恵理は圓鍼同様、九鍼の再検討の成果として医道の日本社から「古典鍼灸研究会式鍉鍼」を創案して発売することになる。

発売に際して『鍉鍼　説明書』という全8頁の小冊子も発行され、この中に柳谷素霊も「古研式鍉鍼を推奨する」という文を載せていることから、この頃には既に井上・本間説を支持しているように思える。

けれども長野仁氏も指摘しているように、発行年は井上恵理が没する前年(本間は没後4年)、柳谷素霊は没後7年経っていて[3]、柳谷素霊生前の旧版が存在不明なため、柳谷素霊が自説を訂正して井上・本間説を支持した経緯はわからない。

この"古研式鍉鍼"も井上式(?)圓鍼同様、実に不思議な鍼なので少し詳しく説明する。

まずその構造は『霊枢』九鍼十二原や九鍼論で説明されている「鋒は黍粟の鋭の如く」をいかなる表現か定かではないとして、『古今医統大全』の図説の先端に小円形の顆粒があるものを「黍粟の鋭の如く」としている[4]。

また、最大の特徴である鍉体の元にスプリングを装備したことについては、『古今医統大全』の「脈気虚少に宜し」とあることを根拠に虚証の補法に用いることとし、按圧の際に痛覚を覚えぬように工夫したと説明している。

　鍉鍼は金属の種類や先端の形状によって気の去来が変わるため、この後は様々な様式の鍉鍼がつくられることとなった。それは施術方法の制約がきっかけかもしれないが、確かに井上がいうように、物珍しく墳墓の中から古の物を探し出したのではなく、こういうものを使わねばならない時代に遭遇しているということなのだろう。

■脚注
1）神麹斎「第四針は本当に鋒針なのか」、週刊 あはきワールド No.222（ネット配信）、ヒューマンワールド社、2011
2）前掲文献4章2-6）pp.70-72
3）長野仁「日本小児鍼資料文献目録　著作・現代篇（下）」、『医道の日本』70巻2号（通巻809号）p.188、医道の日本社、2011
4）前掲文献4章2-3）p.28

4 鋒鍼の変遷

　鋒鍼が三稜鍼のルーツであることは、『霊枢』九鍼論の記載を書くまでもなく、周知の事実である。その後江戸時代に蘭学の流入とともに刺絡が復興したことは、日本での鋒鍼を考察するうえで重要なポイントであり、この時期を『刺絡編』の刊行年とすれば、1771年以前の状況を正しく理解するのはなかなか困難である。

　この時期の鍼灸の道具を知ることのできるきわめて少ない資料の一つに、当時の鍼灸教育のために出版された『鍼灸抜萃』がある。

　『鍼灸抜萃』の著者は不明であるが[1]、『鍼灸抜萃』の最も古い版本は管見に入る限り、延宝4年（1676年）であり『刺絡編』より100年は古い。

　この『鍼灸抜萃』中の「砭針の事」という項目には、三稜鍼を管に入れて使う方法が次のように書かれている[2]。「針尖を三つにして錐のようにして小児針の管に入れてさてはじくぞ。（中略）此の針を刺して血を抜くなり奇験あり。」

　さらに時代は下って享和2年（1802年）序の高階賜朴[3]によって書かれた『賜谷齋蟄辨』にも三稜鍼を管に入れる方法が書かれている。

　少し長いが引用すると「長さ二寸許り、鉄を鍛えて折れざるように造るべし。管は象牙及び牛骨の類を以て造る。中をすかして薄くし、鍼を入れ、中ほどを持て鍼鋒を正にし鍼鋒の動かざるようにして、爪にて弾打べし。」

　また京都の鍼職人・奈良弥左衛門の金銀御鍼値段表をみると三稜鍼は管がセットになって売られており、当時としてはそれが一般的な方法であったことが伺われる[4]。

　ここからわかることは「鑱鍼の項」（172～174頁参照）でも触れたが、管鍼法のように痛い鍼を痛くなく刺すために鋒鍼を管に入れたこと、小児鍼も出血させていたことである。小児鍼と三稜鍼といえば大師はりの谷岡賢徳氏を思い出す。

　大阪の大師はり3世でもある氏は「出血目的の鍼を軽擦刺激に用いるようになったのは江戸の中期頃であろうが、文献が乏しく定かでない。明治時代には藤井秀二氏、針中野の中野氏、兎鍼の岡島氏等の名家があり、小児患者を独占していた風であった」と述べている。

　実際、谷岡氏は、先を丸めた三稜鍼を弱三（弱刺激用三稜鍼の意）と称して、小児鍼に用いている。

　さて、オランダ流の刺絡術は外科医のバブルから通訳であった吉雄幸左衛門（耕牛）に伝えられて広まったが、その後の発展に最も影響を与えたのは荻野元凱の『刺絡編』であることは前述の通りである。

　繰り返すが『刺絡編』の刊行によって刺絡は再興し、山脇東門・中神琴渓・三輪東朔・垣本鍼源・石坂宗哲等の優れた治療家を輩出したことを考えれば、この本の影響力は絶大である。道具に関してもいくつか記載があり、「鍼目」の中で「鈹鍼を用いるのが一番良いが、斜めに刺入すると傷口が大きくなって治りにくいので、紅夷が用いている機鍼（スネーツプル）を用いるのがよい」

と述べている[5]。

　この機鍼がスプリング式三稜鍼のルーツかもしれないが、図4-1はあまり現代の物とは類似性を感じない。

　むしろ前述した砭針を管に入れたもののほうが類似性を感じるので、現代のスプリング式三稜鍼は両方の折衷案なのかもしれない。

　機鍼については当研究会の松田利夫氏が実物を入手されたので写真を載せておく(写真4-1)。

　佐々木仲沢の著した『瘍医新書刺絡編』(増譯八刺精要)では「スプリンゲルチー」と呼んでいる(原書がドイツ語のため)。また、巻末の器具図解に載る第五図の鈹鍼は、スプリング式三稜鍼に似ているし、一回で16ヵ所切れる新型の機鍼の図もある[6]。

　また刃先に関しても『刺絡編』では「三稜鍼は傷口が人字に開いてしまうので、試しに韮葉様の刃先のものを用いたところ三稜鍼よりはるかに良い。」と述べている[7]。この韮葉様の三稜鍼は傷口がふさがりやすく、痛みも少ない。刺絡にディスポの注射鍼を用いると血が止まりにくいことがあるので、この三稜鍼の形状は理に適っているのである。

　寺島良安の『和漢三才図会』巻15の「鍼」にある良安自身の按語は「鋒針とは三稜針でこれを用いて委中の穴の血を取るのなどに佳い。」といっており、刺絡自体もポピュラーな治療法であったことを示している。

　柳谷素霊は『図説鍼灸実技』の中で、刺絡は特にページを使って説明している。臨床に関心がある方は目を通していただきたい。

　鋒針自体の追加情報として重要なのは「関西で鑱鍼・鋒針・鈹鍼は所謂うさぎ鍼・小児鍼として皮膚を掻爬・あるいは軽擦刺激を与えるために使用されているのである。」と述べていることである[8]。

　また、井上恵理は「経絡治療・治療篇7」において「経絡治療においては、陰陽、気血を調和することを目的としている。気虚に気を補いまたは血を瀉すことも調和の一方法であって、虚証の患者でも局所的には血実を現わし、之が血絡となって顕現している。之を瀉血することによって気血の調和を行うものである」と述べている[9]。

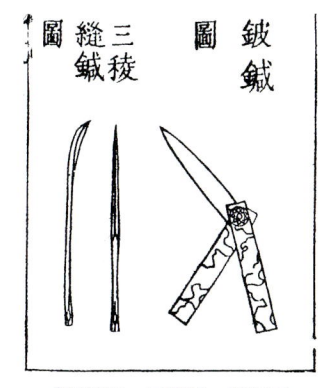

『刺絡編』三稜鍼・鈹鍼図

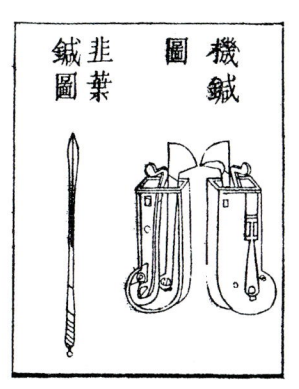

図4-1 『刺絡編』韮葉鍼・機鍼図

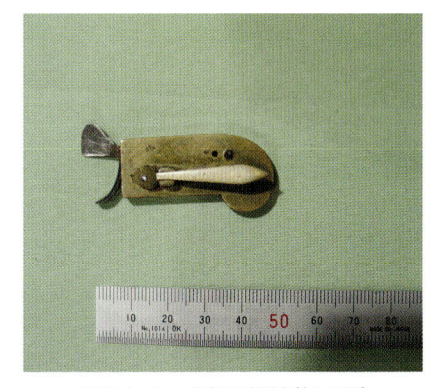

写真4-1　実物の機鍼(個人蔵)

■脚注
1）長野仁氏は『延宝三年刊新増書籍目録』の記載を基に喜運院之芮という人物を挙げている。『鍼灸抜萃大成』の発行部数と岡本一抱というネームバリューから一抱の著作とされることが多いが、オリジナルの『鍼灸抜萃』の開版に岡本一抱が関与していないことは確かだと思われる。
2）著者未詳『鍼灸抜萃』巻1、27丁裏、延宝4年刊、紀伊国屋半兵衞、著者蔵
3）『賜谷齋医辨』、高場朴口述・和久田叔虎筆録、享和2年序(1802年)、内藤記念くすり博物館所蔵
4）森秀太郎・長野仁解説『はりきゅうミュージアム Vol.2 日本の伝統医療と文化篇』 p.9、森ノ宮医療学園出版部、2003
5）荻野元凱『刺絡編』8丁表、明和8年刊、林権兵衞、温知堂所蔵
6）佐々木仲沢『瘍医新書刺絡編』(増譯八刺精要)
7）前掲文献5）、8丁裏
8）前掲文献4章-2-6） p.54
9）前掲文献4章-2-3） p.29

5 鈹鍼の変遷

「鈹鍼はメスのような鍼で現在では使われていない」というのが従来からの説明である。これは明治時代以降西洋医学が主となり、同じ目的の鈹鍼は忘れられた結果である。

それまでは癰腫といえばそれなりに深刻な病気であったため、できもの・腫れ物に特化した鈹鍼にもそれなりに需要があったことは、想像に難くない。

外科用メスとの相違について井上恵理は「（鈹鍼は）破膿を目的としているので、手術のごとく良肉を破ることなく、癰疽の化膿部のみを切除して、腫瘍の痛みを除き、後は自然の治癒を待つのである」と鈹鍼の存在意義を強調している[1]。

寺島良安の『和漢三才図会』には、「鈹鍼は俗に扁鍼（ひらはり）という。外科で膿を取るのに用いる（長崎の広瀬氏が作ったものが佳い）。」とある。

前項で紹介した『瘍医新書刺絡編』では鈹鍼はランセットであり、フランスでは先端が鈎状の鈹鍼を使っている者もいるとしている[2]。

江戸・明治時代の外科道具といえば、豊橋市の産婦人科医師であった竹内孝一の蒐集した鍼具・外科具のコレクションが有名だが、この竹内コレクションは最近、内藤記念くすり博物館に寄贈された[3]。

長野仁氏の報告によれば、コレクションの中に生前に自費出版された図録ともいうべき『江戸・明治の医具の変遷(図解)』には未収の木槌が現存していた。

この木槌の頭部にあった凹みが同コレクション内の平鍼と一致したことから、打鍼法が刺絡にも応用されていた可能性に言及している。

さらに長野仁氏は「木槌で平鍼を叩打する術式は、鍼科の打鍼法と小児科・外科の薛氏磁砭法（明・太医院の薛鎧・薛己父子の著作にある、磁器の破片を使った丹毒を刺絡する方法のこと、長野仁氏命名）が、刺絡鍼法に影響を及ぼした結果、考案されたものと推察される」と述べているが、さらに刺し難い鍼を刺入する方法として用いられていた可能性も出てきている（詳しくは大鍼の項参照）。

また、他でも触れているが、柳谷素霊は『図説鍼灸実技』の中で、「関西で鑱鍼・鋒針・鈹鍼は所謂うさぎ鍼・小児鍼として皮膚を掻爬・あるいは軽擦刺激を与えるために使用されているのである」と述べている。

接触鍼のひとつである調気鍼は、辺縁の一方または両方が切れるほどではないがやや鋭くなっている。これ等はかつて鑱鍼や鈹鍼であったなごりと思われる。

■脚注
1) 柳谷素霊『図説鍼灸実技』 p.54・p.68
2) 佐々木仲沢『瘍医新書刺絡編』(増譯八刺精要) 4丁裏～5丁表
3) 長野仁「刺絡用の平鍼(鈹鍼)と専用の木槌」『漢方の臨床』第58巻11号 p.2～4、東亜医学協会、2011

6 圓利鍼の変遷

　近年、圓利鍼に注目した論文は、長野仁氏の「経鍼」考[1]が唯一無二であり、圓利鍼の変遷はほぼこの中で語り尽くされている。とはいえ全文掲載するわけにもいかないので、概略を述べることにする。
　以下を読まれて興味をもたれた方は、ぜひオリジナルにあたっていただきたい。
　薬と同じように『素問』『霊枢』の鍼灸も金元時代になって、新しい解釈が追加され『鍼経摘英集』での圓利鍼の効能が「調陰陽、去暴痺」となっていく過程については、既に実技編のところで解説した。繰り返すと「調陰陽」とは「陰が極まった状態に用いて陽を生じさせ、起死回生をはかる方法」である。
　やがて明代に入り、温補・補陽が重視されるようになると、徐春甫の『古今医統大全』では「陰陽を調え、暴痺飛経走気を去る。今の医者の常用品である」と書かれており、九鍼の中でも使用される頻度も高くなったと思われる。
　中国の鍼灸道具は朝鮮でも導入されたはずであり、日本でも明に留学したり（吉田流）、渡来した明人から直接教えを受けた流派（匹地流）や、朝鮮から捕虜として連行された医師に学んだ流派（雲海士流）にはその影響が色濃く出ている。事実、近世初頭の日本鍼灸の諸流派の著作にはそのような記述が多い。
　いくつか例を挙げれば、慶長年間に長崎に渡来した明人・琢周を源とする匹地流の鍼術を伝える『大明琢周鍼法抄』によると、「琢周は其の九鍼の中の員利鍼を用ゆ」とある。また、吉田流や雲海士流の流儀書には朝鮮の鍼術を基にする「活之法・気付鍼」等の項目が多い。
　さらに、意三流（意斎流と扁鵲新流を折衷した流派）の『針法秘伝抄』（『龍珠世宝』と同内容の書）では、圓利鍼の日本における俗名の「経鍼」が登場する。
　図版としても『熙載録』の「経鍼」の記載や図、細川忠興所伝の打鍼、ケンペルの打鍼の銅版画、『和漢三才図会』（図6-1）のように、多数の図版が残っているのも、江戸時代初期に圓利鍼が普通に使用されていたことを示す傍証である。
　これらの図版のうち『和漢三才図会』の特徴は、この当時普通に使われていた道具を収録していることである。つまり、1712年頃までは圓利鍼は普通に使われていたことになり、作書の寺島良安も「員利鍼とは打鍼で、小槌でこの針を身体に打ち入れて撚るのである。」と述べている。
　『熙載録』1782刊（図6-2）に描かれる4本の鍼のうち右の2本は三稜鍼で、新作形とあるのが『刺絡編』にも言及される韮葉鍼であろう。3本目の経鍼が重要であり、形状からわかるように圓利鍼である。
　明和2年（1765）に刊行された『鍼法弁惑』の中では、江戸中期の常用鍼を「今世専に行わるるものは、員利鍼、毫鍼、長鍼の三品のみ。」としている。
　また、『鍼道発秘』を著した葦原検校も圓利鍼を最も愛用し、あらゆる病証に用いて圓利鍼を復活させようとした。

6 圓利鍼の変遷

『鍼道発秘』の記述も圓利鍼の特長をよく表しているので、引用させていただく。

「員利鍼は押し手を軽く其穴所に従いて、深く差し入れては引き上げ、また差し入れては引き上げ、鍼口緩め左右前後を自在にす。あるいは深くあるいは浅く、あるいは早くあるいは遅く、かくの如くするときは、其の気の至ること動脉の形の如く、また鍼釣り針へ魚のかかる如く意をもって是をうかがって、其の形稲妻の如く花火の如し。また久しく留めて進退するときは、其の気の往來すること炮玉のはっする如し。その響き総身へ通ず。その術妙なりかるが故に邪を瀉し、精を整ふること自在を得べし。是員利鍼の法なり。」[2]

ところが、「今世に行うところのものは、毫鍼のみにて、員利鍼の術を知らず。よってここに仕法を分かつ。」と記していることから、1800年頃には既に「無痛」を売りにした管鍼が台頭してきており、圓利鍼は急速に顧みられなくなったと思われる。

その後昭和に入り、九鍼の復興を考えていた柳谷素霊は『図説鍼灸実技』で、圓利鍼を「構造は鍼柄が露滴の如き珠であって、やや太めになり、鍼尖が鋭利に磨かれているのである。徳川時代にはその形態から露鍼とも言った」と述べており、使用方法として「押手を軽く穴所に従って、深く刺し入れては引き上げ、また刺し入れては引き上げ、鍼口を緩め、左右前後鍼を自在にする。あるいいは深くあるいいは浅く、あるいいは早くあるいいは遅くするのである」としている[3]。

柳谷素霊のこの方法を踏襲していけば、問題は生じなかったと思われるが、井上恵理は「経絡治療・治療篇8」において『内経』の記載にこだわり「私は早くからこの相違に深く興味をもっていて、鍼体を細くして鍼尖部を太くした鍼をつくって使用したく思って、鍼製作者に依頼したが、現在の鍼製作方法と違って、太い材料を削ってつくらねばならないために、未だ使用するに

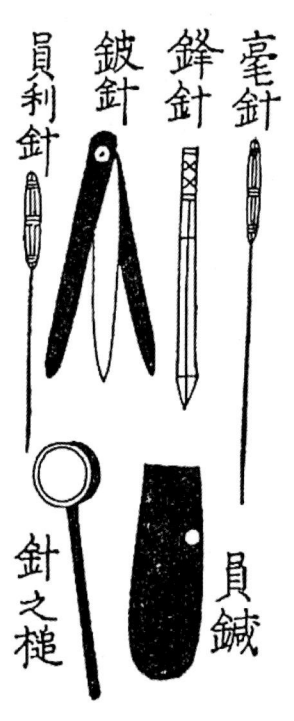

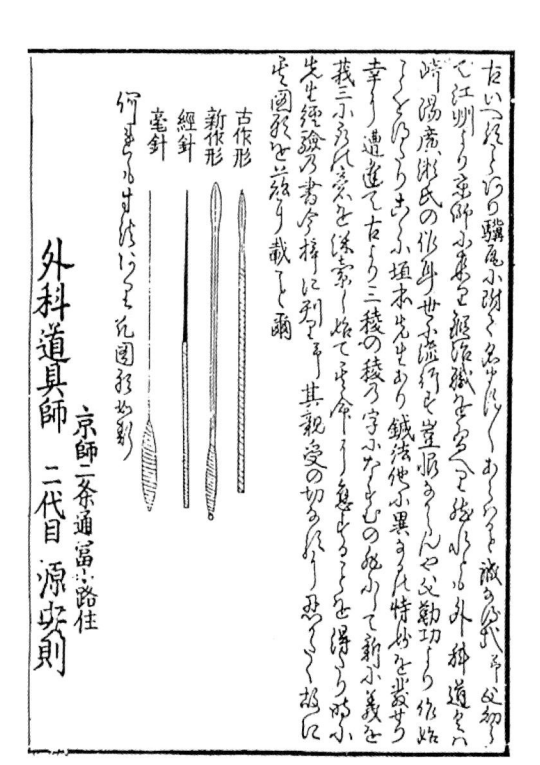

図6-1 『和漢三才図会』　　　図6-2 『熙載録』1782刊

至っていない」と述べている[4]。

　傍点部分の詳細は実技編の脚注に示したが、まち針のような形状の鍼(露鍼)が存在する理由は、考察しなければならない。

　また、井上恵理の方向性が補法にあったことがよくわかるのは、圓利鍼の構造に関して「このような鍼は刺鍼法の原則として補法を行う場合に、経気を漏らすことなく深部を補うに適しているように思われるからである」と述べていることで、この文面からは葦原検校が記述した圓利鍼の特徴とは、目指す方向が違っているとしか思えない。

■脚注
1）長野仁「経鍼」考『鍼灸OSAKA』15巻4号　pp.83-94、森ノ宮医療学園専門学校、大阪、1985
2）葦原英俊「鍼道発秘」『臨床実践鍼灸流儀書集成 第10冊』pp.279-281、オリエント出版社、1997
3）前掲文献4章2-6）p.79
4）井上恵理「経絡治療・治療篇8」『経絡治療』8号　p.44、経絡治療研究会、1967

7 毫鍼の変遷

『霊枢』九鍼十二原及び『古今医統大全』で、毫鍼の長さを三寸六分とするのは間違いであるといわれてきた。

現代では最も使いやすい鍼が一寸六分と思われているため、他の古典は一寸六分となっていると、後世の研究者達が言えば誰もが納得してしまう。だが本当に疑問を挟む余地はないのであろうか。

1960年代に『医道の日本』誌上で、郡山七二による内臓直刺の論文が掲載された。この論文はその後論争を引き起こし、森一彦や間中喜雄による内臓直刺を制止する内容の文献で終止符を打ったとみられている[1]。

この論争がその後郡山七二に著作を自費出版させる要因になったと思われるが、その自著で「徳川時代から明治初年頃に使われたという針の実物を見ると、寸六は最も短針で、普通二寸から三寸五分で、太さも八〜九番から二十番以上である。(中略)むしろ彼等の頭には内臓刺など念頭にもなく、ただこの経穴に、この深さの針をすれば、この疾病が治る。とする先人の教えにしたがって、また自己の経験にもとづいて、永年行っている針が、偶然にも著者がいま研究している内臓直刺に通じているのである」[2]と述べている。

内臓直刺の是非はともかく、内臓近くまで刺そうとすれば三寸六分位は必要になるわけであり、決して荒唐無稽な数字ではない。毫鍼三寸六分説は今後も考えていきたい命題である。

さて、今入手することができるものの詳細を残しておくことは、意外に難しい。それが道具の場合はなおさらである。道具は新しいもののほうが使い勝手はよいわけであるから、使いにくい旧タイプを記録しておこうなどと考えるのは、よほどの記録マニアでなければ行わないのではないかと思われる。

そのような視点で考えると、『鍼灸抜萃』や『和漢三才図会』は目的が初心者マニュアルや百科辞典だとしても、鍼そのものの情報を入れてくれた功績はまことに大きいので、その情報を吟味してみる必要がある。

『鍼灸抜萃』の毫鍼に関する項目でまず気になることは、九鍼図説の後に描かれている砭鍼、撚鍼、打鍼、管鍼の図に関することである。

つまり撚鍼と管鍼はわざわざ絵を別に描いており、鍼も別物であるということが当時の常識だったのである。

詳細も撚鍼は金を最上とし、長さは軸六分で穂は一寸五分から二寸、管鍼は太さを撚鍼より少し太くし、長さは軸一寸で穂は一寸八分としている[3]。

最新の研究でも管鍼法の誕生につては謎であるが、『鍼灸抜萃』の記述が解明の鍵となるかもしれない。

寺島良安の『和漢三才図会』巻15の「鍼」にある按語では「毫鍼とは撚針である。たいへん細くて金銀鉄の三種がある。」といっている。

毫鍼の運用に関しては、柳谷素霊が『図説鍼灸実技』で述べていることが参考になるので以下に引用する。

　「毫鍼は徳川時代以降広く鍼家に使用せられ、鍼術といえばほとんどこの毫鍼のこととさえ思うに至った。近世鍼術の定義もまた毫鍼の運用のみをもってせられ、毫鍼が鍼術の全部なりとの印象を与えるようになった。これは、毫鍼の研究と運用に対する研究が近世において著しい発達を遂げたので、九鍼の古義を省みず、したがって毫鍼以外の鍼術を知らざるに至り、遂に黄岐の術をして、その真価を全うせしめざりし結果に立ち至っているのである。

　現代鍼家もほとんどこの毫鍼のみに限局せられるもの多く、しかも徳川時代の鍼医ほど毫鍼運用の術に関心を寄せない現状はまことに地下の先哲に対して相済まぬことでもある。また、毫鍼といえば杉山流の管鍼術とさえ考えているものあるに至ってはもはや言うべき言葉がないのである」[4]。

■脚注
1）楳田高士他「鍼灸の安全性に関する和文献（8）―水銀塗布・内蔵直刺―」『全日本鍼灸学会雑誌』51巻2号　pp.195-200、2001
2）郡山七二『現代鍼灸治法録』pp.43-44、天平出版社、1973
3）著者未詳『鍼灸抜萃』巻上17丁裏及び27丁裏、延宝4年刊、紀伊国屋半兵衛、著者蔵
4）前掲文献4章2-6）pp.82-83

8 長鍼の変遷

　第2章「九鍼実技」の古典引用で取り上げた『鍼経摘英集』の症例では、長鍼であるのに刺入の深さが五分とか八分となっていて、「刺入の深さだと考えると、浅すぎるのではないか」という指摘を研究会の田村文隆氏からいただいた。確かに八分では「然る後に気　流行して腰後の腎堂間に入るを覚ふ。」などという感覚は出にくいように思われる。

　田村文隆氏は五分とか八分というのは、七寸の5割あるいは8割、または服の上からの刺鍼ではないかと推察しているが、まったく同感である。

　加藤秀孟の『鍼法弁惑』では、「長鍼は四寸から四寸五分までで長さは好みにより決めればよく、深く骨にある痺を刺すので置鍼したほうがよい。この術を究めれば員利鍼や毫鍼に劣らない効果がある」としている[1]。

　柳谷素霊は『図説鍼灸実技』で、「中国・朝鮮における経旨を奉ずる正当鍼医の多くは冬期に冬鍼というて、やはり長めの鍼を使うのである」と述べており、さらに明治時代の大久保適斎を始めとして、何人かの治療家の名前を挙げている。

　長鍼というと名前の挙がる大久保適斎だが、『鍼治新書』によれば適斎が刺入していた深さは最大でも四寸であるので、毫鍼三寸六分説を考えると果たして適斎の使用していた鍼が長鍼といえるかどうか検討の余地があるだろう。一寸やそれ以下の鍼が使われる昨今では、四寸でも長鍼なのかもしれない。

　柳谷素霊の文献でもたびたび名前が出るのが、台東区の鴬谷駅近くで開業していた近喰改吉である。近喰改吉は一尺二寸の鍼を使っていたというから、長鍼の条件を満たすには十分である。近喰改吉の鍼法は、加賀藩の御典医の大森仁助という人が所持していた700年以前に使われていた長鍼をヒントにして研究されたもので、鍼を筋肉内に刺入してから、四肢の屈伸運動を行う独特な治療法であり[2、3]、この鍼法は長男の近喰原民が継いだ。近喰原民は弥生会や東邦医学会で活躍していたが既に死去して、その鍼術も絶えている。

　井上恵理は日本橋室町の村山先生(ママ、正しくは山村竹松)や荻窪の鍼で有名な宮原雲開先生も用いていた[4]とするが、山村竹松が使っていた鍼は二寸であり、術式も接触鍼に近かったようである。

■脚注
1) 加藤秀孟「鍼法弁惑」長野仁『臨床実践　鍼灸流儀書集成 14』p.265、オリエント臨床文献研究所、2004
2) 上地栄『昭和鍼灸の歳月』p.56、績文堂出版株式会社、1985
3) 井上恵理「今は昔」『経絡治療』一巻三号、p.15　経絡治療研究会、1965
4) 井上恵理「今は昔」『経絡治療』一巻二号、p.17　経絡治療研究会、1965

9 大鍼の変遷

　中国では『鍼経摘英集』の記載が燔鍼(火鍼)であることから、元代以降、大鍼は火鍼の用具として用いられたという考えもある。燔鍼の応用例としては『霊枢』経筋の各条に詳しい。

　大鍼が大鍼と燔鍼(火鍼)と分類されるのは、ひとつには当時の鍼の耐久性から考えれば、火力に耐えるためには、それなりの太さが必要だったということである。現在はタングステン合金の鍼があるので、細い火鍼もつくれるようになった。

　興味深いのは『霊枢』に記述される「機関の水を寫す」という効能である。当研究会、石原克己会長は以前に関節水腫に大鍼を用いたがうまく水が排出せず、火鍼を用いたところ、うまく排出した経験を語っている。

　このような事実から考えると、火鍼は大鍼と違った方法ではなく、ある程度の太さをもった鍼を赤くなるまで焼いて刺入することが、「機関の水を寫す」条件だとすれば、古典の記述も否定するわけにはいかなくなるであろう。

　『鍼学発矇訓』で鍼の製法について記述する「鍼作訓」でも「大鍼は極上の古鉄を数十回鍛えて、曲がったり折れたりしないように作る。」[1]と述べているように、近世までは材質や製鍼技術がまず問題であったと推察される。

　さらに効能に関しては、第2章「九鍼実技」で示した適応病態の「甚しい気虚、五蔵気血虚損」が、古典には記載がない効能である。

　この病態については、柳谷素霊が「患者は重陰の性の人で腠理の気の作用にぶく、営に強く衛の弱い体質のもの。脈証からいえば、沈遅濡状のような脈を現すもの」と述べている[2]。

　また柳谷素霊は「火鍼にせず刺入せんとするときは、まず十分に鍼をなめし革で摩擦する。暖まれば刺入する。摩擦熱で皮膚が発赤・水疱することもある」と述べている。

　刺法では「鈹鍼の項」(183頁参照)で少し触れたが、柳谷素霊が記述する100番、200番の刺し方である。この論考は昭和21年の『医道の日本』五巻六号に掲載されたが、具体的方法を紹介する前に、この論考の少し前に掲載されたある鍼師の逝去の知らせから紹介したい。

　それは中川清三が書いた「無名の鍼医　戸田康憙翁の死」という小論である。ちなみに中川清三は雑司ヶ谷時代の澤田健の門下で、『お灸の常識』『図解難病灸療法』などの著作がある。

　この小論自体が興味深いので、紙面の都合もあるので、大鍼に関する部分だけを要約して紹介する[3]。

　戸田康憙翁の鍼術は神谷流を経とし、澤田流を緯とし、翁独自の研鑽になったもので、生前使用した鍼は皆鉄鍼で、一時、畳鍼大の太鍼(ママ)をつくり、木槌で脊椎間に打ち込むことをやり始め、カリエスや神経痛の患者に応用した。この施術では抜針が容易でないので、患者に馬乗りとなり、鍼柄に布を巻き付け、その端を急に強く引くので、時に脊髄液が浸出し帰宅後入院して死亡した者が二、三あった。

　おそらくこの文章を読んで言葉を失った柳谷素霊が書いたのが、前に紹介した大鍼の論考だろ

う。この中で大鍼の刺し方として金槌を使った方法を詳しく説明している[4]。

　それによると「金槌を用うるものはたたき方にコツがいる。まず鍼の保持しようだが、夢分流の押し手のようにするのが一番よいようだ。（中略）その上から金槌(木槌でもよい、昔は象牙を使ったもの)でたたくのであるが、そのたたきようが悪ければ劇痛堪え難きものである。たたきようは柔術の当身や唐手の場合の如く、引き七分にたたき三分というような気持ちでたたくのである」と述べている。

　この手法は打鍼の圓利鍼のたたき方にも応用できるので、参考にしていただきたい。

　道具は使ってこそ道具である。今『霊枢』九鍼論を読んでも、古人の術を10％も再現できていないことを痛感している。四千年という時間の溝を埋めるのは至難の業だが、時代も場所もまちまちな治療家達が「使ってみたら良さがわかるよ」と書き残していることが、作業が停滞したときの励みになった。

　最新の研究成果はマニュアル本には反映され難く、情報も日々更新されるため区切りをつけるのに苦労したが、この小論が少しでも臨床のヒントになれば幸甚である。

■脚注
1) 宮脇仲策「鍼学発矇訓」長野仁『臨床実践　鍼灸流儀書集成14』p.313、オリエント臨床文献研究所、2004
2) 柳谷素霊「太鍼のことども」柳谷素霊選集刊行会編『柳谷素霊選集下』p.5、績文堂出版株式会社、1979
3) 中川清三「無名の鍼医　戸田康憲翁の死」『医道の日本』昭和21年7月号 pp.8-9、医道の日本社、1946
4) 前掲文献2) p.6

用語解説

あ行
痿証(いしょう)
　痿とは力がなく、弛緩したこと。四肢の筋が無力で弛緩したり、萎縮したりする病証
瘀血(おけつ)
　体内で滞った血のこと

か行
化瘀散結(かおさんけつ)
　治法のひとつ。瘀血や硬結等を変化させて、除去すること
気逆(きぎゃく)
　気が本来あるべき方向とは逆に動いてもたらされる病的な状態
気虚気陥(ききょきかん)
　気が不足し、主に脾の昇清作用が低下して、昇提無力になった状態
気血虚損(きけつきょそん)
　七情の乱れや、過労、慢性病等により気血が損傷した状態
救急開竅(きゅうきゅうかいきょう)
　口や鼻等、頭顔面部の竅を開通すること。また、邪が心竅を塞いで引き起こされた精神昏迷を治療する方法
胸脇攣痛(きょうきょうれんつう)
　前胸部や側胸部が引き攣って痛むこと
狂病(きょうびょう)
　精神異常の一種
祛瘀(きょお)
　治法のひとつ。瘀血を取り去ること
祛腐排膿(きょふはいのう)
　治法のひとつ。化膿性疾患の局所へ刺鍼して、膿を排出させること
虚労(きょろう)
　五蔵が虚し、気血の不足が長引いている状態
経筋病(けいきんびょう)
　経筋が痺れや引き攣れ等の運動障害を起こしたもの
健筋(けんきん)
　治法のひとつ。弱った筋を強めること
行気活血(こうきかっけつ)
　治法のひとつ。気血の流れを促進し、滞らないようにすること
鞕結(こうけつ)
　結節性で限局した病巣。また、軟らかい組織が病的に硬くなること。石のように硬い場合は硬結という
痼疾(こしつ)
　長期にわたり治癒しない頑固な慢性疾患
痼痺(こひ)
　慢性の痺証のこと

さ行
産後血暈(さんごけつうん)
　出産後に、気血が甚だしく損なわれたり、悪露が下らなかったこと等によって引き起こされる病証
瀉火(しゃか)
　治法のひとつ。鋒鍼や寒涼薬等を用いて、火熱の勢いを奪うこと
積聚(しゃくじゅ)
　腹中に塊があり、痛みや腫れを伴う病証。主に中焦の病変にみられる
瀉水(しゃすい)
　治法のひとつ。関節や四肢等にたまった余分な水分を排出すること
腫気(しゅき)
　脾の機能に支障をきたした場合や、陽気が衰えた場合等に、水湿が肌膚に流れて腫れること

衝任不調(しょうにんふちょう)
　衝脉と任脉が損傷されたことによって引き起こされる種々の病証
舒筋(じょきん)
　治法のひとつ。緊張した筋肉や腱を緩めること
腎陰陽両虚(じんいんようりょうきょ)
　腎陰の虚損に加え、腎陽の機能低下も合わせてみられること
腎陽虚火旺(じんようきょかおう)
　腎陰が虚したため腎陽の亢進を抑えることができず、内生の火邪が産生され、上亢すること
疝気(せんき)
　下腹部の蔵府が激しく痛む病証
壮陽(そうよう)
　治法のひとつ。灸頭鍼や火鍼等を用いて、陽気を強壮にすること

た行
大食傷(だいしょくしょう)
　飲食の不節によって、脾胃を著しく損傷した病証
大補(だいほ)
　治法のひとつ。身体の虚した場を強く補うこと
中焦虚寒(ちゅうしょうきょかん)
　中焦にある脾胃の働きが弱り、冷えの証候を呈したもの
中風(ちゅうふう)
　突然倒れ、人事不省になり、口眼歪斜、半身不随、言語不明等がみられる病証
癥瘕(ちょうか)
　腹中に塊があり、痛みや腫れを伴う病証。主に婦人科や下焦の病変にみられる

な行
熱邪(ねつじゃ)
　病因のひとつ。熱性の邪で、熱邪に侵されると発熱・紅腫・便秘・皮膚や顔面の発赤等の症状や所見がみられる

は行
破気(はき)
　治法のひとつ。挫刺鍼や圓利鍼等を用いて、気の滞りを強力に改善させること
白斑(はくはん)
　皮膚の一部が脱色することで、いわゆる「しろなまず」のこと
痺証(ひしょう)
　痺とは詰まって通じないこと。気血の阻滞したことにより、肢体の運動機能に影響が及んだ病証
脾腎陽虚(ひじんようきょ)
　脾と腎の陽気が低下した状態
憑依病(ひょういびょう)
　憑依霊(幽界低層の住人)が現世の住人に取り憑いたことにより引き起こされる病のこと
風寒湿痺(ふうかんしつひ)
　風邪、寒邪、湿邪が経絡や関節に阻滞して、気血の流れを滞らせたもの

ま行
麻木(まぼく)
　感覚異常のこと。麻は痛くも痒くもなく、肌膚の虫が這うように感じるもので、押さえるとその感覚は止むが、掻くと余計ひどくなるもの。木は痛みも痒みもなく、患部を触っても何も感じないこと
目眩(もくげん)
　めまいのこと。眩暈

や行
疣(ゆう)
　いわゆる「イボ」のこと
癰疽(ようそ)
　瘡瘍(できもの、腫れもの)の大きいもの
癰熱(ようねつ)
　外感病邪や外傷、飲食不節等を原因として、邪熱が気血を鬱滞させ生ずる病証

あとがき

　本書『ビジュアルでわかる九鍼実技解説』は東京九鍼研究会の実技講座で使用しているテキストに、加筆・修正を加えてまとめたものである。書籍の出版を計画してから、4年有余の歳月がたってしまったが、ここにようやく上梓することができた。作成するにあたり、多くの方々のご協力や助言をいただいた。まずは関係者諸氏に感謝の意を表したいと思う。

　かつて九鍼を考えた時、それは歴史的な出土遺物であり、過去の道具という認識であった。しかし、現在、我々にとって九鍼は臨床上なくてはならない鍼具である。はじめて九鍼の形状や実技を見ると、躊躇してしまう方もおられるが、基本を学んで練習すれば、誰にでも習得できる安全で有効な鍼灸の技術である。その効果を体験すれば「もっと早く知っていれば…！」と思う方も少なくないであろう。また、実践的な実技の操作法を中心に編纂を心がけたので、さまざまな流派・学派の枠を超えて、臨床への活用が可能であろうと思う。今回、本書で紹介した内容は、いずれも臨床に応用して効果を確認できたものを掲載しており、懐古的に古代九鍼を再現したものではない。実際には、九鍼の原型が残っているものは少なく、古典文献や図譜を頼りに試行錯誤を繰り返し、鍼の製作から取り組んだものもある。それ故、当時の九鍼の形状・使用方法とは必ずしも同じであるという確証はない。今後、さらなる研究や議論が展開されることを期待したい。

　日本に於ける九鍼の研究では、まず柳谷素霊の『図説鍼灸実技』を挙げなければならないだろう。九鍼について記載された資料は思いのほか少なく、また入手困難なものが多い。九鍼の操作法を知る上で『図説鍼灸実技』は数少ない貴重な書籍であるが、絶版になって久しい。このような現況は斯界において憂慮すべきことであろう。

　この中で柳谷素霊は各々鍼の構造や操作法、その臨床への応用について詳しく解説しており、各篇を通して繰り返し実技の重要性について述べている。「頭で行つてはならぬ、腹で、手が、自然律のままに行うよう百練自得すべきである」「要は技術を我が手に収めるか否かにかかわることである」「本書はいわば、釣りの本のようなものである。魚を釣るか、釣らぬかは、釣る人の腕にある。その腕をつくるには実技の練習自得に俟つよりほかない」など。

　また、毫鍼だけでなく、九鍼を臨床に応用している先賢たちの様子も描かれている。「葦原検校の『鍼道発秘』に至つてはただに毫鍼の運用のみならず、員利鍼、三稜鍼を之れに加えて、病症に対して、適法を運用することによつて、よく病をして快癒せしめている。七十穴より使用しなかつた菅沼周桂にしても三稜鍼を盛んに用い、著効をあらわしている。また近代において、流行家、大家といわれる鍼灸家には往々にして、杉山流管鍼術にとじ込もることをせずに、長鍼、太鍼、員鍼、員利鍼、さては、本来の使用方こそ異なれど、鑱鍼を使つて門前市を為す盛況を呈しているのを見る」。これらの内容は、本書を作成するにあたり、多くの示唆を得るとともに、道具としての側面から鍼灸の可能性を考える大きな契機となった。そのような意味で本書は『図説鍼灸実技』へのオマージュでもある。

よくある質問として、なぜ九鍼が必要なのかという疑問に対しては、塩沢幸吉の『挫刺針法』から次の一文を紹介したい。「針灸は効くと言うが、実際は、臨床にあたるとなかなか難しい。簡単に処理出来るはずの疾病でも、難治でどうにもならないときがある。このような場合のうち、上記疾患には挫刺が驚くほど、しかも劇的に奏効することが多い」。この挫刺を九鍼に置き換えると理解しやすいであろう。寶漢卿が毫鍼を北斗七星になぞらえたように、鍼の基本が毫鍼であることを否定するものではない。名人であれば、微鍼で全ての症状に対処できるのであろうが、なかなか凡人ではそうはいかない。鍼灸の可能性と限界は個人の技量にもよるが、さまざまな鍼具や灸具を駆使することで治療効果が高まる事例も少なくないのである。例えば、魚を捌くのには文化包丁よりも出刃の方が調理しやすく、太い枝を掃うにはハサミよりも鉈の方が優れているが如くである。

　つまり、状況や目的に応じて鍼具・灸具を選択するということである。さまざまな鍼具を使うことができれば、使わないという選択肢もできるわけである。やはり、臨床においては抽斗が多い方が治療の幅も広がるであろう。

　是非、九鍼の世界を実際に体験していただきたい。百聞不如一見である。

　第1章「九鍼概説」・第2章「九鍼実技」・「用語解説」は各メンバー（石原克己・小野済・加藤旦実・小池俊治・関信之・中倉健・間純一郎・福島哲也）で分担して執筆し、休日返上で何度も検討を重ねた。なかでも古典の解釈や操作法を言語化する作業は難航した。理解にしにくい表現や内容の不備もあろうかと案じているが、これらの内容の文責を明確にするならば、最終的に原稿をまとめた私にある。各位のご叱正とご教示を賜わりたく存する次第である。

　第3章「九鍼の治療指針」は石原克己、第4章「九鍼発隊」は関信之がそれぞれ担当した。

　本書では操作法が分かりやすいようにできるだけ多くの写真を掲載した。モデルとして協力していただいた網野勉さん、伊藤京子さん、大櫛なつきさん、齊藤朱音さん、茂木昌則さん、鍼具の製作でご尽力いただいた瀬川辰雄先生、田村文隆先生、資料や文献の収集に多大なるご支援とご教示をいただいた大貫進先生、小野博子先生、廣井信仁先生、松田利夫先生に対して厚く謝意を申し上げたい。鍼具灸具の業者の皆さまにも巻末に名前を記して感謝を述べたい。「推薦の言葉」の執筆をご快諾いただいた医学博士・西田皓一先生には、そのご厚情に対して深甚な感謝と敬意を表するものである。そして、遅れがちな原稿に対して辛抱強くお付き合いいただき、助言と励ましをいただいた緑書房の真名子漢氏に、心から御礼申し上げる。

2012年4月吉日
東京九鍼研究会
中倉　健

【東京九鍼研究会の沿革】

　1993年、日本伝統医学協会の中で、北京の老中医である賀普仁先生を招聘して研究会を開催したことに端を発し、賀普仁先生の提唱された三通法に基づいて、日本伝統鍼灸を紹介していく目的で、日本鍼灸三通法研究会を設立する。2005年、機が熟したと判断し、「日本鍼灸三通法研究会」のメンバー有志と共に会長である石原克己氏を中心に「東京九鍼研究会」を設立する。さまざまな鍼法・灸法の習得と研鑽を当研究会では一つの柱とし、流派・学派を超えて、鍼灸の可能性を追求することを目的としている。また、臨床家に必要な手・肚づくり、各種健康法・地球環境・病の理解など、より広範な分野を視野に入れ、鍼灸の神髄を体得すべく研鑽に励んでいる。
東京九鍼研究会のホームページ【http://tokyo9shin.web.fc2.com/】

■執　筆
石原克己(会長・東明堂石原鍼灸院)
小野済(副会長・養生堂三角公園鍼灸院)
加藤且実(開発部・正和堂治療院)
小池俊治(教育部・東明堂小池鍼灸院)
関信之(学術部・鍼立 関墨荘堂)
中倉健(事務局長・鍼灸指圧自然堂)
間純一郎(編集部・草の根はりきゅう治療院)
福島哲也(学術部)

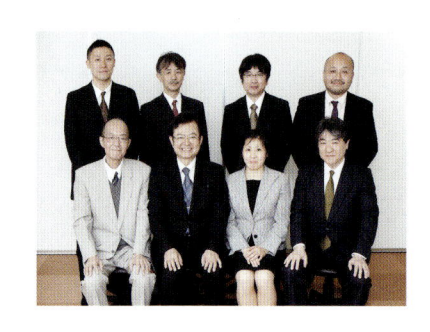

■協　力
青木実意商店／株式会社佐藤金銀店
株式会社正和堂／株式会社前田豊吉商店
塩野製作所／瀬川商店／通玄庵　里人
(敬称略)

撮　影／小野智光

ビジュアルでわかる　九鍼実技解説 ―九鍼の歴史から治療の実際まで―

2012年5月20日　第1刷発行

編　者　東京九鍼研究会
発行者　森田　猛
発行所　株式会社 緑書房
　　　　〒103-0004
　　　　東京都中央区東日本橋2丁目8番3号
　　　　TEL 03-6833-0560
　　　　http://www.pet-honpo.com
DTP　　有限会社オカムラ
印　刷　株式会社廣済堂

©Tokyo Kyuushin Kenkyuukai
ISBN978-4-89531-852-5 Printed in Japan
落丁、乱丁本は弊社送料負担にてお取り替えいたします。

本書の複写にかかる複製、上映、譲渡、公衆送信(送信可能化を含む)の各権利は株式会社緑書房が管理の委託を受けています。

JCOPY 〈(社)出版者著作権管理機構 委託出版物〉
本書を無断で複写複製(電子化を含む)することは、著作権法上での例外を除き、禁じられています。本書を複写される場合は、そのつど事前に、(社)出版者著作権管理機構(電話 03-3513-6969、FAX 03-3513-6979、e-mail: info@jcopy.or.jp)の許諾を得てください。また本書を代行業者等の第三者に依頼してスキャンやデジタル化することは、たとえ個人や家庭内の利用であっても一切認められておりません。